THÉRAPEUTIQUE CHIRURGICALE

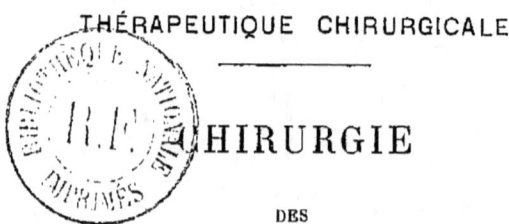

HIRURGIE

DES

VOIES URINAIRES

LIBRAIRIE J.-B. BAILLIÈRE et FILS

THÉRAPEUTIQUE CHIRURGICALE

Collection de volumes in-18 jésus

d'environ 300 pages, avec figures, cartonnés

Chirurgie des Centres nerveux, par le Dr L. GLANTENAY, chirurgien des hôpitaux de Paris. 1897, 1 vol. in-18 jésus, VIII-300 pages avec 30 fig., cart.................... 5 fr.

Chirurgie des Voies urinaires, par le Dr Edgard CHEVALIER, chirurgien des hôpitaux de Paris. 1899, 1 vol. in-18 jésus, 336 pages, avec 83 figures, cart. .... 5 fr.

998-98. — CORBEIL. Imprimerie ÉD. CRÉTÉ.

THÉRAPEUTIQUE CHIRURGICALE

CHIRURGIE

DES

VOIES URINAIRES

PAR

Le Dr Edgard CHEVALIER

CHIRURGIEN DES HOPITAUX DE PARIS

PRÉFACE

de M. le Professeur GUYON

Membre de l'Institut
Professeur de Clinique des Maladies des Voies Urinaires
Chirurgien de l'hôpital Necker.

Avec 83 figures intercalées dans le texte.

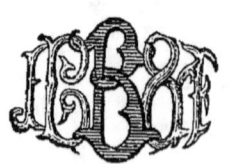

PARIS

LIBRAIRIE J.-B. BAILLIÈRE ET FILS

19, rue Hautefeuille, près du Boulevard Saint-Germain

1899

A

M. le Professeur GUYON

Son élève reconnaissant.

Dr E. CHEVALIER.

PRÉFACE

L'étude pratique du manuel opératoire de la chirurgie urinaire, que publie M. le Docteur Edgard Chevalier, a été très longuement préparée. Des notes, rédigées à propos de chacune des interventions auxquelles il a pris part pendant plusieurs années, ou qu'il a lui-même exécutées, lui ont servi de texte. Après avoir beaucoup vu, soigneusement comparé et longtemps réfléchi, il a pu exposer, de façon concise, méthodique et simple, la technique des manœuvres qui servent à explorer avec fruit et permettent d'opérer avec sécurité.

La chirurgie tout entière exige que l'on n'en aborde l'exercice que lorsque l'on est à même de rendre sûrement service.

Chacun sait que la chirurgie de l'appareil urinaire offre des difficultés toutes spéciales. Elle expose à de redoutables dangers les malades qui ne peuvent recourir à un chirurgien instruit; mais, par contre, ceux qui la connaissent bien et la pratiquent avec soin sont certainement utiles.

L'ouvrage de M. le Docteur Edgard Chevalier aidera efficacement ceux qui veulent arriver à ce résultat.

Il met, avec une grande clarté, à la portée de tous, les éléments du progrès technique. Il donne en effet les moyens d'utiliser, comme il convient, les ressources nombreuses et précieuses dont nous disposons pour le diagnostic et le traitement des maladies des voies urinaires. Il montre qu'on ne saurait trop prendre la peine d'apprendre à tirer de leur emploi tout ce qu'elles peuvent donner.

Il instruira et guidera les élèves, mais, dans bien des circonstances, il servira aux praticiens de tout ordre qui ne sauraient attendre, sans grand préjudice pour leurs malades, qu'un chirurgien de profession soit appelé à intervenir.

Je suis heureux de présenter au public médical un livre dont je souhaitais, avec bien d'autres, l'apparition; il m'est particulièrement agréable qu'il soit l'œuvre de l'un des jeunes chirurgiens qui pouvaient l'écrire avec le plus de savoir spécial et dans un véritable esprit chirurgical.

Félix GUYON.

20 juillet 1898

INTRODUCTION

Ce livre est une étude pratique du manuel opératoire de la chirurgie urinaire.

Je me suis limité au manuel opératoire, que j'ai cherché à décrire simplement et clairement.

J'ai relaté quelques procédés importants des maîtres français et étrangers, mais j'ai principalement exposé la pratique de mon maître Guyon. Attaché depuis longtemps, comme interne et chef de clinique, à son service de clinique des voies urinaires de la Faculté (hôpital Necker), je l'ai assisté directement dans ses opérations. Elles me sont devenues familières, et grâce à ses bienveillants conseils j'ai pu les exécuter moi-même, un certain nombre de fois, sur le vivant.

J'ai rédigé ces pages dans la forme familière et pratique que nous donnions, mes collègues et moi, aux démonstrations de médecine opératoire à l'École pratique de la Faculté, et qui m'a semblé convenir tout à fait ici.

L'historique et l'analyse détaillée des nombreux travaux dont s'est enrichie, depuis vingt ans, cette branche de la chirurgie, malgré leur grand intérêt, n'ont pas trouvé place dans ce livre, car ils en auraient dépassé les proportions. Peut-être aussi le lecteur, au milieu des détails bibliographiques, n'aurait-il pas suffisamment perçu le type général de l'opération.

EDGARD CHEVALIER.

Juillet 1898.

TABLE DES FIGURES

CHIRURGIE

DES

VOIES URINAIRES

PREMIÈRE PARTIE

URÈTRE ET PROSTATE

CHAPITRE PREMIER

CATHÉTÉRISME.

Article Ier. — ANTISEPSIE DU CATHÉTÉRISME.

Avant de décrire le cathétérisme, il importe d'exposer les moyens de le pratiquer antiseptiquement ou aseptiquement.

La stérilisation des instruments se fait dans les conditions ordinaires (étuves ou ébullition) pour les instruments métalliques; mais elle comporte une technique toute spéciale pour les sondes.

§ 1er. — Stérilisation des sondes.

Nombreux sont les procédés qui ont été proposés pour la stérilisation des sondes, mais bien peu évitent la détérioration des instruments.

CHEVALIER. — *Voies urinaires*.   1

Les sondes en caoutchouc (sondes Nélaton) sont faciles à conserver et à stériliser.

Les sondes en gomme, d'un usage plus habituel, sont plus difficiles à stériliser : elles risquent de s'abîmer très rapidement.

Mais les unes et les autres doivent être l'objet de soins préalables, quand elles auront déjà servi.

Elles seront essuyées avec soin pour les débarrasser des corps gras qui ont servi au cathétérisme (le savon de Guyon est facile à essuyer). Elles seront ensuite lavées à grande eau, lavées au savon et à la brosse, puis rincées dans de l'eau bouillie, et, si la sonde est creuse, on injectera dans son intérieur de l'eau savonneuse, puis de l'eau bouillie. Cela fait, les sondes sont essuyées avec soin et sont mises à sécher.

Pour les sécher, on peut simplement les laisser un temps assez long à l'air libre ou dans un tiroir : mais si l'on a besoin de s'en servir de nouveau assez rapidement, il vaudra mieux les mettre dans l'appareil de Janet, à double fond, garni de chlorure de calcium (fig. 1) ; on les y laissera quarante-huit heures ; après quoi, elles pourront être stérilisées.

Cela fait, on peut, pour la stérilisation des sondes, avoir recours à deux pratiques très distinctes, suivant que l'on en veut faire un usage immédiat ou qu'il s'agit de conserver pendant un certain temps des sondes stériles.

Sondes à utiliser immédiatement. — Si l'on veut se servir de la sonde immédiatement, il suffira, avant de l'employer, de la faire bouillir pendant dix minutes environ dans une poissonnière longue ou une simple casserole ; la poissonnière sera préférable

pour les instruments en gomme, surtout les sondes
béquilles, qu'il vaut mieux laisser droites ; la casserole servira pour les sondes en caoutchouc qu'on
peut rouler sur elles-mêmes.

On peut aussi se servir de l'étuve sèche, comme
nous le dirons tout à l'heure, ou des vapeurs d'eau
à 100°.

Quant à l'immersion prolongée de la sonde dans

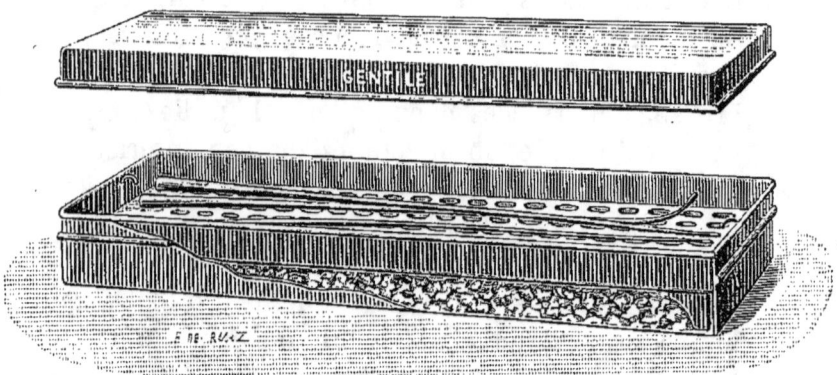

Fig. 1. — Boîte de J. Janet pour le séchage des sondes.

des solutions d'acide borique, de nitrate d'argent, de
biiodure, de sublimé, etc., elle peut donner des ga-
ranties d'antisepsie, mais elle a deux inconvénients
sérieux : elle altère très rapidement les sondes (sauf
les sondes en caoutchouc) ; elle expose les sondes
à une forte imprégnation du liquide antiseptique,
qui peut leur donner des propriétés irritantes pour le
canal, d'où urétrites.

Si l'on veut néanmoins avoir recours au trempage,
il faut se servir de nitrate d'argent à 1 p. 1000 ou de
biiodure à 1 p. 4000, et prendre soin de changer la solution chaque fois qu'on a fait usage de la sonde.

Sondes à conserver stériles pendant un certain temps. — Si l'on veut pouvoir conserver les sondes que l'on vient de stériliser, comme l'humidité leur serait nuisible, il importe de recourir à d'autres procédés.

L'étuve sèche à 140° permet de stériliser une dizaine de fois les bonnes sondes en gomme, si l'on a soin de les y placer, soit entourées de papier à filtre en plusieurs épaisseurs ou d'un mélange pulvérulent de talc et d'acide borique, soit en petit nombre dans des tubes de verre en les isolant du fond par un tampon d'ouate.

Enfin on pourra (Terrier-Delagenière) leur faire subir trois stérilisations successives à 100°.

Les deux méthodes les plus commodes sont la stérilisation par l'acide sulfureux, et la stérilisation par le formol.

ACIDE SULFUREUX. — On pourra utiliser, s'il faut opérer en grand, l'appareil à claie, tel que celui de la clinique de Necker.

Mais dans la pratique courante, il est préférable de se servir de l'appareil de J. Janet (fig. 2). Il se compose :

1° D'un récipient métallique, sorte de flacon à chlorure de méthyle, qui contient de l'acide sulfureux pur liquéfié par pression, ou un mélange d'acide sulfureux et d'acide carbonique (Pictet) ;

2° D'un distributeur spécial métallique, qui va jusqu'au fond des tubes ;

3° De tubes de verre fermés par des bouchons en ébonite et caoutchouc.

On place plusieurs sondes bien séchées dans le tube de verre, on le ferme par le bouchon, on enlève la clavette de celui-ci, on introduit le distribu-

teur, que l'on met en communication avec le récipient, on ouvre la vis de celui-ci pendant un quart
à une demi-minute, et le remplissage du tube en
acide sulfureux est fait ; il ne reste qu'à replacer la
clavette du bouchon (fig. 2).

FORMOL. — Si·l'on emploie le formol (solution

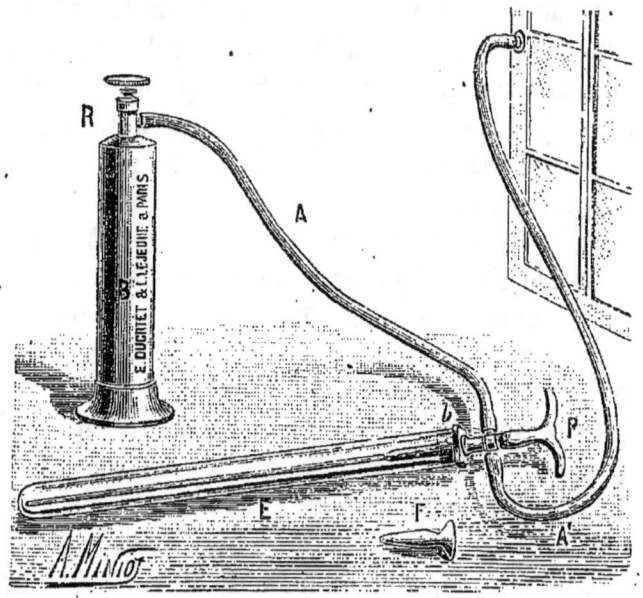

Fig. 2. — Appareil de J. Janet pour stériliser quelques sondes
avec les vapeurs sulfureuses.

d'aldéhyde formique à 40 p. 100), on peut se contenter de placer les sondes·dans des tubes de verre
au fond desquels on aura placé un tampon d'ouate
hydrophile, imbibé de la solution de formol concen-
trée, surmonté·d'un coton hydrophile isolant les
sondes.

On peut aussi employer l'appareil de J. Janet
(fig. 3), formé d'une caisse métallique à deux ou trois

compartiments; dans le compartiment du bas, on place du trioxyméthylène en poudre qui dégage des vapeurs de formol, lesquelles iront imprégner les sondes placées dans les compartiments supérieurs

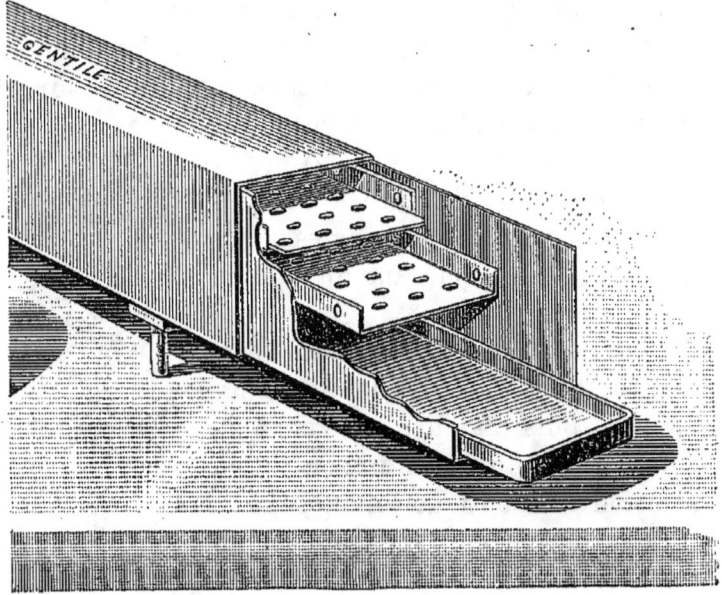

Fig. 3. — Appareil de J. Janet pour la stérilisation des sondes par le formol.

qui sont à jour. On laisse ces sondes dans l'appareil jusqu'au moment de s'en servir (fig. 3).

Lorsque l'on doit se servir de sondes ainsi stérilisées (acide sulfureux ou formol), il faut les passer dans une solution boriquée ou une solution de biiodure de mercure très étendue, pour leur enlever les vapeurs, irritantes pour l'urètre, qui pourraient leur rester.

Les sondes seront conservées soit dans les tubes de verre si elles sont bien sèches, soit dans de la gaze phéniquée entourée de makintosch.

§ 2. — Antisepsie de l'opérateur et de l'opéré.

L'opérateur, que ce soit le chirurgien ou le malade lui-même, doit se bien persuader que les soins de propreté et d'antisepsie doivent être aussi rigoureux pour un cathétérisme que pour une grande opération : donc lavage et nettoyage des mains au savon et à la brosse ; soins des ongles ; immersion des mains dans un liquide antiseptique.

La verge, le gland et surtout le prépuce de l'opéré seront lavés et savonnés, puis baignés, à l'aide de coton hydrophile imprégné d'une solution antiseptique (biiodure).

Ensuite, avec une seringue munie d'un embout olivaire spécial de Janet (fig. 4), on donnera une douche sur le méat maintenu béant par deux doigts de la main gauche.

On fait une injection du canal, avec la seringue dont l'embout s'applique sur le méat, ou bien à canal

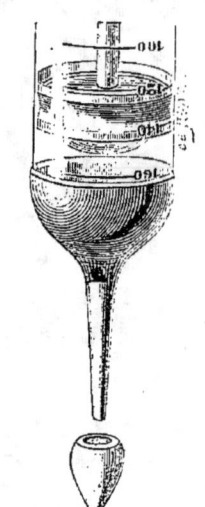

Fig. 4 .— Embout olivaire mobile de Janet pour irrigation de l'urètre, à méat fermé.

libre, en introduisant simplement le bout de la seringue dans le canal et en irriguant largement : la solution boriquée est la meilleure pour tous ces lavages.

Si le sujet a la vessie infectée, le cathétérisme sera immédiatement suivi d'un lavage de la vessie et de l'urètre postérieur avec la solution de nitrate d'argent à 1 p. 1 000 et les lavages indiqués ci-dessus avant le cathétérisme doivent encore être plus rigoureux.

Si le malade se sonde lui-même, il faut lui conseiller d'agir comme il suit : la sonde aura subi une ébullition de dix minutes environ dans une poissonnière longue ou une casserole ; le flacon contenant l'enduit pour graisser est ouvert, les solutions boriquées et nitratées sont prêtes, la seringue est chargée, le malade fait la toilette des mains, de la verge, du méat, du canal ; il prend alors la sonde directement dans la poissonnière où elle a subi l'ébullition, il se sonde, et nettoie ensuite la sonde, comme il a été indiqué plus haut.

S'il doit opérer la nuit et se sonder plusieurs fois, il préparera plusieurs sondes, qui, pour la nuit, seront maintenues immergées dans la solution boriquée (dans un tube par exemple) : il y aura autant de sondes prêtes que de cathétérismes à faire.

Au matin, les sondes seront de nouveau antiseptisées à l'eau bouillante et conservées dans un linge sec.

La nuit, ou quand le malade sort, le savonnage est souvent supprimé ; on se contente du nettoyage avec du coton trempé dans un liquide antiseptique, que le malade peut toujours avoir avec lui dans un petit flacon à large ouverture.

Pour le dehors, le malade peut emporter ses sondes dans des appareils variés : il y a des tubes de poche recourbés, des bouteilles plates, des boîtes métalliques, etc. ; divers objets de toilette, des cannes creuses, des parapluies ont été préparés de manière à renfermer un tube de verre où la sonde peut être placée.

Il est souvent nécessaire de faire suivre le cathétérisme, même explorateur, d'un lavage antiseptique de la vessie, et aussi du canal en retirant la sonde.

Il faut que le chirurgien fasse lui-même les cathétérismes dans les cas de rétention aiguë d'urine d'origine aseptique, et surtout dans les cas de rétention incomplète avec distension, où le premier cathétérisme peut être mortel ; de même encore dans l'hématurie.

Enfin, il ne faut laisser le malade opérer lui-même qu'après lui avoir montré *de visu* le mode opératoire et les précautions rigoureuses qu'il entraîne.

Article II. — CATHÉTÉRISME EXPLORATEUR.

Le professeur Guyon a posé trois grands principes pour le cathétérisme explorateur :

I. **Il faut faire le toucher à l'aide de l'instrument.** — Pour cela, il faut ne pas user de force ; il faut recueillir méthodiquement toutes les sensations. La main doit être attentive et docile.

II. **Il faut toujours savoir exactement dans quelle région du canal se trouve l'extrémité cachée de l'instrument.** — La résistance et la sensibilité de la portion membraneuse qui sépare les deux urètres antérieur et postérieur, et le palper périnéal ou rectal sont les éléments de contrôle.

III. **Les deux mains doivent participer au cathétérisme et rester solidaires.** — C'est grâce à la bonne position donnée à la verge, donc grâce à la main gauche, que le cathétérisme est possible avec les instruments rigides qui suivent la paroi supérieure et les instruments souples qui suivent l'inférieure.

Le cathétérisme fera parcourir quatre étapes à l'instrument :

a) L'urètre antérieur ;

1.

b) L'entrée de l'urètre postérieur ;

        c) La portion prostatique ;

        d) Le col de la vessie.

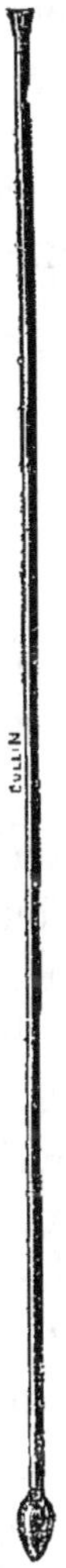

§ 1er. — Exploration de l'urètre sain.

Vous avez à votre disposition les *bougies exploratrices* à *boule olivaire*, du n° 6 au n° 26 (de la filière Charrière), à tige petite et à boule grosse (fig. 5).

Commencez toujours l'exploration par un numéro élevé, 18 à 22.

De la main gauche, tendez modérément mais fermement la verge, écartez avec deux doigts les lèvres du méat ; de la main droite, vous présentez la boule huilée de l'explorateur ; un petit mouvement de rotation vous fait pénétrer ; vous poussez très doucement, en recueillant toutes vos sensations et celles du malade.

L'urètre supposé sain, vous n'êtes pas arrêté avant la portion membraneuse ; ici, vous êtes arrêté, et pendant un temps variable, suivant les sujets. Tendez la verge de la main gauche, tirez-la en haut presque parallèlement à la paroi abdominale, main tenez la boule de l'explorateur au contact du sphincter membraneux : vous sentez bientôt la résistance cesser, le sphincter cède, la boule pénètre, et le malade accuse une sensibilité très vive, il croit uriner, s'agite quelquefois : vous êtes dans l'urètre

Fig. 5.
Bougie ex-
ploratrice
olivaire.

postérieur ; dans la traversée prostatique que vous parcourez, vous n'avez pas de sensation spéciale, pas plus qu'en entrant dans la vessie.

Effectuez le retour avec les mêmes précautions : vous ne sentez rien, ou peu de chose dans l'urètre normal, sinon la faible résistance du sphincter membraneux, mais pas de ressaut, ni de saillie.

Faites aussi le palper extra-urétral, périnéal ou rectal, pour repérer exactement votre boule ; cela vaut mieux que les mensurations.

§ 2. — Exploration de l'urètre malade.

Cette exploration ne doit être faite qu'après un interrogatoire complet du malade.

a) **Urétrite chronique.** — Avec un explorateur à boule n° 20 ou 21, vous parcourez l'urètre spongieux ; vous constatez l'augmentation de sensibilité en certains points, la diminution de la souplesse, et votre boule ramène du muco-pus jaune non filant, quelquefois sanguinolent ; il y a de l'urétrite antérieure.

Lavez à fond l'urètre antérieur, et avec la boule bien essuyée explorez l'urètre postérieur, qui sera toujours moins sensible, et vous ramènerez des sécrétions blanchâtres, laiteuses ; c'est de l'urétrite postérieure.

b) **Rétrécissements.** — Après la recherche des commémoratifs, blennorragie, traumatisme, pissement de sang, chancres, balanites, etc., vous faites toujours l'exploration à l'aide de l'explorateur à boule n° 20 ou 21.

L'explorateur vous montre l'état du méat, de la fosse naviculaire, de l'urètre spongieux : vous arrivez à un obstacle, notez-le anatomiquement par région. Les obstacles peuvent être multiples et l'explorateur sent une série de ressauts dans une filière rétrécie, même sur des urètres vierges de traitement ou d'exploration, la multiplicité des rétrécissements est de l'urétrite chronique, l'unicité ressort du traumatisme. Vous rencontrez enfin un obstacle infranchissable à votre explorateur ; prenez une boule 17 à 18, elle franchira un autre obstacle et s'arrêtera à son tour ; baissez encore et prenez le 12, puis le 8, le 6, et enfin les bougies filiformes qui pourront passer là où toutes les autres étaient arrêtées.

La portion rétrécie est la plus profonde, exception faite pour les rétrécissements péniens de chaudepisse cordée.

Les explorateurs vous ont donné le nombre, la résistance et un peu l'épaisseur des divers rétrécissements. Au retour, le talon de l'instrument accroche et vous éprouvez sur chaque stricture une série de ressauts quelquefois très rapprochés, presque juxtaposés, qui forment une sorte de râpe et donnent l'indice de ces rétrécissements cylindriques très étendus, qui, quoique rétrécissements larges, gênent singulièrement la fonction urinaire.

Pour connaître le degré de distensibilité de l'urètre, il faut avoir recours aux bougies coniques olivaires, qui sont de plus en plus serrées à mesure qu'elles s'avancent, et qui peuvent quelquefois être tellement serrées que la verge se tend et s'allonge quand on enlève la sonde (urètre élastique).

c) **Spasme**. — L'urètre antérieur est libre et vous êtes arrêté à la portion membraneuse, quelle que soit la petitesse de l'olive ou de la bougie fine ; si vous appuyez, vous provoquez même quelquefois de la douleur.

Prenez alors une sonde exploratrice métallique à petite courbure ou un béniqué, présentez-le bien à l'orifice de la portion membraneuse et, sans faire d'effort, attendez ; bientôt l'instrument passe et pénètre dans la vessie sans rencontrer de nouvel obstacle. En le retirant, vous constatez qu'il n'est pas serré. Vous pouvez encore (pas toujours) faire le cathétérisme à la suite, avec le béniqué conduit.

d) **Calcul urétral.** — Le palper extérieur et le toucher rectal peuvent déjà, avec la douleur, renseigner sur le siège du calcul.

Mais il faut l'exploration intra-urétrale, et de préférence avec l'explorateur à boule olivaire, qui, au contact du calcul, vous donnera la sensation de frottement dite *bruit de cuir neuf* (frottement un peu rude et râpeux).

S'il y a un rétrécissement concomitant, vous passerez une bougie, qui donnera la même sensation de frôlement.

§ 3. — **Exploration de la portion prostatique de l'urètre.**

C'est sur la paroi inférieure que vous rencontrerez les modifications prostatiques essentielles. C'est encore l'explorateur à boule olivaire qui est l'instrument choisi.

Vous aurez auparavant fait le toucher rectal.

Dès que l'explorateur à boule a franchi le sphincter membraneux, vous recueillez toutes vos sensations et vous vous rendez parfaitement compte de la longueur et de la direction rectiligne ou sinueuse du trajet jusqu'à l'entrée dans la vessie. Si le trajet est long, la portion prostatique est de même élargie.

Si la boule ne sent pas d'obstacle, il ne s'ensuit pas que le cathétérisme métallique sera facile; si la boule sent un obstacle, la manœuvre d'entrée de l'instrument coudé sera difficile.

La boule, étant sur une tige assez souple, contournera l'obstacle, soit à droite, soit à gauche : notez-le; elle fera saigner dans bien des cas; enfin elle vous indiquera si la prostate est friable et fait craindre les fausses routes.

Vous saurez ainsi les déformations en longueur, en largeur, en épaisseur, les vascularisations.

Il reste à faire pour la prostate le toucher intra-vésical.

Pour faire cette exploration, il est nécessaire de se servir des *cathéters coudés métalliques*, dont l'introduction, semblable à celles des lithotriteurs, doit être décrite.

Il vaut mieux se servir des explorateurs métalliques pleins : ils sont coudés, à tige moins volumineuse que l'extrémité, qui est renflée, mousse, un peu aplatie et un peu large : le type est l'explorateur métallique de Guyon, qui comporte 4 numéros : le 1 pour enfants, le 2 pour adultes, le 3 pour les prostates un peu fortes, le 4 pour les prostates fortes (fig. 6 et 7).

Le malade est couché sur le dos, les épaules basses, le siège relevé par un coussin dur (un oreiller roulé maintenu par une serviette, une couverture roulée). Il suffit que le sujet soit élevé de 15 à 20 centimètres au-dessus du plan du lit. Pour placer le coussin, le malade étant couché sans oreiller sur le côté droit du lit, plie les jarrets, prend point d'appui sur les talons, se soulève : vous refoulez alors la chemise sous les lombes et, une main à plat soutenant le sacrum, vous passez le coussin sous les fesses, de manière qu'il les déborde un peu en avant. Vous dites au malade de fléchir modérément les genoux, puis de les écarter en les laissant retomber en dehors ; les pieds reposent alors sur toute leur surface externe ; placez le talon droit dans la concavité de la plante du pied gauche.

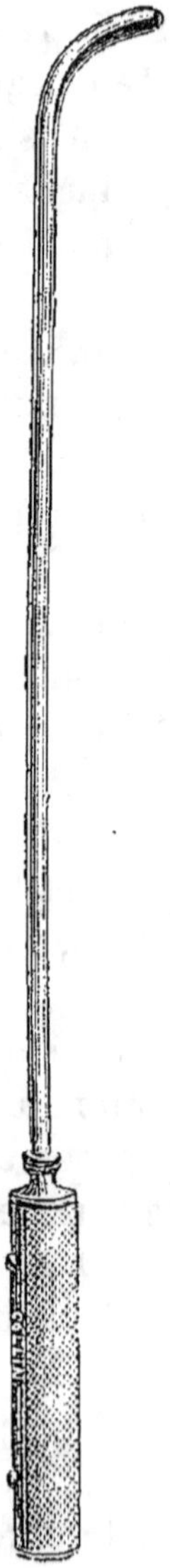

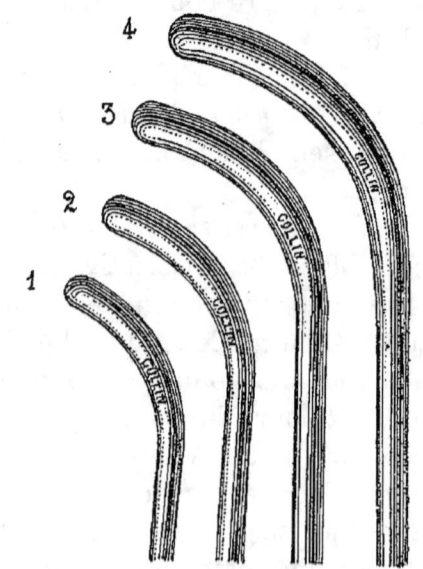

Fig. 6. — Explorateur de Guyon.

Fig. 7. — Becs des explorateurs, grandeur naturelle.

Calez le coussin en plaçant quelques livres sous

l'extrémité qui est du côté du milieu du lit : empêchez le malade de faire des efforts et de s'accrocher aux bras ou à la tête de son lit.

Injectez à l'aide d'une seringue une centaine de grammes d'eau boriquée tiède; à la rigueur, on peut se dispenser de cette manœuvre, qu'il est pourtant préférable de faire.

Placez-vous à la droite du malade, saisissez la verge de la main gauche entre le médius et l'annulaire ; pendant que l'index et le pouce écartent les lèvres du méat, prenez l'instrument graissé de la main droite bien sèche, tenez-le légèrement et sondez ainsi en quatre temps :

a) *Premier temps :* Vous présentez l'instrument de façon *que la concavité de sa courbure regarde la face interne de la partie moyenne de la cuisse droite ; la tige et le manche étant perpendiculaires ou obliques* à *la face* antérieure *de la cuisse.* Vous poussez l'instrument doucement et graduellement jusqu'au cul-de-sac du bulbe, dans lequel il arrive transversalement, le talon appuyé sur la paroi latérale gauche et le bec sur la paroi latérale droite (on peut le faire en sens inverse). La main gauche, pendant ce temps, a lentement amené la verge sur l'instrument, et les deux mains ont peu à peu conduit verge et instrument vers la ligne médiane et les ont inclinés sur la paroi abdominale, à laquelle ils deviennent parallèles; le bec de l'instrument est alors au cul-de-sac du bulbe.

b) *Deuxième temps :* La main gauche tend la verge et la maintient oblique sur le pubis ou verticale, ou encore tout à fait appliquée à la paroi abdominale : la main droite maintient légèrement l'instrument avec deux doigts latéralement placés, ou un doigt sur l'extrémité : la main gauche maintient la tension : alors un petit mouvement de ressaut ou une simple tendance du pavillon à *s'abaisser, sans tourner sur lui-même*, indique que l'instrument est dans la bonne voie et s'engage dans la portion membraneuse.

S'il est en mauvaise position, le pavillon peut s'abaisser, mais il tourne et n'avance pas. On observe ce mouvement tournant en examinant les deux points de repère du manche.

Évitez alors surtout de faire levier avec votre instrument, recommencez les manœuvres de la main gauche, jusqu'à l'exécution parfaite du deuxième temps.

c) *Troisième temps :* C'est presque exclusivement la main gauche qui va agir. Quand vous avez vu que l'instrument demande à avancer, qu'il commence à s'abaisser, lâchez complètement la verge, la main droite soutenant le manche de l'explorateur, appliquez largement la main gauche sur la région pubienne, déprimez et abaissez en masse les parties molles de la région, en manœuvrant bien *en avant du pubis* ; vous redressez ainsi le canal membraneux ; la main droite soutient doucement le pavillon sans propulser, et maintient ainsi le bec sur la ligne médiane : elle suit le mouvement d'abaissement de l'instrument.

d) *Quatrième temps :* Ce temps se confond avec le troisième *dans l'urètre normal*, et, sans qu'on en ait conscience, l'instrument parcourt l'urètre profond et arrive dans la vessie, où l'on a la sensation de liberté complète : l'instrument avance, recule, se courbe à droite, à gauche, se retourne, etc.

Mais, dans l'hypertrophie prostatique, ce quatrième

temps du cathétérisme est plus compliqué. C'est encore la *main gauche* qui, de plus en plus fort, déprimera les parties molles prépubiennes, beaucoup plus que dans le troisième temps ; appuyez au besoin des deux mains, en aidant du poids du corps ; la verge s'abaisse alors et l'instrument progresse.

La main droite reprend le manche de l'instrument, fait de petits mouvements de reptation très doux : on sent qu'il avance, et que bientôt il franchit l'entrée de la vessie. La main gauche n'a pas cessé d'abaisser les tissus prépubiens et le manche de l'instrument s'est abaissé jusqu'entre les jambes et au-dessous.

Si l'instrument ne se dégage pas, il faut reculer, reprendre la position du troisième temps, et recommencer les manœuvres. Vous pouvez encore, après avoir reculé, placer le doigt dans le rectum, il maintiendra le bec le long de la paroi supérieure et aidera la progression ; l'instrument alors a été pris de la main gauche.

Si l'on échoue, on prend un instrument à bec plus long, l'explorateur métallique 4 ou un lithotriteur à longs mors.

Si l'on échoue encore, on remet à une autre séance et on laisse reposer les organes : la sonde à demeure pendant vingt-quatre heures facilite singulièrement les manœuvres ultérieures.

Quelquefois la région prostatique de l'urètre est tellement dilatée qu'on a pu se croire dans la vessie, mais le bec de l'instrument n'y a pourtant qu'une liberté modérée et non la liberté complète qu'il a dans la vessie.

Évitez aussi de vous croire dans la prostate, quand vous êtes dans une petite vessie retractée ; les mouvements dans les diamètres transverses sont toujours possibles dans une vessie.

Enfin, si vous rencontrez un obstacle un peu anormal, rendez-vous compte, n'insistez pas à l'aveugle, de peur de perforer le fond de la vessie.

Pour retirer les instruments, ramenez-les de façon à sentir la partie antérieure du col vésical au contact de la concavité de l'instrument : alors seulement faites l'élévation du manche ; élevez graduellement celui-ci vers la ligne médiane, couchez-le parallèlement au pli de l'aine ; l'instrument sortira ainsi.

(Pour la recherche des saillies prostatiques intra-vésicales, voy. *Exploration de la vessie.*)

Article III. — CATHÉTÉRISME ÉVACUATEUR.

§ 1er. — Instruments.

I. **Instruments flexibles.** — Ce sont les sondes en caoutchouc et les sondes en gomme et soie.

1. Sondes en caoutchouc. — Les sondes en caoutchouc rouge (sondes Nélaton) sont flexibles et résistantes. Mais en vieillissant le caoutchouc durcit, devient très friable et cassant ; l'huile qui sert au graissage le fait aussi gonfler à la longue. Le grand inconvénient des sondes en caoutchouc est qu'elles n'ont qu'un œil et un calibre intérieur petit ; mais leur grand avantage est leur souplesse absolue, qui garantit presque leur innocuité.

2. Sondes en soie et gomme. — Elles sont droites, coudées ou courbées :

Les sondes droites (fig. 8) sont coniques, avec une petite olive terminale, ou cylindriques, ou à bout coupé.

Les sondes coudées sont la sonde béquille (fig. 9) et

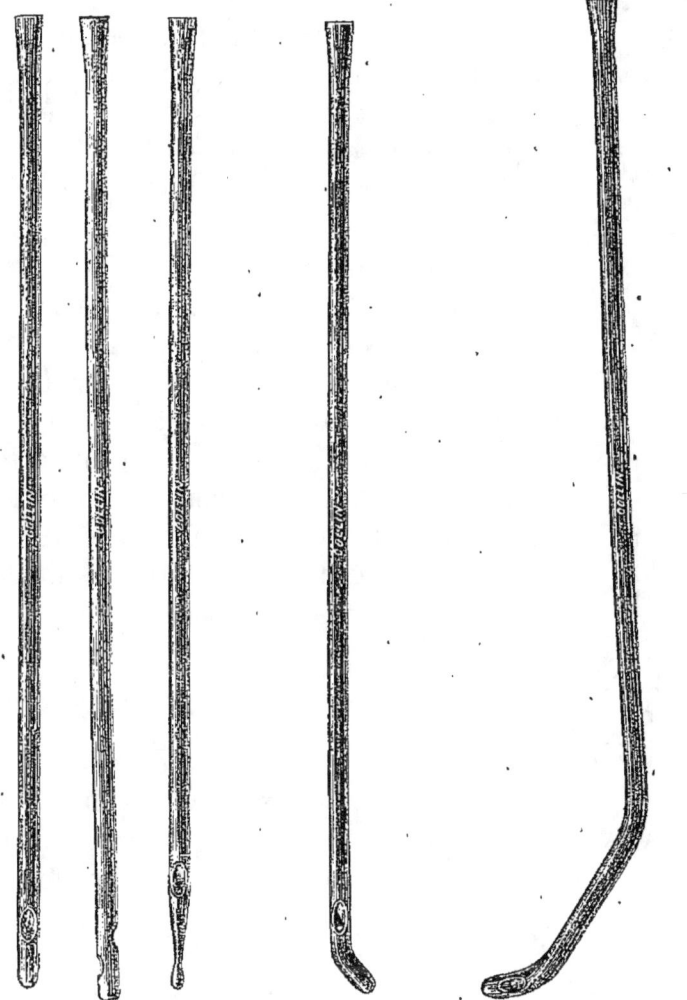

Fig. 8. — Sondes
droites.

Fig. 9. — Sonde
béquille.

Fig. 10. — Sondes
bicoudées.

la sonde bicoudée (fig. 10) : avec un mandrin, on peut encore les transformer.

Les sondes courbées non métalliques ne sont pas

d'un usage avantageux ; elles ne tiennent pas la courbure.

II. Instruments rigides. — Ce sont les sondes de verre des accoucheurs, faciles à stériliser, et surtout les sondes métalliques, en argent le plus souvent.

Celles-ci sont droites (usage rare), coudées ou courbées.

Dans les sondes courbées métalliques, la sonde de Gély et les sondes de Béniqué sont les plus employées.

Les sondes bicoudées sont généralement une combinaison des sondes flexibles et des sondes rigides ; un mandrin coudé est enfoncé dans une sonde béquille et s'arrête à quelques centimètres de la première coudure : la sonde est donc bicoudée (fig. 11).

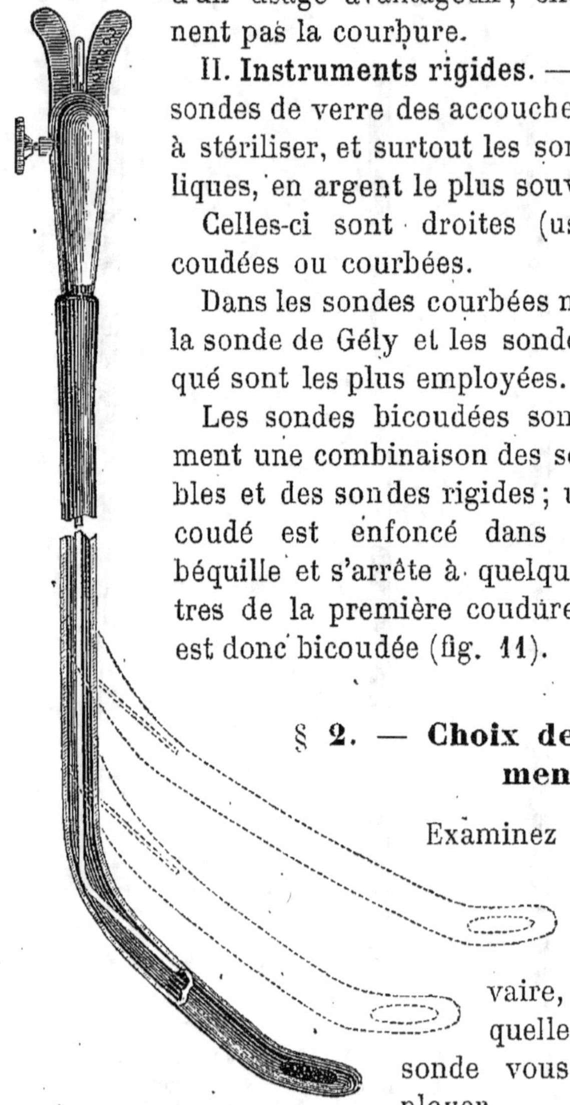

§ 2. — Choix de l'instrument.

Examinez d'abord le canal avec l'explorateur olivaire, pour savoir quelle variété de sonde vous allez employer.

Fig. 11. — Sonde bicoudée à extrémité souple et mobile.

Prenons pour types les *prostatiques*, qui offrent les plus fréquents des cas de rétention.

a) Si le canal est parfaitement libre, vous pourrez prendre n'importe quelle sonde souple.

b) Si l'urètre prostatique est modifié, bien que perméable, la sonde de gomme droite ou béquille est préférable à la sonde en caoutchouc.

c) Si l'urètre prostatique est dévié par un obstacle

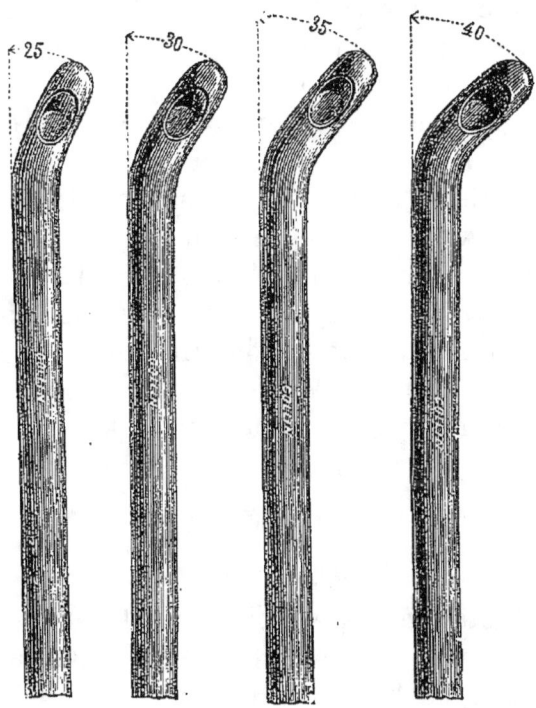

Fig. 12. — Becs de sondes béquilles, représentant les types de coudures applicables aux différents cas.

que peut franchir l'explorateur à boule, ne prenez pas la sonde droite en gomme, prenez la sonde en caoutchouc ou mieux la sonde béquille à bec assez allongé et à faible coudure.

d) Si l'obstacle de l'urètre prostatique est infranchissable à la boule exploratrice, la sonde en caoutchouc peut passer quelquefois, mais la sonde béquille est préférable. Il faut cependant des sondes béquilles à coudure forte et à bec court.

e) Si le canal tout entier est résistant, sans obstacle proprement dit, il faut rejeter la sonde en caoutchouc (cela arrive fréquemment après un certain nombre de cathétérismes) et il faut prendre l'instrument en gomme, cylindrique, olivaire, ou la béquille à faible coudure.

f) Quelquefois, vous aurez besoin des sondes bicoudées, des sondes sur mandrin courbe, ou des sondes de Gély. Pour les sondes béquilles, le professeur Guyon les a fait établir sur quatre types principaux comme courbure (voy. fig. 12).

Chez les *rétrécis* ou chez tous ceux qui ont des obstacles dus au cul-de-sac du bulbe, vous prendrez les bougies filiformes, ou les sondes droites, quelquefois aussi de petites sondes béquilles.

§ 3. — Emploi des instruments.

Comment ferez-vous le cathétérisme ?

A. **Cathétérisme avec instruments souples.** — 1) *Sondes droites.* — Tendez convenablement la verge avec la main gauche, en la ramenant vers la verticale, légèrement inclinée sur le ventre; avec la main droite, poussez doucement l'instrument; ramenez-le en arrière, s'il appuie; arrivé à la portion membraneuse, attendez un petit instant que celle-ci vous laisse passer; après quoi, le cathétérisme se finit tout seul.

Sonde en caoutchouc. — Tenez-la à 1 ou 2 centimètres du méat et faites-la avancer en continuant toujours la propulsion.

Sondes en gomme cylindriques et coniques. — Vous pouvez les tenir de plus loin : leur introduction n'a rien de spécial.

2) *Sondes béquillés.* — Prenez soin de garder toujours le bec de la sonde au contact de la paroi supérieure; pour être sûr qu'il n'a pas tourné, ayez toujours la précaution de diriger les inscriptions dorées, que les fabricants placent sur les sondes, du côté de l'abdomen du malade : vous êtes sûr que le bec, qui est orienté de la même façon, sera toujours vers la paroi supérieure de l'urètre ; au cul-de-sac du bulbe, vous pouvez être arrêté; attendez, au besoin inclinez-vous légèrement à droite ou à gauche, ou reculez, surveillez le repère formé par les inscriptions dorées du fabricant, pour vous replacer en bonne position, et reprenez l'introduction en évitant que la sonde ne tourne.

Dans la portion prostatique, la sonde passe en contournant les obstacles : veillez toujours à ce que le bec soit orienté sur le haut.

B. **Cathétérisme avec instruments métalliques.** — Le malade est couché le siège relevé ou non sur un coussin : *placez-vous à gauche* du malade (sauf si vous avez une grande habitude du cathétérisme).

Pour le cathétérisme curviligne, prenez la verge de la main gauche, inclinez-la vers l'aine gauche ; de la main droite, tenez le cathéter comme une plume à écrire, introduisez-le dans le méat, poussez-le doucement dans la partie pénienne ; pendant ce temps, ramenez doucement verge et instrument vers l'abdomen : vous êtes parallèle à la ligne médiane; dès que le bec de l'instrument est dans la portion périnéale, le bec de la sonde se rapproche de la portion membraneuse; à ce moment, la verge est tendue au maximum, presque couchée sur l'abdomen, l'instrument s'arrête à l'entrée de la portion : membraneuse, vous avez fait les premier et deuxième temps.

Vous sentez que l'instrument commence à pénétrer dans la portion membraneuse, et qu'il ne progressera plus qu'après que vous aurez modifié la manœuvre, faites le troisième temps, l'abaissement: les deux mains marchent ensemble, puis la gauche abandonne la verge, se place au-devant du périnée, pour presser, s'il le faut, sur le périnée et la sonde pour aider l'introduction quand le canal est serré : l'abaissement s'active, l'instrument progresse, vous avez fini le troisième temps, le quatrième temps se confond avec le précédent quand il n'y a pas d'obstacle prostatique.

Quant à la manœuvre dite du *tour de maître*, où la sonde, présentée d'abord la concavité en bas jusqu'au cul-de-sac du bulbe, puis ramenée en haut et abaissée, pénètre dans la vessie, elle est abandonnée à bon droit. Il vaut mieux se borner au *tour de maître du bulbe* (Guyon), tel que nous l'avons exposé au cathétérisme explorateur métallique.

Si vous avez un obstacle prostatique, placez l'index gauche dans le rectum; soutenez, par ce doigt rectal, la sonde de telle manière que son bec reste au contact de la paroi supérieure. Faites progresser simultanément la sonde et l'index gauche, et vous verrez l'instrument franchir les obstacles et entrer dans la vessie. Dégagez un peu de la main droite, si l'instrument accroche.

Pour retirer la sonde, attirez-la d'abord vers le

col, renversez-la, en l'amenant dans la direction du pli de l'aine : elle sort d'elle-même.

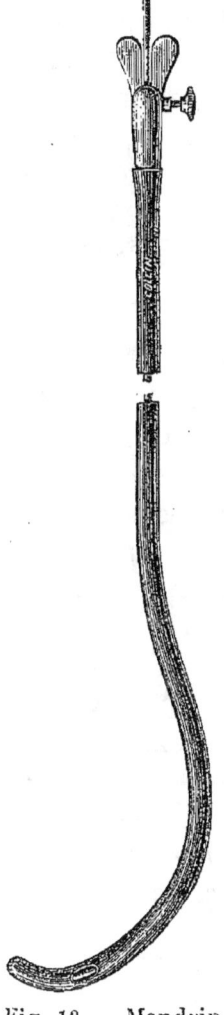

Fig. 13. — Mandrin courbe placé dans une sonde béquille.

C. **Cathétérisme avec instruments souples munis de mandrin.** — Les mandrins doivent faire corps avec la sonde, ils ont un ajutage mobile qui permet de fixer la sonde (voy. fig. 13) et d'éviter le dégagement du bec à travers les yeux de la sonde. Prenez un mandrin de courbure moyenne (celle des sondes Béniqué), enfoncez-le seulement jusqu'au delà du premier œil de la sonde, pour laisser la courbure de la béquille : vous pouvez aussi, avec le mandrin coudé placé de la même manière, faire une sonde bicoudée.

Vous sondez comme plus haut jusqu'au troisième temps inclus, et lorsque vous avez franchi la portion membraneuse et abaissé l'instrument, vous commencez et faites la *manœuvre du mandrin* : maintenez bien la sonde sur la ligne médiane, saisissez-en l'extrémité de la main gauche, saisissez la plaque du mandrin de la main droite ; tirez doucement sur le mandrin avec la main droite, poussez légèrement la sonde de la main gauche : vous tâtez le terrain, vous sentez que l'instrument avance, alors tirez le mandrin avec plus de force et de rapidité, pendant que la main gauche achève de pousser la sonde dans la vessie. — Vous sentez la sonde libre complètement, l'urine coule.

Si vous avez échoué, recommencez tout le cathétérisme, veillez à bien placer votre mandrin, et, dès le troisième temps accompli, faites la manœuvre du mandrin assez à temps, n'attendez pas que tout l'instrument soit trop avancé dans l'urètre prostatique.

D. **Cathétérisme sur conducteur.** — Nous reviendrons sur le cathétérisme sur conducteur avec sonde à bout coupé, à propos de l'urétrotomie interne, où ce cathétérisme trouve ses indications.

Le cathétérisme à la suite est surtout le cathétérisme sur béniqué conduit; nous y reviendrons à propos de la dilatation.

E. **Cathétérisme dans les cas de fausses routes.** — C'est sur la paroi inférieure du cul-de-sac du bulbe et de la portion prostatique que siègent le plus souvent les fausses routes; la paroi supérieure sera donc celle que vous choisirez pour éviter les fausses routes.

Il faut prendre la sonde en caoutchouc rouge, ou mieux la sonde béquille, quand le canal exploré aura laissé passer l'explorateur à boule : si la boule n'a pas passé, la béquille conduite sur le mandrin coudé ou courbé, dont l'emploi a été indiqué plus haut, sera seule à mettre en œuvre; elle pourra être laissée à demeure.

Quelquefois aussi vous ferez le cathétérisme à la suite.

Enfin, dans quelques cas il faudra faire une ou plusieurs ponctions sus-pubiennes, et, si le canal reposé ne permet pas encore le cathétérisme, vous ferez la cystostomie sus-pubienne.

F. **Cathétérisme avec une sonde métallique**

droite. — Le malade et le chirurgien sont placés comme dans le cathétérisme explorateur à l'aide des instruments métalliques ; vous conduisez l'instrument jusqu'au cul-de-sac du bulbe ; pour engager dans la portion membraneuse, vous abaissez la sonde, en tenant la verge tendue le long de la sonde ; vous faites aussi la manœuvre prépubienne ; pour le troisième et quatrième temps, vous abaissez encore plus le pavillon de la sonde, à l'horizontale et un peu au-dessous ; elle passe alors dans la vessie.

Article IV. — LA SONDE A DEMEURE.

Les sondes dont vous vous servirez sont les sondes béquilles en gomme, les sondes cylindriques, les sondes à bout coupé à deux yeux, et les sondes de Pezzer.

Prenez des sondes béquilles souples, à parois minces et lisses, à grand calibre intérieur, à yeux largement ouverts ; l'œil de la tige sera immédiatement avant la coudure.

Les sondes de Pezzer sont en caoutchouc vulcanisé à parois minces : elles tiennent d'elles-mêmes, retenues au col de la vessie par leur disque de caoutchouc ; elles sont à extrémité vésicale ouverte (fig. 14) et s'introduisent alors dans la taille hypogastrique par cathétérisme rétrograde, ou elles sont à extrémité vésicale fermée (fig. 15) ; ouvertes ou fermées, elles ont été modifiées par Guyon, qui les a fait renforcer pour éviter leur aplatissement (fig. 16).

Pour introduire les sondes de Pezzer à extrémité vésicale fermée, il faut se servir d'un mandrin. Le meilleur est celui de Pezzer, qui représente un

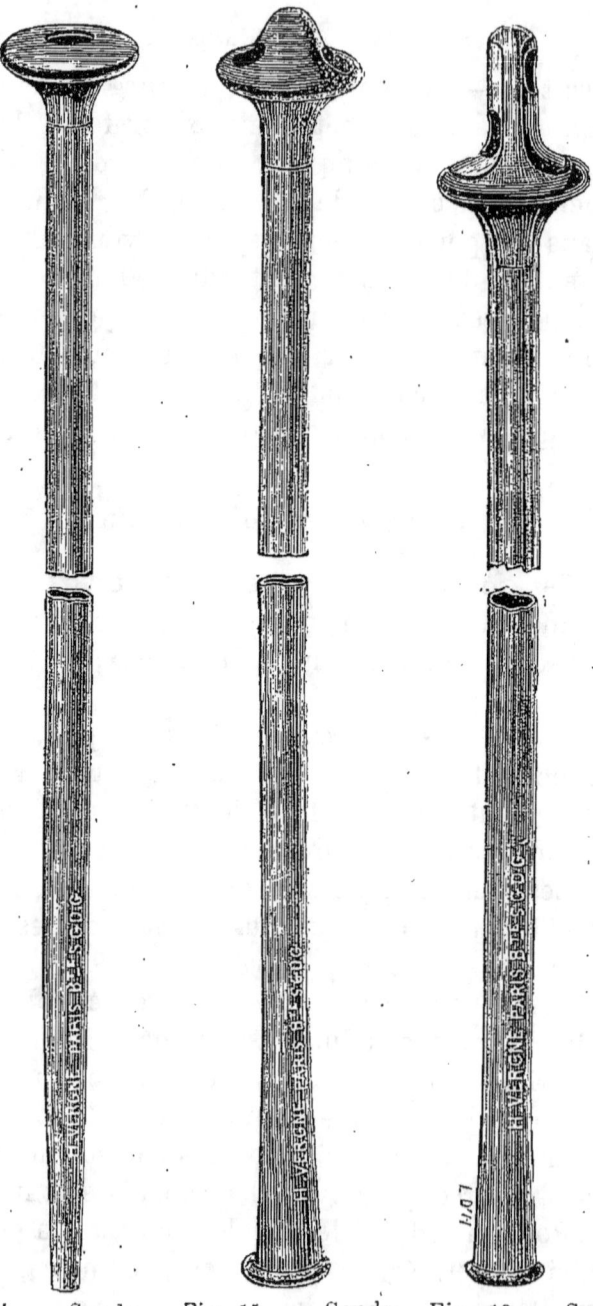

Fig. 14. — Sonde
de Pezzer, ou-
verte.

Fig. 15. — Sonde
de Pezzer à ca-
puchon fermé.

Fig. 16. — Sonde
de Pezzer mo-
difiée.

2.

mandrin ordinaire, dont l'extrémité du côté de la courbure est rugueuse et l'extrémité du côté du manche est renflée. Vous introduisez le mandrin dans la sonde, l'extrémité appuyant sur le centre du chapeau qui ferme l'extrémité vésicale de la sonde; vous tirez le tube sur le mandrin, pour effacer la saillie du chapeau ; vous placez les yeux de la sonde latéralement et vous rentrez le pli qui se forme à leur niveau ; vous fixez ensuite la sonde, en repliant toute la partie qui sépare la portion renflée de la tige, et, avec un petit anneau de caoutchouc (que vous pouvez faire en coupant l'extrémité libre de la sonde), vous maintenez le pli fait ; la sonde est prête pour le cathétérisme, que vous pratiquez comme nous l'avons dit antérieurement ; vous enlevez ensuite l'anneau de caoutchouc, la sonde reprend sa forme et ses dimensions normales et le renflement intravésical se reconstitue ; vous retirez le mandrin, sans tirer sur la sonde, puis vous attirez doucement la sonde, jusqu'à ce que vous sentiez une résistance douce, lorsque le chapeau appuie sur le col vésical.

Chez la femme, le mandrin est remplacé par une sonde cannelée ou un cathéter utérin : l'introduction est des plus simples.

Pour les sondes à bout coupé, voy. le chapitre *Urétrotomie interne*, où sera fait le cathétérisme sur conducteur.

Le calibre des sondes en gomme sera du 18 au 22.

Avant de fixer la sonde, assurez-vous qu'elle est *bien placée* et qu'elle est *au goutte à goutte* (Guyon). Pour cela, vers la fin de l'évacuation de la vessie, attirez la sonde vers le col, notez le niveau où cesse l'écoulement, rentrez la sonde pour voir à quel point l'écoulement reparaît, répétez plusieurs fois cette manœuvre ; puis appuyez sur le ventre, pour voir s'il ne jaillit pas d'urine, et avec la seringue injectez un peu de liquide, qui ne doit pas revenir par jet, mais goutte à goutte, d'une façon régulière et continue.

Prenez un certain temps pour ces manœuvres, car il est très important de bien placer la sonde, pour que le drainage, car ce n'est pas autre chose, soit parfait.

Si la sonde n'est pas bien placée, le malade éprouve des crises de besoin d'uriner, souffre et a de la température. Le *goutte à goutte* est donc in-- dispensable.

§ 1ᵉʳ. — **Fixation de la sonde**.

Lorsque vous êtes assuré que la sonde est en bonne place, fixez-la (les sondes de Pezzer n'ont pas besoin de fixation).

Voici le procédé en usage à la clinique de Necker. Prenez deux fils, ou mieux du coton à repriser que vous disposez en quatre doubles terminés à chaque bout par un petit nœud. Les liens auront environ 50 centimètres, soit une coudée ; ils ont été trempés dans une solution de sublimé faible ou d'acide borique. Prenez votre premier lien, fixez-le solide- ment, par sa partie moyenne, sur la sonde au ni- veau du méat (un peu en avant) ; faites un double nœud ; vous avez alors deux chefs : conduisez-les sur le bord du gland opposé à vous, au niveau de la couronne du gland, un peu au-dessus d'elle ; réu- nissez vos deux chefs par un nœud ; vous avez ainsi

deux nouveaux chefs, avec lesquels vous allez
entourer la verge un peu au-dessus de la couronne
du gland ; amenez ainsi ces deux chefs, qui passent
l'un en avant de l'autre en arrière de la verge, sur le
côté de la verge qui est vers vous ; réunissez-les de
nouveau par un double nœud. Vous aurez ainsi fait
une sorte de bague à la verge ; ne la serrez pas trop,
et arrangez-vous pour que l'index puisse s'engager
entre l'anneau et la verge. Vos deux chefs sont
maintenant du côté opposé à leur point de départ ;
il ne vous reste plus qu'à les fixer aux poils du
pubis. Choisissez une touffe de poils assez fournis,
tordez-la en moustache ; vous avez de nouveau
réuni vos deux chefs par un nœud juste à la base
de la touffe de poils ; avec ce qui reste de libre au
delà du nœud, enserrez fortement la base des poils,
repliez ensuite la moustache ou papillote que vous
avez faite et fixez par un dernier nœud ; il vous
laissera encore deux extrémités libres, dont vous vous
servirez tout à l'heure.

Placez alors le second lien ; fixez-le à la sonde,
comme le premier, un peu au-dessous de lui ;
ramenez les deux chefs sur le côté du gland qui est
vers vous ; au niveau de l'anneau fait avec le premier
lien, faites un nœud qui solidarisera les deux chefs ;
attachez ces deux chefs, à l'endroit où les deux parties
du premier lien remontaient de la bague vers les poils,
vous solidarisez les deux liens.

La chose s'obtient ainsi ; les chefs du premier
lien font une longue ellipse ou boucle ; passez
l'un des chefs du deuxième lien dans la boucle du
premier lien, et faites un nœud ; fixant votre deuxième
lien au premier ; faites ensuite, avec les chefs libres

du deuxième lien, un nouvel anneau qui, comme le
premier, entoure la base du gland ; arrivé du côté
opposé, réunissez vos chefs pour terminer l'anneau ;
solidarisez par un nouveau nœud le deuxième lien
et le premier, et remontez, le long du bord de

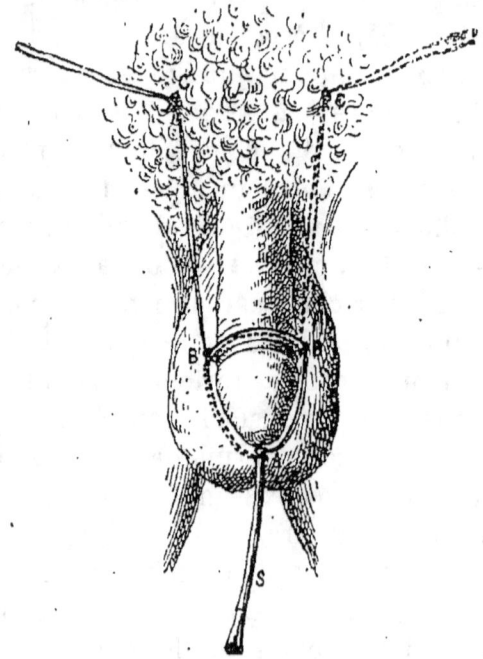

Fig. 17. — Sonde à demeure fixée.

la verge qui est loin de vous, les nouveaux chefs
du deuxième lien ; fixez-les aux poils du pubis,
comme vous l'avez fait pour le premier lien, symétriquement à celui-ci ; vous avez alors la figure 17.

Habillez ensuite la sonde et la verge ; pour
cela, pressez un carré de trois doubles de gaze
phéniquée ou salolée de 25 centimètres de côté,
pliez-le en triangle, glissez-le sous la verge le

sommet vers la sonde ; fixez ce sommet sur la sonde au delà du méat, par un peu de fil ; ramenez les angles de la base en avant de la verge, en les entre-croisant et en les fixant par les extrémités libres des fils qui attachent la sonde aux poils du pubis.

Si la sonde ne doit pas rester constamment ouverte, fermez-la par un fausset, qu'on enlèvera toutes les deux ou trois heures.

Si elle doit fonctionner d'une façon permanente, prolongez-la par une rallonge de caoutchouc souple que vous ajoutez à la sonde directement ou à l'aide d'un tube de verre. Comme urinal, vous pourrez vous servir d'un urinal ordinaire, mais vous aurez avantage à vous servir de l'urinal antiseptique de Guyon-Duchastelet (fig. 18), dans le fond duquel vous mettrez une pastille de 25 grammes de su-blimé.

Surveillez la sonde, pour éviter qu'elle ne se bouche, et faites au besoin de petits lavages à la seringue.

§ 2. — Inconvénients de la sonde à demeure.

Des urétrites passagères, qui disparaissent après l'enlèvement de la sonde, peuvent se produire.

Des abcès aussi se forment au niveau de l'angle de la verge, et peuvent être suivis de perforations et de fistules.

Pour les éviter, il faut bien placer la verge ; il ne faut pas qu'elle soit pliée sur elle-même. Aussi, avec un urinal ordinaire, ferez-vous reposer la verge sur une des cuisses, en plaçant l'urinal, non pas entre les jambes, mais sur le côté du malade ; la rallonge de la sonde trouve là son utilité ; si vous avez l'urinal

Guyon-Duchastelet, qui est très élevé, vous le laissez entre les jambes du malade : sa hauteur évite la coudure de la sonde.

Pour éviter l'infection par la sonde et pour atténuer ses inconvénients sur le canal, vous ferez de

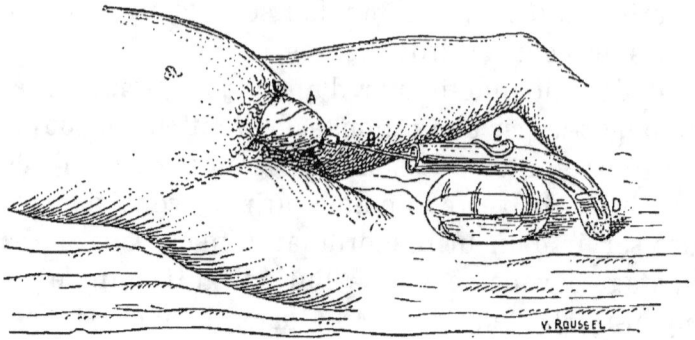

Fig. 18. — Verge habillée et sonde à demeure plongeant dans l'urinal antiseptique.

fréquents lavages de la vessie, et vous changerez fréquemment la sonde ; ce changement se fera tous les jours, si la vessie est très infectée ; un peu moins souvent dans les autres cas.

Ce sera le moyen de prévenir l'infection et aussi les incrustations, qui se font quelquefois très vite et rendent l'ablation de la sonde si pénible et même si dangereuse.

Article V. — DILATATION DE L'URÈTRE.

La dilatation de l'urètre comme méthode de traitement des rétrécissements est basée sur l'action profondément modificatrice et toute physiologique qu'elle produit. C'est une simple action de contact, qu'il ne faut pas exercer avec force ; en effet, comme le dit Guyon, il faut agir dynamiquement et non mécaniquement. Il faut que la sonde entre et sorte avec facilité. Il ne faut pas de doses trop massives, ni accumulées ; c'est dire qu'il ne faut ni passer des sondes trop grosses ou trop de sondes dans une même séance, ni faire des séances trop rapprochées.

§ 1er. — **Instruments**.

Les instruments sont les bougies coniques olivaires, les bougies en baïonnette, les béniqués courbes et les bougies métalliques droites.

Les bougies coniques olivaires (fig. 19) sont graduées au 1/3 de millimètre ; vérifiez-les toujours à la filière métallique Charrière, car souvent les numéros inscrits sur les bougies ne correspondent pas exactement aux calibres ; en faisant la vérification, évitez les bougies qui n'entrent dans les trous de la filière qu'à frottement dur. L'olive qui termine la sonde ne sera ni trop grosse, ni surtout trop fine ; évitez les bougies terminées en pointe, car elles risquent d'accrocher et de faire fausse route.

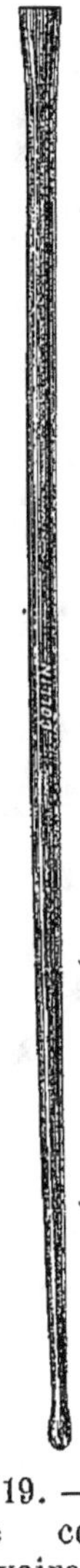

Fig. 19. — Bougie conique olivaire.

Les bougies en baïonnette (fig. 20) sont des bougies fines, qui présentent une double coudure ; vous pouvez vous-même transformer une bougie droite en bougie en baïon-

nette, en pratiquant à son extrémité une double
coudure, que vous
rendrez fixe en l'en-
duisant de collodion.
Vous pourrez aussi
faire de la sorte des
bougies tortillées.

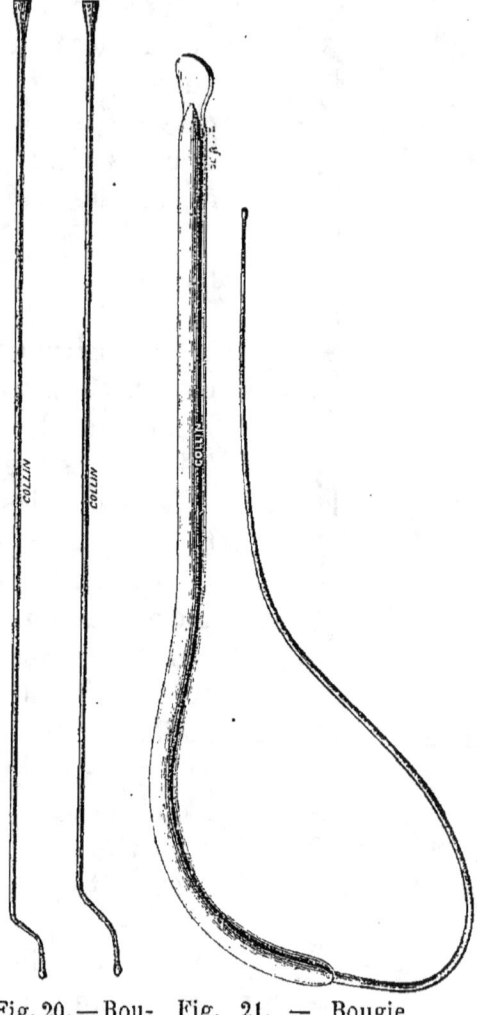

Les *bougies mé-
talliques courbes*,
dites *béniqués*, sont
graduées au 1/6 de
millimètre : autre-
fois en étain, elles
sont aujourd'hui en
métal rigide et pour-
vues à leur extré-
mité vésicale, lé-
gèrement effilée,
d'un pas de vis qui
permet de visser une
bougie conductrice
de Maisonneuve,
comme dans l'uré-
trotomie interne
(fig. 21).

Les *bougies métal-
liques droites* sont
d'une longueur de
10 à 15 centimètres,
pourvues ou non
à leur extrémité
d'un pas de vis, comme les béniqués courbes.

Fig. 20. — Bou-
gies en baïon-
nette.

Fig. 21. — Bougie
métallique courbe
montée.

§ 2. — Manière d'opérer.

Vous suivrez les règles générales du cathétérisme que nous avons indiquées antérieurement. Arrivé à l'obstacle, cherchez le passage en prenant contact avec une grande légèreté, sur le pourtour de l'orifice : si vous sentez que l'instrument demande à avancer, faites l'engagement, avec une pression si douce que vous devez avoir la sensation que l'instrument *avance*, pour ainsi dire, *de lui-même*. L'engagement bien fait, poussez légèrement, sans effort, et surtout *ne cherchez pas*, quand l'extrémité est engagée, *à faire pénétrer de force le corps de la bougie.*

Si le rétrécissement est difficile à franchir, reprenez les manœuvres ; touchez l'obstacle sans appuyer, reculez, avancez de nouveau ; tant qu'il y a résistance à l'extrémité de votre instrument, vous n'êtes pas dans le bon chemin.

Le rétrécissement devenant en apparence infranchissable, si vous n'avez pas pu obtenir l'engagement, prenez une des bougies en baïonnette ; avec celle-ci, bicoudée, vous trouverez mieux l'entrée du rétrécissement, qui est souvent excentrique : avec la bougie tortillée ou la bougie baïonnette, dont vous ferez varier la coudure, et avec laquelle vous tâtonnerez sur toute la circonférence de l'urètre, vous finirez par trouver l'entrée du rétrécissement.

Si vous ne pouvez faire la dilatation suivie, dans les cas où vous trouvez un rétrécissement étroit et dur, vous aurez avantage *à laisser quelque temps à demeure une petite bougie*, que vous choisirez de façon qu'elle entre dans le rétrécissement *sans y être serrée*. Vous la laisserez vingt-quatre ou quarante-huit heures, et vous pourrez, après ce temps, entreprendre la dilatation.

Ne passez que *deux bougies souples, au plus trois*, dans la même séance ; faites les séances seulement *tous les deux jours*, et ayez soin de commencer à la séance suivante par le numéro qui est immédiatement au-dessous de celui par lequel vous aurez terminé la séance précédente. Passez, par exemple, 14-15-16 dans une séance, puis 15-16-17 dans la suivante, et ainsi de suite de façon à ne gagner qu'un numéro par séance. Ne laissez les instruments séjourner dans le canal que *quelques minutes*.

Si vous voulez aller trop vite, vous provoquerez des accidents qui vous feront perdre du temps, et même reculer dans l'échelle des bougies.

Dans nombre de cas, la dilatation par les bougies sera suffisante, mais dans beaucoup d'autres aussi vous ne ferez aucun progrès avec les bougies ; servez-vous alors des béniqués courbes.

Avec les béniqués, gradués au sixième de millimètre, dont les numéros correspondent aux numéros de sonde de moitié moins forts (le n° 24 Béniqué équivaut à une sonde 12, le 40 à une sonde 20, etc.), *ayez soin de ne pas développer de force*; laissez pour ainsi dire l'instrument entrer de lui-même, surtout avec le béniqué conduit.

Vous pourrez faire, comme autrefois, le cathétérisme avec le béniqué sans conducteur, suivant les principes indiqués au cathétérisme avec les instruments métalliques ; mais vous serez plus sûr de vous en faisant le cathétérisme avec les béniqués conduits.

Pour ce dernier cathétérisme, vous aurez avantage

à ne pas opérer sur un malade dont la vessie sera vide ; en effet, votre bougie conductrice va être poussée totalement dans la vessie, et dans une vessie vide elle se repliera tellement qu'elle pourra s'y briser, surtout au niveau de l'attache de l'armature métallique ; donc, si le malade a uriné peu avant le cathétérisme, *injectez-lui un peu d'eau boriquée* dans la vessie. Introduisez la bougie conductrice armée ; assurez-vous qu'elle n'est pas repliée, ni serrée, et qu'elle joue librement dans le canal ; vissez sur l'armature l'extrémité du béniqué, et faites doucement le cathétérisme métallique dont le conducteur rendra la manœuvre facile. Ne mettez aucune violence à cette pratique ; vous pourrez, grâce au conducteur, aller un peu plus vite, le chemin étant tout indiqué.

Ne passez pas plus de quatre numéros de Béniqué dans la séance, et à la séance suivante reprenez deux numéros au-dessous du numéro par lequel vous avez terminé la séance précédente ; par exemple, après 24-25-26-27, vous reprendrez, deux jours ensuite, 26-27-28-29, etc.

Quant aux béniqués droits ou sondes métalliques droites, ils sont réservés aux rétrécissements péniens et leur introduction, soit directement, soit conduits sur une bougie armée, ne présente rien de spécial.

D'ailleurs, leur usage sera réservé aux cas où, dans les rétrécissements péniens, l'introduction des béniqués courbes exigerait de la force.

Dans un certain nombre de cas, vous ne pourrez pas franchir le rétrécissement, quelque soin que vous y mettiez ; avant de conclure à un rétrécissement infranchissable, vous pouvez user de la *bougie de cire* que vous appuierez avec force sur l'obstacle, où elle se modèlera, et où elle pourra entr'ouvrir un peu le chemin ; au besoin, vous confierez au malade le soin de maintenir ainsi la pression quelque temps, puis vous essaierez de nouveau l'engagement avec les bougies baïonnettes ou simplement tortillées : vous pouvez encore, si vous n'avez fait qu'engager la bougie baïonnette, rester un certain temps à appuyer comme avec la bougie de cire, et au besoin faire tenir par le malade *ou même laisser la bougie engagée pendant une heure*, et vous franchirez ensuite, rapidement et facilement, un rétrécissement infranchissable antérieurement.

Vous aurez aussi souvent avantage à faire prendre au malade *un grand bain chaud*, au sortir duquel vous le sonderez ; mais vous ne tirerez jamais grand bénéfice de l'anesthésie générale ou de l'anesthésie locale.

Si le malade a les urines infectées, vous ferez suivre la séance de dilatation d'un lavage de la vessie, avec la solution de nitrate d'argent à 1/1000 ou 1/500 ; si le canal présente de l'urétrite chronique, vous y ferez de petites instillations de nitrate d'argent à 1/100 ou 1/50. Vous vous mettrez, dans la mesure du possible, à l'abri des poussées fébriles que peut provoquer la dilatation — surtout si les tentatives d'introduction ont été longues, ou même infructueuses.

Vous ferez bien aussi de prescrire des boissons délayantes.

Ces précautions vous permettront d'éviter l'infection et la rétention qui survient, surtout dans les urètres élastiques, chez les vieux rétrécis.

Si la dilatation, bien conduite, marche mal, si elle

n'avance pas, si elle provoque des accidents, c'est à l'urétrotomie interne que vous devrez avoir recours.

CHAPITRE II

INJECTIONS. — LAVAGES. — INSTILLATIONS DE L'URÈTRE.

Article Ier. — INJECTIONS URÉTRALES.

Vous vous servirez, pour les injections urétrales, de la petite seringue en verre, dite *seringue à injection*, que vous ferez bouillir : cette seringue contient de 8 à 10 grammes de liquide ; elle se termine, dans les modèles nouveaux, par un bec très arrondi, comme les canules de Janet ; les anciens modèles se terminaient par un bec plus effilé.

Vous pourrez opérer *à canal ouvert*, c'est-à-dire en introduisant le bec de la seringue entre les lèvres du méat, mais sans presser les lèvres du méat sur la seringue, et en poussant le piston qui fait pénétrer le liquide dans le canal.

Par ce procédé, vous n'atteignez à peu près jamais le cul-de-sac du bulbe, siège si fréquent des lésions à modifier.

Opérez donc de préférence *à canal fermé*, de la manière suivante : adaptez hermétiquement l'extrémité de la seringue aux lèvres du méat (ayez soin que le piston soit très bon), poussez l'injection en deux fois ; laissez sortir la première moitié de la seringue en levant la pression sur le méat, poussez, immédiatement après, la seconde moitié de la

seringue et fermez le méat, en pressant sur le gland
pour maintenir l'injection aussi longtemps que vous
le jugerez utile. Avec ce procédé et cette quantité de
liquide (10 grammes en 2 fois), vous ne franchirez
pas le sphincter membraneux et vous éviterez les
inoculations profondes, si reprochées aux injections.

Article 2. — LAVAGES DE L'URÈTRE.

Vous ferez ces lavages soit à la seringue, soit à la
sonde et à la seringue, soit sans sonde.

§ 1er. — Lavages avec la seringue.

Ayez la seringue Guyon ou une seringue ordinaire
en gutta-percha, ou la seringue Janet, d'une conte-
nance variant de 100 à 160 grammes environ.

Commencez par doucher le méat, sans y introduire
le bec de la canule, douchez aussi le gland, puis le
méat et la fosse naviculaire en entr'ouvrant les lèvres
du méat. Cela fait, adaptez la canule au méat et lavez
l'urètre antérieur à méat ouvert, en pressant rapidement et fortement sur le piston de votre seringue.
Si vous voulez opérer à méat fermé, pour bien appliquer la seringue sur le méat, garnissez la canule
avec l'embout olivaire mobile de Janet, en verre ou
en porcelaine qui s'adapte bien au méat ; poussez
alors le lavage. Par ce dernier procédé, vous avez
grandes chances d'entrer dans l'urètre postérieur,
même malgré vous.

§ 2. — Lavages avec la sonde et la seringue.

Pour laver l'*urètre antérieur*, introduisez, jusqu'au
cul-de-sac du bulbe, une sonde cylindrique en gomme,

ou béquille à faible coudure et à deux yeux, de moyen calibre ; poussez vivement le liquide avec une bonne seringue : le lavage revient facilement à l'extérieur, après avoir balayé tout l'urètre antérieur.

Pour laver l'*urètre postérieur*, introduisez, jusque dans l'urètre prostatique, une sonde cylindrique ou à béquille : assurez-vous *que les yeux sont dans l'urètre prostatique*, de la façon suivante : la sonde, poussée dans la vessie, a vidé le réservoir ; ramenez-la au delà du col, injectez avec la seringue *une petite quantité de liquide qui ne doit revenir ni par le méat ni par la sonde*, si vous êtes bien dans l'urètre prostatique ; poussez la sonde un peu plus, vous êtes dans la vessie, le liquide s'écoule ; ramenez-la un peu vers vous : le liquide injecté ne coule plus, vous êtes bien placé. Injectez par petites quantités, par petits coups successifs, pour nettoyer, pour *gargariser* (Guyon) l'urètre prostatique. Terminez, en enfonçant la sonde dans la vessie et en lavant celle-ci.

Pour laver les *deux urètres*, à la sonde, laissez la seringue adaptée à la sonde et, pendant que vous retirez celle-ci, poussez toujours sur le piston de la seringue, avec plus ou moins de force, ou de vitesse : vous lavez ainsi toute l'étendue des deux urètres. Vous pouvez d'ailleurs, pour l'urètre antérieur, faire comme pour le postérieur, et laver l'urètre à petits coups en gargarisant.

§ 3. — Lavages sans sonde.

Cette méthode, perfectionnée par Janet, et appliquée principalement aux affections inflammatoires de l'urètre, comporte l'appareil instrumental suivant.

Ayez un siphon de caoutchouc (fig. 22), dont la grande branche, de 2^m,30 de long, portera, vers son

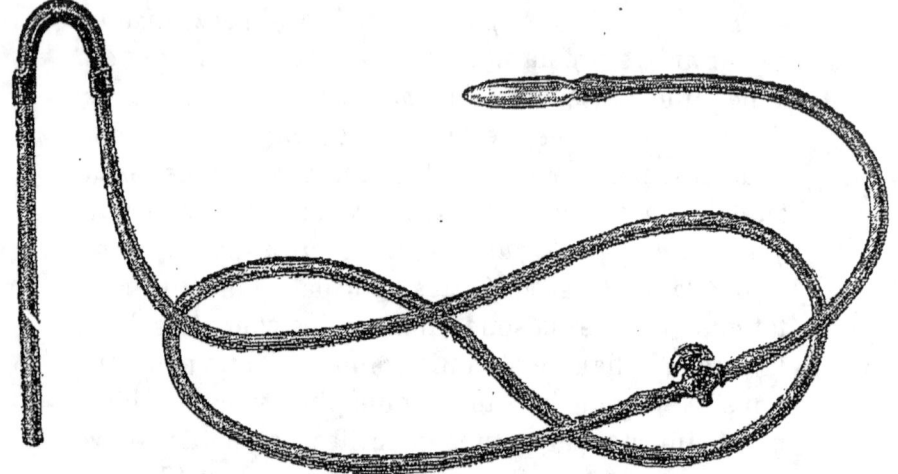

Fig. 22. — Siphon pour le lavage des deux urètres.

extrémité, un robinet ou un clamp, et, à l'extrémité même, une canule urétrale en verre (fig. 23), qui permet d'obturer le méat et de garder à la partie supé-

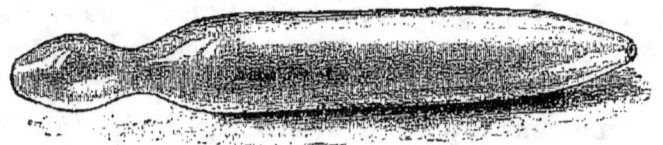

Fig. 23. — Canule du Dr J. Janet pour les lavages urétraux.

rieure un index d'air, avec lequel vous pouvez régler le débit. La petite branche a une longueur suffisante pour aller au fond d'un réservoir quelconque. Le siphon peut être remplacé par un entonnoir et un tube de caoutchouc de 2^m,30, ou par le bock en verre des gynécologues et le même tube de caoutchouc.

3.

Placez le réservoir à 1^m,30 ou à 1^m,50 au-dessus du plan de l'urètre membraneux du malade. Amorcez le siphon en aspirant un peu avec la seringue (cela vaut mieux que la boule du siphon de Weber) ; si c'est un entonnoir ou un bock, il vous suffit d'ouvrir le robinet ou le clamp.

Vous changerez de canule pour chaque malade.

Vos solutions seront à la température de 38° centigrades environ.

Le malade est couché sur le lit, pantalon baissé très bas, chemise relevée, et la cuvette du bidet entre ses jambes. Vous pouvez quelquefois lui faire faire le lavage, à cheval sur le bidet, assis sur le bord d'une chaise, ou debout : mais la position couchée est préférable, surtout dans les premiers lavages, qui provoquent quelquefois la syncope par appréhension. Faites-le uriner avant de commencer.

Pour les premiers lavages, injectez dans l'urètre 10 centimètres cubes de solution de cocaïne à 1/400.

Avant le lavage, lavez soigneusement le gland et le prépuce, prenez le tube de caoutchouc entre l'index et le pouce droits, assurez-vous d'un index d'air dans la canule.

Enfoncez et retirez alternativement la canule sur le méat, pour laver à coups successifs l'urètre, qui se distend et s'évacue alternativement ; faites passer un demi-litre de cette façon.

Engagez le malade à ne pas se contracter, à respirer librement et à pousser un peu comme pour uriner ; fixez alors la canule au méat : pour cela, saisissez la couronne du gland, de la main gauche (pouce et deux premiers doigts) ; repoussez le gland sur le bec de la canule, pour former un bourrelet qui vous donne une adaptation hermétique ; en écartant légèrement le pouce et l'index droits, qui tiennent le tube de caoutchouc, laissez passer lentement le liquide qui pénètre dans l'urètre. Votre main gauche, qui tient la couronne du gland, sent bientôt la plénitude de l'urètre et l'arrêt du liquide ; serrez la main droite pour arrêter l'écoulement dans le tube ; engagez le malade à se relâcher et à pousser comme pour uriner ; bientôt vous sentez que le liquide pénètre dans la vessie : votre main droite laissera à ce moment passer lentement du liquide, selon les indications de l'index d'air. A chaque spasme de la portion membraneuse, suspendez l'écoulement, pour le reprendre ensuite.

Quand le malade a envie d'uriner, priez-le d'uriner couché, si vous devez continuer ; debout, si c'est fini pour la séance.

Répétez le lavage, jusqu'à épuisement du demi-litre de solution qui restait ; mais si la vessie avait pu recevoir en une fois de 150 à 300 grammes de liquide, bornez-vous-en là.

Le lavage fini, obturez le méat avec un peu de ouate et recommandez au malade de n'uriner qu'environ deux heures après, et, pour le lavage ultérieur, de garder un peu d'urine afin de pouvoir uriner avant.

Au lieu du bock et du siphon, vous pourrez vous servir d'une seringue en caoutchouc durci de 100 grammes environ de capacité : la manœuvre est la même, le piston sentant la résistance du sphincter membraneux.

Article III. — INSTILLATIONS URÉTRALES.

Imaginées par Guyon en 1867, les *instillations*

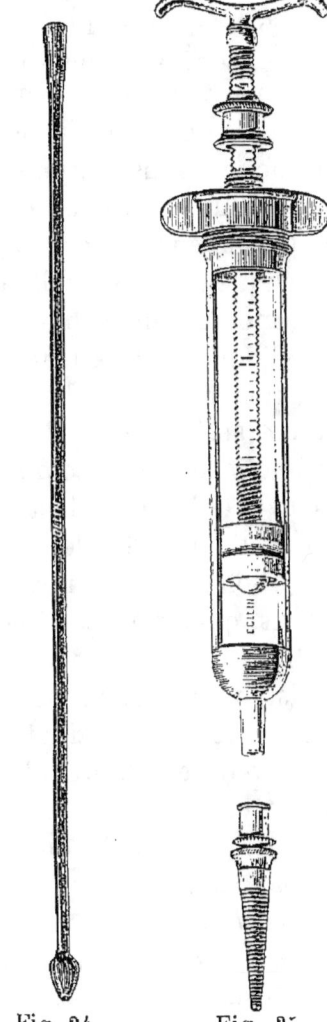

urétrales ont pour but de verser, goutte à goutte, dans un point déterminé du canal, une solution médicamenteuse active ; le titre des solutions, le nombre des gouttes, la lenteur avec laquelle on les instille ont une importance prépondérante ; donc c'est *lentement* et *goutte à goutte* que vous ferez l'instillation.

L'appareil instrumental dont vous aurez besoin est fort simple. Ayez un *explorateur à boule perforé*, dont le calibre intérieur est régulièrement étroit dans toute l'étendue, et l'olive très finement perforée à son extrémité ; il ne faut qu'un trou, car c'est par gouttes uniques et

Fig. 24.
Explorateur perforé pour faire les instillations.

Fig. 25.
Seringue à instillations.

successives que vous opérez (fig. 24). L'instillateur

en gomme est de beaucoup préférable aux instil-
lateurs métalliques.

Ayez ensuite une *seringue à instillations* (fig. 25),
d'une capacité de 4 grammes, et dont le piston est
muni d'une tige qui, grâce à un ajutage mobile, se
meut par simple pression ou par tour de vis, comme
pour les seringues de Pravaz. — Le tour de vis est
ce qu'il vous faut employer pour les instillations. La
canule de la seringue s'ajuste sur elle à frottement
dur ; à son extrémité, elle présente une sorte de pas
de vis, qui l'unit bien hermétiquement au pavillon de
l'instillateur. Les nouveaux modèles de canule sont
pourvus d'un petit tube cylindrique intérieur, qui
permet de les nettoyer facilement avec un fil d'argent,
comme pour les aiguilles des seringues de Pravaz.

Technique. — Pour faire une instillation, commencez par remplir la seringue avec le liquide à instiller,
adaptez la canule sur l'instillateur à boule, faites
pénétrer la canule dans le pavillon de l'instillateur, en
donnant plusieurs tours de vis, qui feront adhérer la
canule au pavillon de l'instillateur : *amorcez cet instillateur*, en poussant le piston de la seringue, qui
chasse du liquide dans la cavité de l'instillateur ;
quand le liquide sort par l'extrémité perforée, l'instillateur est amorcé : fixez le curseur, qui ne vous
permettra plus de faire couler du liquide que par
tour de vis ; *chaque demi-tour de vis que vous don-
nerez fera couler une goutte par l'olive.*

*Avant de pratiquer l'instillation, faites uriner le ma-
lade* ; si même son canal sécrète beaucoup, faites une
irrigation de l'urètre antérieur, avec un instillateur
et une grosse seringue, et même écouvillonnez
l'urètre, jusqu'à ce que les boules de coton revien-

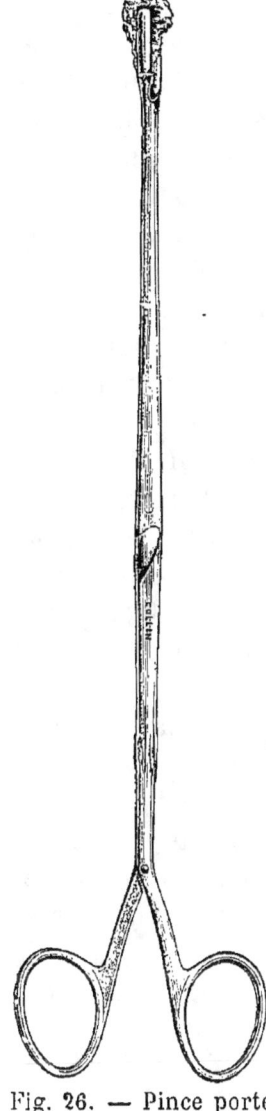

Fig. 26. — Pince porte-
coton pour nettoyage
de l'urètre antérieur.

nent propres ; servez-vous
pour le faire de la *pince
Guyon* (fig. 26) qui permet de
porter du coton dans l'urètre.

a) Si vous voulez faire une
*instillation de l'urètre anté-
rieur seul,* prenez votre instillateur, adapté à votre sonde
et amorcé comme nous l'avons
vu plus haut ; choisissez une
boule olivaire un peu volumineuse, si vous voulez localiser
votre action au cul-de-sac du
bulbe ; conduisez l'instillateur
*jusqu'au contact du sphincter
membraneux* ; ramenez-le légèrement vers vous ; vous avez
alors circonscrit la portion
de l'urètre sur laquelle vous
voulez agir. Instillez quelques gouttes *très lentement* :
laissez votre boule en place
une à deux minutes et retirez
ensuite. Si vous voulez toucher
d'autres points de l'urètre
antérieur, en ramenant votre
boule, toujours un peu grosse,
arrêtez-vous aux points que
vous désirez toucher et donnez
quelques tours de vis. Si vous
voulez instiller tout l'urètre
antérieur, prenez une boule
plus petite, poussez-la jusqu'au cul-de-sac du bulbe

(sphincter membraneux) et poussez l'instillation sans employer le curseur de la seringue, pendant que vous fermez le méat, en le pressant avec deux doigts sur la tige de l'explorateur. Faites avec la boule quelques mouvements de va-et-vient, qui étalent les gouttes dans l'urètre. Les boules n° 16 sont les meilleures pour les instillations ; quelquefois il vous faudra des boules n° 18 à 20, quelquefois des boules 12 à 15, mais le 16 est le meilleur.

b) *Si vous voulez instiller les deux urètres, commencez toujours par l'urètre postérieur* ; poussez l'instillateur, préparé comme plus haut, jusqu'à la portion membraneuse ; franchissez le sphincter membraneux, et, lorsque vous êtes dans l'urètre postérieur, revenez légèrement en arrière, *pour que le talon de votre olive prenne contact avec le sphincter par sa partie profonde*, que vous sentez très bien avec de la douceur. Vous êtes en bonne place ; donnez vos tours de vis et faites tomber *lentement* dans l'urètre postérieur vingt, trente et même quarante gouttes, car il en faut beaucoup, les gouttes pénétrant de l'urètre postérieur dans la vessie. Ramenez ensuite l'instillateur en avant du sphincter membraneux, remettez-le au contact avec le sphincter, cette fois par l'extrémité de l'olive ; en faisant la traversée membraneuse, vous avez instillé quelques gouttes : lorsque vous êtes bien dans l'urètre antérieur et en bonne place, donnez quelques tours de vis ; lentement l'instillation se fait et bientôt vous voyez les gouttes refluées sourdre au méat.

c) *Si vous voulez localiser l'instillation à l'urètre postérieur* sans participation de la vessie, faites l'instillation sans que le malade ait uriné, ou au besoin

garnissez d'abord la vessie d'eau boriquée : ces
liquides (urine ou eau boriquée) neutraliseront les
gouttes d'instillations qui tomberont dans la vessie.
Vous pouvez encore, sans opérer avec une vessie
remplie, localiser à l'urètre postérieur, en instillant
très lentement trois à quatre gouttes.

Si, au lieu d'une instillation cathérétique (solution
de nitrate d'argent de 1 à 5 p. 100), vous voulez instiller des solutions caustiques, 7 à 8 p. 100, il faut
limiter beaucoup le nombre de vos gouttes (3 à 6) et
agir extrêmement lentement.

CHAPITRE III

URÉTROSCOPIE.

§ 1er. — Instruments.

Vous avez trois types d'urétroscopes :

1° Dans le premier (Désormeaux, Leiter, Casper),
la source de lumière est fixée à l'appareil optique et
projette par réflexion ses rayons dans le tube.

2° Dans le second (Nitze, Leiter, Oberländer, Kollmann), une petite lampe à incandescence est placée
à l'extrémité même du tube endoscopique : elle
éclaire directement le champ ; il y a, en plus, une
circulation d'eau pour refroidir le tube.

3° Dans le troisième (Grünfeld), qui est le plus
commode pour l'urétroscopie et le traitement to-
pique qu'elle permet de faire, la source lumineuse
et l'appareil optique sont indépendants.

Pour cette dernière méthode d'urétroscopie, vous pourrez vous servir, comme source lumineuse, d'une simple lampe à gaz ou à pétrole dont, comme pour l'ophtalmoscopie, vous projetterez les rayons dans les tubes, au moyen d'un miroir simple ou d'un

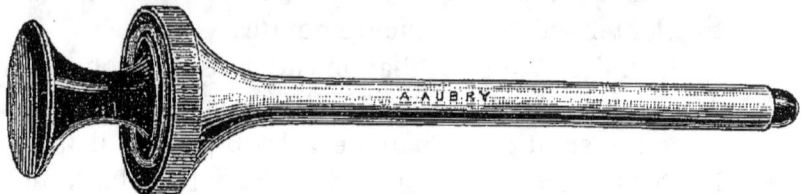

Fig. 27. — Endoscope métallique pour l'examen de l'urètre antérieur.

miroir frontal : vous pourrez avoir aussi le photophore de Clar, qui porte une source lumineuse électrique au centre d'un miroir concave maintenu par un appareil en casque.

Vos tubes urétroscopiques seront en métal pour

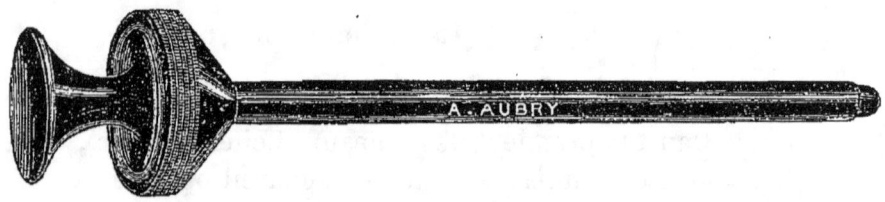

Fig. 28. — Endoscope en caoutchouc durci pour l'examen de l'urètre postérieur.

l'urètre antérieur, en caoutchouc durci pour l'urètre postérieur : l'introduction en sera facilitée par un mandrin en caoutchouc durci. Pour l'urètre antérieur (fig. 27), ils seront de 10 centimètres de long et du calibre de 18 à 26 Charrière; pour l'urètre postérieur, ils auront 13 centimètres de long et un calibre 22 à 26 (fig. 28).

Ayez aussi des petits porte-tampons, des stylets, des curettes, de fins bistouris, des galvanocautères, des serre-nœuds, la pince et les ciseaux de Grünfeld et des solutions variées suivant le traitement que vous voulez faire.

§ 2. — Opération.

Placez le malade sur un lit élevé comme les lits à spéculum, les jambes pendantes et les pieds soutenus par des pédales : placez-le assis pour l'urétroscopie antérieure, couché pour l'urétroscopie postérieure.

Introduisez l'urétroscope comme les cathéters rectilignes, et muni du mandrin — toujours d'ailleurs quand vous vous servirez du tube métallique. Si vous cherchez un corps étranger urétral, prenez le tube en caoutchouc durci et introduisez-le sans mandrin.

Vous voyez l'image suivante : au centre, un point ou une fente, d'où partent en s'irradiant des plis, qui forment des reflets en cercle lumineux : l'ensemble a l'aspect d'un cône rougeâtre, qui s'efface d'autant plus qu'on enfonce le tube, et s'accuse quand on le retire : l'image se déforme si vous inclinez l'urétroscope sur l'axe de l'urètre ; le centre peut même disparaître quand vous êtes tout à fait en position latérale.

Dans la région du verumontanum, vous apercevrez une petite saillie arrondie, rosée, plus claire que le fond de la muqueuse, avec une fente plus ou moins longue (l'utricule prostatique).

Tant que vous êtes dans l'urètre postérieur, le tube est incliné en bas et en avant ; une fois dans l'urètre antérieur, il est horizontal.

Au niveau de la fosse naviculaire, la direction générale de l'image centrale, qui était transversale, tend à devenir verticale : la muqueuse devient de plus en plus pâle.

L'examen urétroscopique vous montrera, dans les cas pathologiques, une série de modifications, surtout les productions polypoïdes, les végétations, les corps étrangers, etc.

Mais en général les applications de l'urétroscopie sont restreintes.

Chez la femme, l'urètre présente partout l'aspect de l'urètre de la portion membraneuse de l'homme, c'est-à-dire une figure centrale punctiforme d'où partent des plis radiés, réguliers et bien visibles.

CHAPITRE IV

EXTRACTION DES CORPS ÉTRANGERS DE L'URÈTRE.

Article Ier. — CALCULS.

Les calculs de l'urètre peuvent s'arrêter dans les différentes portions du canal.

§ 1er. — Calculs arrêtés au col de la vessie et dans l'urètre postérieur.

Ne cherchez pas à les attirer en avant; *prenez un explorateur à boule et refoulez le calcul* dans la vessie. Quelques coups de lithotriteur, donnés ultérieurement dans la vessie, débarrasseront le malade. De plus, en attendant, pour éviter un nouvel engagement du calcul, dites au malade de n'uriner que dans la position horizontale.

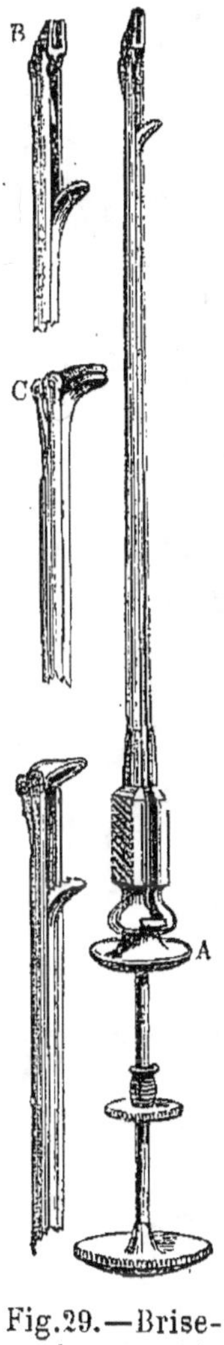

Si le calcul est fortement serré et ne permet pas le refoulement, placez à demeure, pendant quelques jours, une bougie filiforme : le canal se ramollit, le calcul se déclanche, devient mobile, et tombe de lui-même dans la vessie ou se laisse refouler avec l'explorateur à boule ou la bougie de cire.

Si le calcul résiste à toutes ces tentatives, faites la *lithotritie urétrale* avec le *brise-pierre urétral* de Nélaton (fig. 29). La manœuvre est la même que dans la lithotritie.

Fig.29.—Brise-pierre uré-tral de Né-laton.

§ 2. — Calculs dans la portion spongieuse de l'urètre.

1° Extraction par les voies naturelles. — *a*) MÉAT. — Le calcul est-il en arrière du méat trop étroit, débridez légèrement le méat et l'expulsion se fait, ou plus simplement glissez (cannelure en haut) une sonde cannelée sur la paroi inférieure de l'urètre, au-dessous du calcul, faites un petit mouvement de bascule : le calcul est alors expulsé en suivant la paroi supérieure.

b) URÈTRE PÉNIEN. — Prenez la *petite curette articulée*

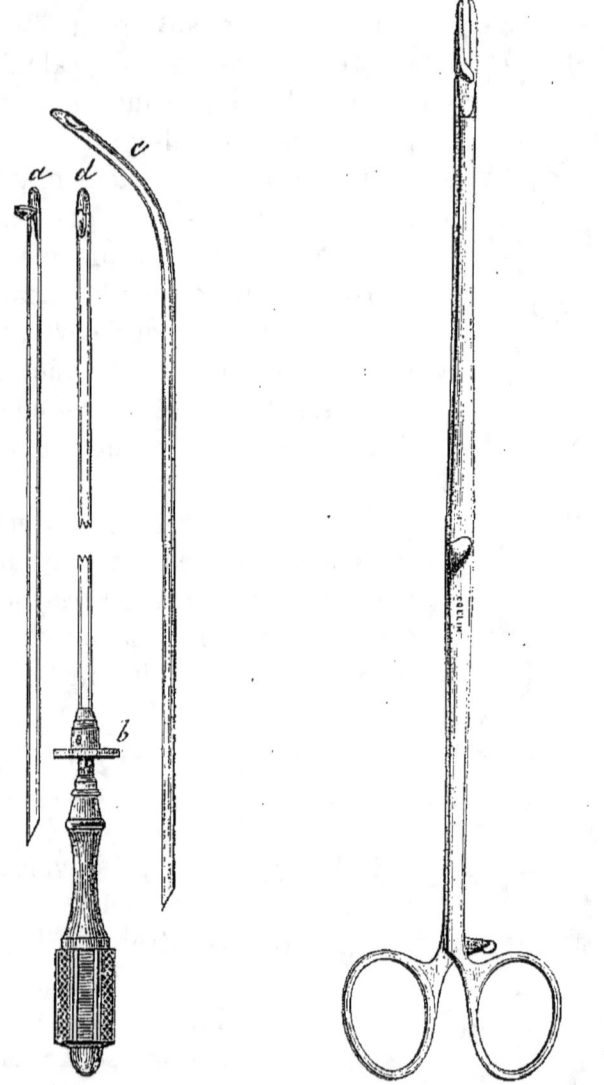

Fig. 30. — Curette articulée
de Leroy d'Étiolles.

Fig. 31. — Pince urétrale dé-
montante de Collin.

de Leroy d'Étiolles (fig. 30) ou la *pince de Collin* (fig. 31);

avec la curette de Leroy d'Étiolles, passez derrière le
corps étranger, faites basculer la petite curette : ne
tirez pas encore directement ; tenez la curette d'une
main, poussez de l'autre dans l'urètre une bougie de
cire qui vient s'appliquer sur la face antérieure du
calcul pendant que la face postérieure est arrêtée par
la curette ; maintenue comme dans un lithotriteur,
la pierre ne peut pas s'échapper et l'extraction en
est facile.

La *pince de Collin* (fig. 31) est d'un usage plus
simple. Introduisez-la fermée, dans le canal, jusqu'à
ce que vous rencontriez le calcul : maintenez l'instrument sur le calcul, appliquez la branche fixe sur
la paroi urétrale, ouvrez la pince ; tendez la verge
de la main gauche ; de la main droite, poussez un
peu la pince ouverte, les mors s'insinuent de chaque
côté du calcul, le saisissent.

Pour éviter que le calcul ne s'échappe pendant ce
temps, dites à un aide de placer un doigt sur l'urètre,
en arrière du calcul senti : le calcul ainsi fixé est
plus facile à prendre avec la pince. Tirez alors
doucement vers le méat et faites l'extraction.

MANŒUVRE D'AMUSSAT : Avant de faire une tentative
d'extraction, même par les voies naturelles, vous
pouvez pincer le méat, dire au malade d'uriner :
l'urine, ne pouvant s'échapper par le méat que vous
fermez, distend le canal, mobilise le calcul ; lâchez
brusquement la pression sur le méat, vous verrez
le jet d'urine, très violent, entraîner le calcul. Il sera
temps, si cette manœuvre d'Amussat ne réussit pas,
de faire les manœuvres indiquées plus haut.

Le CALCUL PEUT ÊTRE QUELQUEFOIS ARRÊTÉ DERRIÈRE
UN RÉTRÉCISSEMENT. Dans ce cas, la bougie à demeure

pare aux premiers accidents de rétention et quelquefois assouplit assez l'urètre pour permettre l'expulsion du calcul : sinon, faites l'urétrotomie interne, en prenant le soin, pour placer la sonde à demeure, de la pousser comme nous le dirons à l'urétrotomie interne, jusqu'au delà de l'armature de la bougie conductrice, et de conduire le tout jusqu'à l'obstacle ; alors seulement, poussez la sonde qui refoule le calcul.

2° **Extraction par les voies artificielles.** — Si le calcul ne peut être enlevé par les voies naturelles, faites l'*urétrotomie externe sur le calcul* comme conducteur, faites-la suivre de la *suture urétrale* (*taille urétrale*).

Si le calcul est très profondément arrêté (portion prostatique) et non refoulable, *enlevez-le par la boutonnière* périnéale.

Article II. — CORPS ÉTRANGERS PROPREMENT DITS.

Les corps étrangers, venus de l'extérieur, et pour la plupart introduits par le méat, dans un but thérapeutique ou autre, sont d'une telle diversité qu'il est difficile de fixer un mode d'extraction pour chacun.

1° Un **fragment de sonde**, cassé dans le canal, s'extraira comme un calcul à l'aide de la pince Collin, pendant qu'un aide maintient, avec le doigt, à travers le périnée, le corps étranger.

2° Les **corps ronds, petits,** boules de verre, de métal, *noyaux* de fruits, se traitent comme les calculs de l'urètre. — La manœuvre d'Amussat peut être essayée.

3° Les **corps pointus** : *épingles, aiguilles,* peuvent quelquefois s'extraire directement à la pince. Pour

une épingle, vous pouvez, comme Boinet et Des-
champs, plier la verge ; la pointe de l'épingle per-
fore les téguments, vous la prenez à l'extérieur et
lui faites subir une sorte de version qui refoule la
tête vers le méat ; il vous est alors facile de l'extraire
à la pince. Vous pouvez aussi extraire les aiguilles
de cette façon. Si le corps est fiché dans les parois de
l'urètre, en tirant fortement la verge en avant, vous
pouvez le dégager ; en laissant toujours la verge
tirée fortement, introduisez le tube de l'urétroscope
de Grünfeld. Celui-ci rasera les parois de l'urètre
et le corps étranger s'engagera dans sa lumière,
laissant la verge revenir sur elle-même ; vous finirez
par entrevoir l'extrémité du corps étranger, libre
dans le tube ; il vous est facile de l'extraire. Agissez
de même pour les *épis barbelés*, que vous coiffez
soit avec une sonde molle à bout coupé, soit avec
le tube de l'urétroscope, après avoir pris la précaution d'attacher un fil sur l'épi au ras du méat, et de
passer ce fil dans la lumière de la sonde ou du
tube.

4° Les **bougies conductrices d'urétrotomie** ou
de Béniqué peuvent aussi être enlevées par la pince ;
mais, si elles sont trop profondément engagées, vous
aurez plus d'avantage à les refouler dans la vessie,
d'où vous les enlèverez, comme nous le verrons aux
corps étrangers de la vessie.

Enfin, si les tentatives ont été infructueuses,
faites l'extirpation par l'*urétrotomie externe*, que vous
pratiquerez sur le corps étranger.

CHAPITRE V

URÉTROTOMIE INTERNE.

Article Ier. — URÉTROTOMIE INTERNE SIMPLE.

§ 1er. — Instruments.

Les instruments nécessaires (fig. 32) pour cette opération sont :

1º Des bougies conductrices armées filiformes ;

2º Une tige métallique droite, qu'il importe de prendre striée dans la longueur ;

3º Un conducteur cannelé de Maisonneuve ;

4º Des lames coupantes de Maisonneuve — nos 1, 2 et 3 ; — la lame nº 2 est la plus employée ;

5º Des sondes à bouts coupés, nos 15 à 18.

§ 2. — Préparation du malade.

Le malade est opéré *sans anesthésie* le plus souvent ; s'il est pusillanime, vous pourrez lui donner un peu de *chloroforme à la reine*.

A moins d'indication absolument urgente, qui vous oblige à opérer sans préparation antérieure, le malade *portera, depuis vingt-quatre ou quarante-huit heures, une bougie filiforme à demeure* ; elle aura préparé la voie.

§ 3. — Opération.

Avant d'opérer, faites au savon, puis au sublimé, un lavage méthodique du pubis, de la verge, des

bourses; garnissez le champ opératoire de compresses. Le malade est couché, le siège relevé par
un coussin; placez-vous à sa droite; ayez un aide
de l'autre côté.

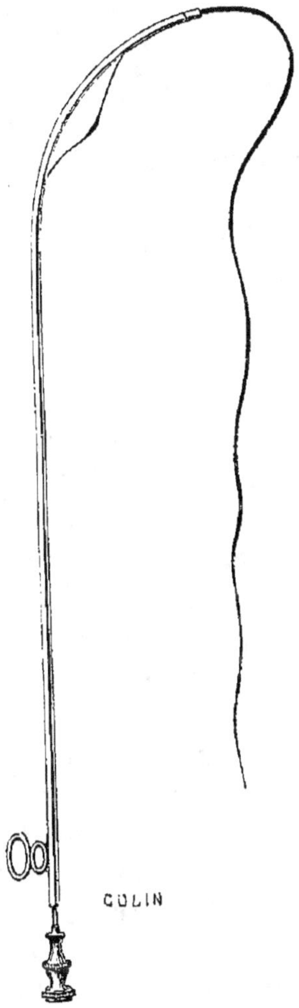

Technique. — Retirez la sonde à demeure, à moins
que ce ne soit une bougie armée : si on n'avait mis
qu'une bougie ordinaire, remplacez-la par une bougie armée ; *assurez-vous que l'armature de celle-ci
est fixée solidement au corps de la sonde.*

1° PLACEMENT DE LA BOUGIE CONDUCTRICE. — Lorsque
vous avez engagé la bougie armée dans l'urètre, faites,
à l'aide de la seringue mu-
nie de l'embout de verre ou
de porcelaine, un lavage
de l'urètre : il est important
de ne faire ce lavage qu'a-
près que la bougie conductrice est en place, car si
vous faisiez le lavage avant
son introduction, vous
pourriez provoquer un
spasme de la portion mem-

CULIN

Fig. 32. — Urétrotome du
Dr Maisonneuve.

braneuse, qui vous rendrait tout cathétérisme impossible.

Ces temps exécutés, vissez, sur l'armature de la

sonde, la tige droite ; vérifiez la solidarité de la
tige et de la bougie ; poussez le tout, assez loin pour
engager 6 à 8 centimètres de la tige métallique
dans l'urètre ; *vous vous assurez ainsi que la bougie
est bien en place, qu'elle ne s'est pas repliée*, et qu'elle
va dans la vessie.

2° INTRODUCTION DU CONDUCTEUR CANNELÉ. — Retirez
alors la tige droite ; sur la bougie armée, vissez
maintenant le conducteur cannelé courbe de Maisonneuve : encore ici, *vérifiez bien la solidité de l'armature et la solidarité parfaite de la bougie et du
conducteur*.

Le conducteur ayant été huilé à l'extérieur et dans
sa rainure, faites le cathétérisme à la suite, suivant
les règles du cathétérisme métallique ; vous n'aurez le
plus souvent aucune résistance ; dans quelques cas cependant, l'urètre résiste un peu ; faites l'introduction
complète pour vous assurer que vous êtes en bonne
voie ; *l'instrument, que vous aviez amené jusqu'entre
les jambes du malade, est ramené dans une position
voisine de la verticale*.

3° ENGAGEMENT DE LA LAME COUPANTE. — Votre *aide*
saisit, par la petite boucle, le conducteur, le
maintient solidement avec les deux mains : vous engagez la flamme dans la rainure, *en prenant bien
soin que les ailettes soient bien engagées* ; assurez-vous
par des mouvements d'oscillation légers que vous
êtes bien ; alors va se faire la section du rétrécissement.

4° SECTION DU RÉTRÉCISSEMENT. — Maintenez la
verge tendue de la main gauche (la verge et l'instrument sont toujours presque verticaux) ; de la main
droite, poussez sur le bouton de la lame, qui suit sa

course sur le conducteur cannelé : vous franchissez
le méat ; vous sentez, à l'aller, le ou les rétrécissements, que votre lame coupe plus ou moins facilement ; poussez à fond, jusqu'à ce que la lame s'arrête ; le bouton a touché le cathéter ; ramenez alors
vers vous : au retour, vous sentez encore les rétrécissements, mais bien moins résistants.

5° INTRODUCTION DE LA SONDE A BOUT COUPÉ. — La
lame sortie, enlevez le conducteur, dévissez-le de la
bougie armée ; ne sortez la bougie de l'urètre que
juste ce qu'il faut pour dégager un peu l'armature ; sur
elle, vissez la tige métallique droite ; de nouveau
assurez-vous de la parfaite cohésion des deux
instruments.

Introduisez sur la tige une *sonde à bout coupé,*
n° 16 ou 17, huilée intus et extra ; conduisez-la
jusqu'à l'armature de la bougie, *faites-la dépasser
un peu cette armature* ; quand elle est ainsi au delà
de celle-ci, *prenez,* toujours de la main droite, *l'ensemble formé par la sonde et l'appareil directeur* ;
*conduisez le tout jusqu'au point du rétrécissement le
plus serré* ; faites tenir la tige directrice solidement par l'aide ; poussez vous-même la sonde à
bout coupé de la main droite pendant que la gauche
maintient la verge, et lorsque la sonde paraît engagée jusqu'à la vessie, faites extraire, par l'aide,
l'appareil, tige et bougie directrice.

6° FIXATION DE LA SONDE. — Votre sonde donne issue
à l'urine, faites un lavage rigoureux de la vessie à
l'acide borique et ensuite au nitrate d'argent : placez
la sonde au goutte à goutte et fixez-la comme il a
été indiqué.

Vous la laisserez ainsi pendant vingt-quatre ou

quarante-huit heures, suivant l'état d'infection de la vessie. Passé ce délai, vous pourrez l'enlever. Vous commencerez la dilatation dans la seconde semaine qui suivra l'opération.

L'hémorragie est habituellement insignifiante, la douleur est supportable, et l'appréhension du malade est bien supérieure à ce qu'il peut souffrir.

La sonde à demeure ne doit jamais être forte : les n°s 16 ou 17 suffisent ; ayez soin de la placer comme nous l'avons vu, sans couder la verge (voy. *Sonde à demeure*, p. 31). Horteloup conseillait de ne pas mettre de sonde à demeure : il est beaucoup plus sûr d'en laisser une.

§ 4. — Difficultés.

L'*atrésie du méat* peut être un obstacle au passage des instruments : faites, dans ce cas, la *méatotomie.*

Méatotomie. — C'est une opération très simple, qui se fait, soit avec un bistouri, glissé sur une sonde cannelée introduite dans le méat (cannelure en bas), soit avec le *méatotome ou urétrotome du méat* (fig. 33). Introduisez-le dans la portion balanique de l'urètre, la lame coupante en bas vers la paroi inférieure ; lorsqu'il est engagé assez (quelques centimètres), vous pressez la bascule, la lame fait saillie et vous sortez l'instrument ouvert. La section se fait sur la paroi inférieure. L'hémorragie peu abondante s'arrête vite.

Calcul urétral. — L'introduction de la sonde à bout coupé peut être gênée par un calcul siégeant derrière le rétrécissement. Conduisez alors avec soin, comme nous l'avons vu plus haut, tout l'appareil (tige, bougie et sonde, la sonde au delà de l'arma-

4.

ture) jusqu'à l'obstacle, en poussant la sonde à bout coupé : le calcul est ordinairement refoulé dans la vessie.

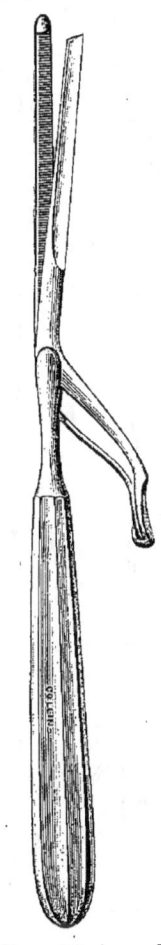

Impossibilité de passer la sonde. — Quelquefois, vous ne pouvez pas passer la sonde à bout coupé. Après plusieurs tentatives infructueuses, enlevez tout l'appareil conducteur, prenez une sonde cylindro-conique n° 14, 15 ou 16, introduisez-la, et laissez-la à demeure.

§ 5. — Accidents.

1° Rupture de la bougie conductrice. — Cet accident est rare ; vous l'éviterez en vous assurant par avance de la solidité de votre bougie.

2° Abandon de la bougie conductrice. — Rare également, cet accident sera évité, si vous veillez à rendre bien solidaires votre bougie et la tige ou le conducteur.

Dans un cas comme dans l'autre, vous ferez, dans une séance ultérieure, l'extraction avec le lithotriteur.

Fig. 33. — Urétrotome pour le méat, avec articulation de Collin.

3° Hémorragie. — Rarement l'hémorragie constitue une complication ; elle survient parfois quelques jours après l'urétrotomie, quand on a voulu commencer trop tôt, et par de trop forts numéros, la dilatation.

4° **Fièvre.** — Elle se produit, en cas d'urines infectées, quand on a voulu enlever trop tôt la sonde à demeure : replacez la sonde et faites une série de lavages de la vessie. Elle survient aussi après l'opération, quand la sonde à demeure est trop grosse.

5° **Infiltration d'urine.** — Cet accident exceptionnel peut se voir quand on n'a pas mis de sonde à demeure ; mais aussi quand la sonde à demeure est trop forte, l'urine glisse à pression entre la sonde et le canal et force les parois coupées de celui-ci.

§ 6. — Urétrotomie chez la femme.

L'opération se fait suivant les mêmes règles que chez l'homme, mais avec des instruments droits, beaucoup plus courts.

Elle est d'ailleurs exceptionnelle.

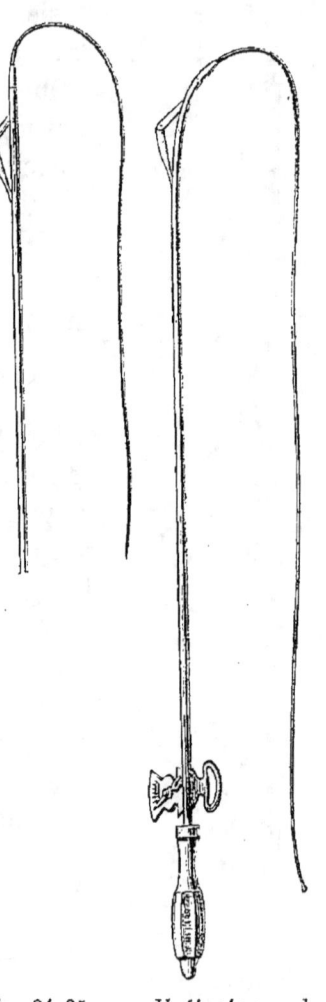

Fig. 34-35. — Urétrotome du Dr Albarran.

Article II. — URÉTROTOMIE INTERNE A INCISIONS MULTIPLES.

L'urétrotomie à une seule incision sur la paroi

supérieure est suffisante dans presque tous les cas ;
pourtant il en est où l'on se trouvera bien, soit
comme opération complémentaire, soit comme opération primitive, de faire des incisions multiples.

§ 1ᵉʳ. — Instruments.

Les instruments sont nombreux, mais nous ne
décrirons ici que l'urétrotome d'Albarran, perfec-
tionnement heureux de celui de Civiale.

Urétrotome d'Albarran (fig. 34-35). — L'instrument
est une tige creuse contenant une lame cachée articulée, que l'on fait saillir en donnant sur le manche
des demi-tours successifs. Un repère indique de
quel côté est la lame.

§ 2. — Opération.

Technique. — L'opération avec l'urétrotome
d'Albarran est conduite exactement comme celle de
l'urétrotomie de Maisonneuve. La bougie étant en
place, vissez sur son armature l'extrémité de l'urétrotome. Il n'est pas nécessaire de s'assurer, par la
manœuvre de la tige droite, que l'on est en bonne
place : ce temps de l'opération se fait avec l'instrument lui-même qui est une tige droite.

1° Introduction de l'urétrotome. — Lorsque vous
êtes sûr que la bougie est bien conduite, faites le
cathétérisme à la suite, comme avec les instruments
droits ; l'introduction est facile, à condition de bien
déprimer de la main gauche tous les tissus sous-pu-
biens ; amenez donc, par une pression énergique sur
le pubis et la base de la verge, le canal à se rapprocher

de la rectitude, le manche de l'urétrotome étant
de plus en plus abaissé entre les jambes du malade
(c'est ici que le coussin sous-fessier est précieux
surtout); l'introduction de l'instrument se fait bien.
Vous le sentez libre dans la vessie, comme un
explorateur métallique.

2° SECTION DU RÉTRÉCISSEMENT. — Repérez-vous alors
par le petit index, qui vous indique de quel côté est
la lame, orientez la lame vers la *paroi supérieure* de
l'urètre, tournez un certain nombre de demi-
tours, 6 à 7, qui correspondent à une saillie de la
lame égale à celle des flammes moyennes du maisonneuve; ramenez ensuite l'instrument armé sur vous:
le talon mousse vient butter contre le rétrécissement
le plus profond; retirez toujours l'urétrotome : vous
coupez d'arrière en avant le premier rétrécissement,
puis ceux qui peuvent être échelonnés dans l'urètre.

3° SECONDE SECTION. — L'instrument sort par le
méat, vous le refermez pour cacher les lames, vous
refaites le cathétérisme à la suite, comme pour sa
première introduction ; orientez, à l'aide du repère,
la lame vers la *paroi inférieure du canal*; ramenez
comme précédemment et vous coupez la partie
inférieure des rétrécissements.

4° TROISIÈME ET QUATRIÈME SECTIONS. — Une troisième
et quatrième introduction vous permettront de vous
orienter vers les *parois latérales* droite et gauche de
l'urètre et de compléter vos quatre sections.

Vous pouvez d'ailleurs vous limiter à deux ou une,
comme il vous conviendra.

Les sections faites, sortez définitivement l'urétrotome; à sa place, vissez la tige conductrice métallique; avec les précautions déjà indiquées, passez la

sonde à bout coupé, et terminez l'opération comme pour l'urétrotomie à la Maisonneuve.

Les soins consécutifs sont exactement les mêmes.

L'opération avec l'urétrotome d'Albarran peut s'appliquer aux cas qui sont justiciables du maisonneuve.

Article III. — URÉTROTOMIES COMPLÉMENTAIRES.

Il peut être nécessaire d'employer une intervention un peu différente, pour certains rétrécissements assez larges et se laissant mal dilater.

L'urétrotome de Civiale, celui d'Otis-Albarran et les béniqués tranchants peuvent devenir utiles.

1° **Urétrotome de Civiale.** — L'*urétrotome de Civiale* permet de faire une sorte de cathétérisme à olive latérale, et de chercher sur quel point de l'urètre se trouve la saillie plus notable du rétrécissement : celle-ci trouvée, la lame de l'urétrotome cachée dans le bouton de l'instrument est amenée en saillie par une pression sur le ressort ; faites la section d'arrière en avant sur le point précis que l'on veut couper.

2° **Urétrotome d'Otis-Albarran.** — Avec l'instrument d'Otis-Albarran, la section se fait sur un urètre tendu. Quand des rétrécissements se sont laissés dilater jusqu'à un numéro assez fort, 40 ou 44 Béniqué, et que la dilatation ne peut être conduite plus loin, sans donner lieu à des accidents, il peut être indiqué de faire une sorte d'urétrotomie complémentaire.

L'instrument d'Albarran, sorte de *béniqué* formé de deux parties parallèlement juxtaposées et pouvant s'écarter par une vis, *muni d'une cannelure comme le conducteur* de Maisonneuve, où court une petite lame, permet de faire le cathété- risme comme avec le béni- qué. L'urètre est mis en- suite en tension par l'écar- tement des deux branches au moyen de la vis. Sur cet urètre tendu, la lame, que vous engagez dans la cannelure, fera la section des points rétrécis. Vous pouvez orienter la canne- lure en haut, latéralement, en bas, pour faire vos sec- tions.

3° **Urétrotomies com- plémentaires avec les béniqués tranchants.** — M. Guyon, craignant de ne pas limiter la section et de voir, sous l'influence de la tension de tout l'urètre, la coupure se propager trop loin (comme sur une pièce d'étoffe tendue le coup de ciseau produit une large coupure), préfère se servir des béniqués tranchants qu'il a fait construire. Ces

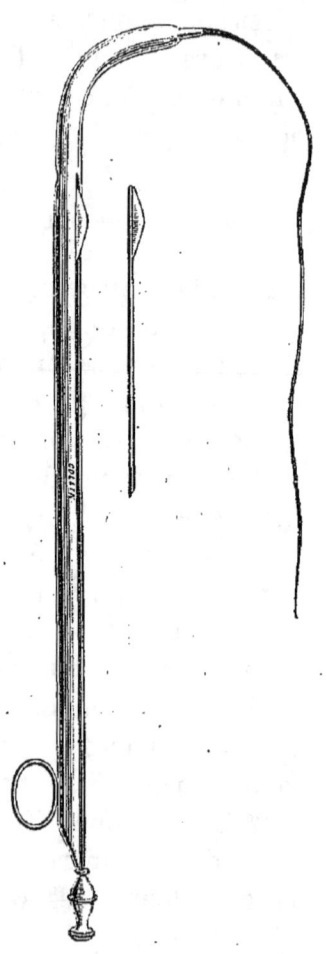

Fig. 36. — Urétrotome pour l'urétrotomie complémen- taire.

instruments *portent, près de leur extrémité vésicale et sur leur convexité, une petite crête tranchante.* Ils comprennent les nᵒˢ 25, 30, 35, 40, 45, 50, 55. Ils sont munis d'un pas de vis, et le cathétérisme se fait comme pour les béniqués conduits, c'est-à-dire à la suite d'une bougie conductrice.

Les précautions antiseptiques seront prises comme pour l'urétrotomie interne ordinaire ; la bougie conductrice est introduite ; vous vous assurez qu'elle est en bonne voie, vous vissez le béniqué tranchant, vous faites comme pour le cathétérisme ordinaire. Dans la traversée des rétrécissements, surtout scroto-périnéale, *il est souvent utile d'aider le passage par une pression sur la convexité du béniqué à travers le scrotum ou le périnée.* La sensation de résistance vaincue est nette, vous passez en série jusqu'au 50 environ ; il ne vous reste plus qu'à terminer l'opération en plaçant une sonde à demeure.

La *tige* que vous vissez est un peu différente. C'est sur elle qu'est la partie creuse du pas de vis ; il a donc fallu lui donner un petit renflement qui gêne souvent pour l'introduction de la sonde. Donc, assurez-vous d'avance que la sonde à bout coupé passera sur l'armature, pour vous éviter des mécomptes.

Article IV. — OPÉRATIONS POUVANT REMPLACER L'URÉTROTOMIE.

Parmi les autres procédés de traitement des rétrécissements de l'urètre, il nous reste à signaler, quoique peu employés, la dilatation immédiate progressive de Le Fort, la divulsion de Voillemier, l'électrolyse de Fort, et enfin la dilatation d'Oberländer-Kollmann.

Dilatation immédiate progressive. — Cette méthode, préconisée par Le Fort, se fait à l'aide d'ins-

truments rappelant les béniqués conduits terminés
en cylindro-cônes, au nombre de trois, les nos 12, 17,
22. Vous introduisez la
bougie conductrice et vissez le n° 12 que vous passez dans le canal, vous le
retirez et passez alors le
17, puis le 22. La dilatation se fait ordinairement
en une séance (fig. 37).

Divulsion. — Employée
surtout par Voillemier,
cette opération fait éclater
pour ainsi dire l'urètre :
elle se fait à l'aide d'une
bougie armée, comme dans
l'urétrotomie, d'une tige,
d'un conducteur à branches comme celui du dilatateur Guyon pour la boutonnière périnéale, mais
beaucoup plus long, et de
mandrins dilatateurs cannelés, dont les rainures
s'engagent dans les quatre
branches du conducteur,
des sondes à bout coupé.

Préparez le malade
comme pour l'urétrotomie ; introduisez la bougie
conductrice avec la tige

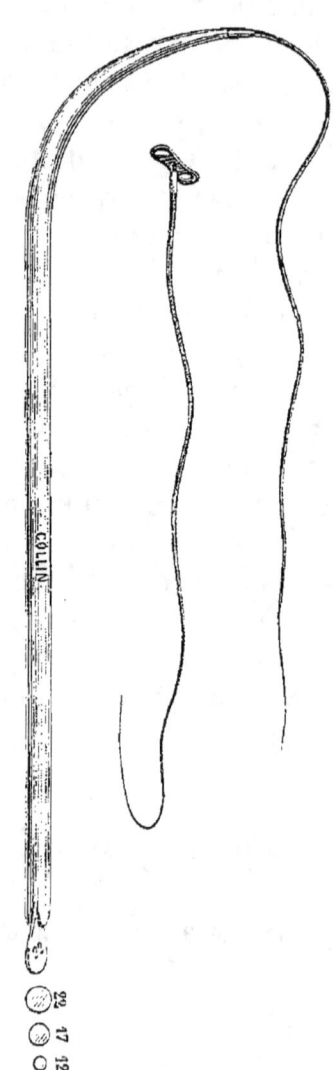

Fig. 37. — Dilatateur du professeur Le Fort.

vissée, assurez-vous qu'elle est bien placée ; vissez

alors le conducteur à quatre branches, faites le cathétérisme, comme avec le conducteur de l'urétrotome ;
placez bien le mandrin, en engageant soigneusement les cannelures sur les tiges ; poussez à fond,
enlevez le mandrin, retirez le conducteur, vissez la
tige conductrice, passez la sonde à bout coupé.
C'est la répétition, vous le voyez, des temps successifs de l'urétrotomie interne.

Électrolyse. — L'*électrolyse linéaire*, surtout
préconisée par le Dr Fort, se fait avec l'instrument
de ce chirurgien, qui, conduit par une bougie, présente une tige enduite d'un isolant, sauf en un point,
qui est découvert et porte un couteau métallique
non coupant, rappelant un peu une flamme d'urétrotome qui serait évidée. Le couteau est conduit jusqu'au contact du rétrécissement et l'on fait passer
un courant faible. L'action électrolytique fait passer
l'instrument. Il n'est pas mis ensuite de sonde à
demeure.

L'*électrolyse de Newmann* se fait par des applications répétées de petits conducteurs qui ressemblent
à des explorateurs en gomme, terminés par une
boule métallique.

Dilatation forcée d'Oberlander-Kollmann. — Elle
se fait surtout pour le traitement des vieilles blennor-
ragies chroniques. Il y a quatre dilatateurs Oberländer (à deux branches), deux pour l'urètre antérieur,
un pour le bulbe, un pour l'urètre postérieur ; trois
dilatateurs Kollmann (à quatre branches) dont deux
courbes pour l'urètre postérieur, un droit pour
l'urètre antérieur.

Les instruments de Kollmann sont introduits
munis d'une gaine-capuchon ; fermés, ils donnent

le 16 Charrière; on va du 16 au 20 dans la première séance, si l'urètre est rétréci; on va au contraire du 28 au 30, s'il est large. On va lentement pendant une à deux minutes, on arrête, puis on reprend; en six, huit ou dix minutes, on arrive au degré voulu.

Dans les séances suivantes, il ne faut pas chercher à passer trop de numéros : un à deux par séance suffisent. On est allé de la sorte jusqu'au 40 et 45 Charrière. Remarquons que cette dilatation porte sur des points limités de l'urètre.

CHAPITRE VI

URÉTROTOMIE EXTERNE.

L'urétrotomie externe, ou incision de l'urètre, à ciel ouvert, sur sa paroi inférieure, nécessite, comme instruments spéciaux, des *cathéters cannelés*, de fines bougies conductrices, un *stylet conducteur* de Guyon sur lequel vous vissez ou bien une petite sonde cannelée ou bien une tige d'urétrotomie, des bistouris, des pinces à disséquer, des pinces à griffes, des pinces hémostatiques, des écarteurs, des sondes bougies, des sondes droites et béquilles, des sondes à bout coupé.

Enfin, en cas de besoin, tout ce qu'il faut pour le cathétérisme rétrograde.

§ 1er. — Soins préparatoires.

Votre malade a été purgé la veille, il a pris et rendu un lavement le matin de l'opération, le péri-

née a été rasé, nettoyé, pansé comme pour toute
opération chirurgicale. Lavez le canal et la vessie
si cela est possible.

§ 2. — Opération.

Anesthésie. — Endormez le malade jusqu'à la
troisième période, comme dans les opérations de
chirurgie générale.

Attitude du malade, des aides et de l'opérateur.
— Placez votre malade, couché sur le dos, dans la
position de la taille, sur une table, que vous disposez de façon à être éclairé directement par une
fenêtre.

Les fesses du malade débordent l'extrémité de la
table ; les cuisses, fléchies sur le bassin, sont écartées
au maximum et également de chaque côté, les
jambes fléchies sur les cuisses.

Si vous avez des aides en nombre suffisant, placez-en deux pour soutenir les jambes : l'un à droite,
l'autre à gauche ; ils passent un bras sous le jarret
du malade, pour soutenir le membre inférieur, pendant que leur main libre tient le pied.

Si vous avez la table de Trendelenburg, vous pouvez
placer les deux pieds aux côtés de l'assiette du lit,
et maintenir les cuisses écartées par un écarteur
spécial muni de deux croissants.

Si vous n'avez qu'une table à spéculum, où une
table sur laquelle vous puissiez mettre des croissants à spéculum, et que vous ne disposiez que d'un
nombre d'aides restreint, vous pouvez fixer les jarrets sur les croissants très écartés.

Mais la position sur la table de Trendelenburg et

surtout l'assistance de deux aides pour les membres inférieurs sont préférables (voy. fig. 38).

L'aide *indispensable* est celui que vous chargerez de tenir le cathéter cannelé. Placé sur le côté du flanc du malade, il tient, d'une main, par-dessus l'abdomen, les bourses qu'il relève fortement, tandis que, de l'autre main, il maintient le cathéter, par le

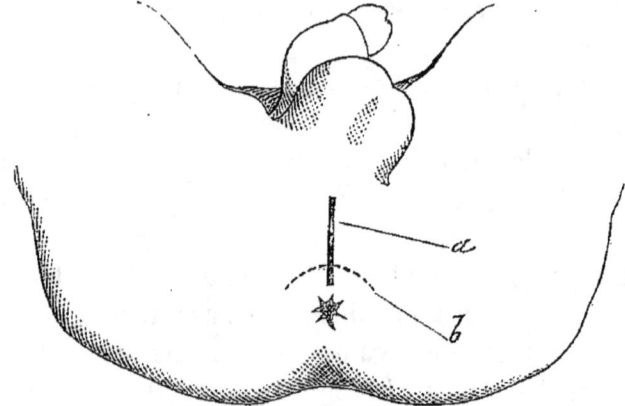

Fig. 38. — Urétrotomie externe. — Boutonnière. — A, incision longitudinale ; B, incision transversale.

manche, exactement sur la ligne médiane : c'est l'*aide de confiance.*

Un autre aide, à côté de vous, sera prêt à éponger ou à vous passer les instruments, s'il est nécessaire.

Asseyez-vous sur une chaise, entre les jambes du malade, devant son périnée largement exposé à la lumière ; tournez le dos à la fenêtre. Ne laissez pas masquer le jour par des assistants ; ayez vos instruments à portée dans un plateau.

Article Ier. — URÉTROTOMIE EXTERNE POUR RÉTRÉCISSEMENT.

Le malade est endormi, l'opération est prête ; elle se présente dans deux conditions différentes, suivant

que l'urètre est ou non perméable : dans le premier
cas, faites l'urétrotomie externe avec conducteur ;
dans le second, l'urétrotomie externe sans conducteur ; enfin, dans le cas où cette dernière ne peut être
menée à bien, vous l'achèverez par le cathétérisme
rétrograde.

§ 1ᵉʳ. — Urétrotomie externe avec conducteur.

1° **Introduction du cathéter cannelé.** — Faites le
cathétérisme de l'urètre ; vous pouvez le faire avec
le cathéter cannelé ordinaire seul, mais vous aurez
plus de sécurité à le faire avec le cathéter cannelé
conduit : introduisez donc une bougie conductrice,
vissez sur elle le cathéter et faites le cathétérisme à
la suite, comme avec les béniqués. Franchissez complètement le rétrécissement avec le cathéter, ramenez-le sur la ligne médiane, confiez-le à *l'aide principal*, qui le fixera solidement sur la ligne médiane.
Priez l'aide de ramener le pavillon du cathéter un
peu vers l'abdomen, de façon à faire saillir au périnée la partie convexe, dont vous sentirez très bien
la cannelure, si le sujet est maigre. Recommandez
à votre aide de bien rester sur la ligne médiane, et
asseyez-vous pour opérer.

Si vous opérez sur le périnée, l'aide, chargé du cathéter, relève, de sa main libre, les bourses et vous
expose le champ.

2° **Incision des parties molles.** — Avec le bistouri, *au niveau du rétrécissement, sur la ligne médiane*, que vous indique souvent la ligne ou crête
brunâtre médiane du périnée, et que vous repère,

senti à travers les parties molles, le cathéter placé
dans l'urètre, faites une incision d'au moins 5 centimètres, plus longue si le rétrécissement est plus
étendu (voy. fig. 38).

Les plans superficiels saignent peu.

3° **Incision de l'urètre.** — Cherchez avec l'index
(pulpe et ongle) à sentir à travers les plans profonds
la *cannelure* du cathéter ; sentez bien les *deux bords*
de la cannelure : un seul ne suffit pas à vous repérer, car vous pourriez ponctionner en dehors de
la cannelure. Les deux bords et la gouttière bien
sentis, *ponctionnez avec la pointe du bistouri* tous
les tissus urétraux et para-urétraux ; votre pointe
va sentir le fer du cathéter, la lame complète l'incision, qui vous montre bientôt l'urètre et le cathéter
à ciel ouvert : *complétez* au-dessus et au-dessous
l'incision. Vous sentez que vous êtes sur des *tissus
indurés qui crient sous le scalpel*. Tant que vous n'êtes
pas dans des tissus souples, continuez l'incision.
Enfin, le rétrécissement est dépassé, il ne vous reste
plus qu'à placer la sonde.

4° **Passage de la sonde.** — Vous pouvez placer la
sonde de plusieurs manières. Si vous aviez mis le
cathéter conduit sur une bougie armée, retirez le
cathéter de l'urètre ; sur la bougie armée que vous
laissez en place, vissez la tige d'urétrotomie interne ; sur cet ensemble, introduisez une sonde à
bout coupé, comme dans l'urétrotomie interne.

Si vous aviez placé un cathéter non conduit, introduisez par l'urètre une sonde droite ou une sonde
béquille ; faites le cathétérisme complet, soit directement (le rétrécissement est levé sur la paroi inférieure, mais la paroi supérieure ou chirurgicale reste);

soit en aidant le passage, par un doigt mis dans la
plaie; soit en faisant sortir par la plaie le bout de la
sonde et en le réintroduisant dans l'urètre postérieur directement; soit enfin en utilisant l'artifice
que nous allons indiquer dans l'urétrotomie sans
conducteur.

5° **Suture.** — La sonde en place, si vous n'avez
pas de tissus infectés, de trajets fistuleux suppu-
rants, si les conditions de souplesse vous semblent
suffisantes, faites la suture de l'urètre et du
périnée.

§ 2. — Urétrotomie externe sans conducteur.

Dans un certain nombre de cas, vous ne pouvez
placer de conducteur, ni franchir le rétrécissement
avec aucune bougie. Le rétrécissement est infranchissable.

1° **Engagement du cathéter.** — Placez le *cathéter
cannelé*, en l'introduisant dans l'urètre *aussi loin
que vous pourrez*, mais *sans forcer*, de peur de perforer l'urètre, ce qui changerait tous vos repères.
Le cathéter cannelé s'engage dans l'entrée du
rétrécissement. L'*aide de confiance* le tient doucement mais *fermement sur la ligne médiane*, comme
plus haut, mais son rôle est plus délicat, car le cathéter ne demande qu'à perdre la voie.

Incisez les parties molles, portez-vous en avant,
marchez dans la profondeur, jusqu'à ce que vous
sentiez l'extrémité du cathéter; *sur elle, fendez l'urètre.* L'urètre est ouvert; pour éviter de vous égarer,
placez de suite sur les lèvres de l'incision urétrale
deux *fils* de soie, pour écarter les deux lèvres; à

l'angle antérieur de l'incision, placez un troisième fil. *Ces fils vous repèreront toujours l'urètre.*

2° **Recherche du bout postérieur.** — Épongez bien pour étancher, faites exposer la région en plaçant deux écarteurs à griffe ; étalez pour ainsi dire la boutonnière urétrale, en faisant tendre légèrement les fils urétraux ; prenez le *petit stylet d'argent de Guyon, monté sur la sonde cannelée* : graissez-le un peu, présentez-le à la paroi supérieure de l'urètre, que vous montre l'écartement des lèvres de la boutonnière ; *suivez cette paroi supérieure*, et tâtonnez d'une main légère, pour faire le cathétérisme du rétrécissement. Avec un peu de chance, vous y arrivez. Si la chose ne marche pas d'elle-même, engagez pourtant un peu le stylet, reprenez le bistouri. Après avoir laissé le stylet en place, incisez à travers les tissus lardacés et criant sous le scalpel qui forment le rétrécissement ; *incisez peu à peu* ; arrêtez-vous par moments, regardez, reprenez les tentatives de cathétérisme avec le stylet. Exposez bien le champ opératoire, et repérez-vous toujours sur votre boutonnière urétrale ; reprenez les tentatives de cathétérisme en glissant sur la paroi supérieure ; à la fin, vous sentez que le stylet, quoique serré, s'engage de plus en plus librement ; débridez toujours au bistouri dans l'épaisseur des tissus lardacés, *jusqu'à ce que le stylet se dégage* ; enfin, une nouvelle tentative de cathétérisme devient plus fructueuse : le stylet et la portion de sonde cannelée, qui lui fait suite, s'engagent presque tout entiers dans l'urètre profond, de l'urine apparaît sur la cannelure, un jet quelquefois même vous inonde ; vous êtes en bonne place : engagez le bistouri dans la sonde cannelée et finissez d'in-

5.

ciser le rétrécissement. Placez ensuite la sonde.

Si vous aviez trouvé une trop grosse masse fibreuse pour vous dégager sans danger, mettez un doigt dans le rectum, pour le protéger; incisez tout le tissu de cicatrice urétrale, longuement et profondément; reprenez les tâtonnements au stylet : vous arrivez enfin dans l'urètre postérieur libre et dans la vessie.

Si vos tentatives pour trouver le bout postérieur ont échoué, faites le *cathétérisme rétrograde*.

3° **Passage de la sonde.** — Si, au contraire, vous avez réussi, placez une sonde.

A la rigueur, vous pouvez employer les moyens indiqués à propos de l'urétrotomie externe avec conducteur; il est plus sûr de *placer d'abord la sonde dans le bout postérieur en passant par le périnée.*

Le procédé le plus commode est le suivant : retirez légèrement le stylet-sonde cannelée qui est dans le bout postérieur, dévissez la partie sonde cannelée; sur le stylet, vissez la tige conductrice d'urétrotomie interne, assurez-vous que tout est bien en place, et alors, sur la tige servant de conducteur, glissez une sonde à bout coupé sans pavillon. La sonde est dans la vessie, profitez-en pour faire un bon lavage de celle-ci.

Vous pourrez aussi passer directement dans le bout postérieur une sonde cylindro-conique ou une béquille.

Il vous reste à la passer dans le bout antérieur. Pour cela, introduisez par le méat, dans le bout antérieur de l'urètre, une *bougie 16* par exemple : elle sort bientôt par la plaie périnéale; alors vous avez, *sortant par la plaie périnéale* : 1° l'extrémité urétrale de la sonde vésicale, 2° l'extrémité effilée de la bougie.

Introduisez l'extrémité de la bougie dans le canal de la sonde, introduisez-la à frottement. Perforez, avec une alène ou une aiguille, l'ensemble formé par la sonde et la bougie ; passez un fort fil de soie, nouez ; *vous avez rendu solidaires la bougie et la sonde* ; graissez fortement (huile ou vaseline) la sonde et la bougie ; tirez d'une main, par le méat, la bougie, et de l'autre guidez l'ensemble sonde et bougie ; vous faites ainsi, avec la sonde entraînée par la bougie, une sorte de cathétérisme rétrograde de l'urètre antérieur. Enfin la sonde apparaît au méat : coupez le bout qui était attaché à la bougie. Il ne vous reste plus qu'à fixer la sonde au goutte à goutte.

Pansez à plat, sauf si les tissus sont souples et non infectés, ce qui vous permettra de réunir la plaie opératoire, mais non l'urètre (voy. *Résection de l'urètre*, p. 88).

Article. II. — URÉTROTOMIE EXTERNE DANS LES CAS DE RUPTURE DE L'URÈTRE.

Dans les cas de rupture urétrale grave et dans certains cas moyens où, avec la tumeur périnéale, apparaît la rétention, il faut faire l'urétrotomie externe sans conducteur.

§ 1er. — Rupture siégeant dans la région périnéo-bulbaire.

L'urétrotomie externe est simple.

1° **Incision des parties molles.** — *Pas de conducteur.* Incisez, couche par couche, la peau et le tissu cellulaire sous-cutané, rarement infiltrés ; ouvrez l'aponévrose; à ce moment, un flot de sang jaillit (il vient de la poche sanguine de rupture) avec de nombreux caillots; enlevez avec le doigt les caillots, épongez, faites une large irrigation, détergez et nettoyez. Vous avez enfin devant vous l'urètre mis à nu.

2° **Recherche des deux bouts du canal.** — Introduisez alors, *mais alors seulement*, une sonde par le méat, dans le bout antérieur (sonde béquille surtout); lorsque le bec arrive au niveau de la rupture, soutenez-le avec l'index, poussez doucement l'instrument : il s'engage de lui-même dans le bout postérieur.

Si le bout postérieur ne se montre pas de suite, incisez un peu plus le bulbe, vous découvrez le bout postérieur.

Si vous ne trouvez pas, faites d'abord le *cathétérisme du bout postérieur*, comme nous l'avons vu pour l'urétrotomie externe dans les rétrécissements.

Prenez le stylet-sonde cannelée, ou une simple bougie armée d'urétrotomie si le cas est plus simple, et, *en suivant bien les débris de la paroi supérieure* de l'urètre, vous faites le cathétérisme du bout postérieur.

Terminez par la manœuvre indiquée plus haut pour le passage de la sonde.

Rendez-vous compte des diverticules de la poche sanguine, des points qui peuvent saigner encore, et surtout de l'état des parois urétrales.

3° **Suture de l'urètre.** — Si les parois ne sont pas mâchonnées, si le périnée n'est pas mauvais, faites la suture immédiate de l'urètre (*sans intéresser la muqueuse*) dans le sens longitudinal. Mais vous rencontrez ces conditions favorables exceptionnellement; souvent il vaut mieux ne pas faire de suture.

§ 2. — Ruptures de la portion membraneuse et de l'urètre profond.

Dans ces cas, si vous êtes en face d'une rupture grave *par fracture du bassin*, faites l'urétrotomie externe, comme plus haut, mais vous aurez beaucoup de peine à trouver le bout postérieur de l'urètre; *les deux bouts ne sont plus en face l'un de l'autre*, et le *bout postérieur*, entraîné par un fragment, *est le plus souvent dévié*. Allez néanmoins à sa recherche, mais sans trop vous y attarder.

Il vaut mieux, au lieu de prolonger inutilement l'opération, faire le cathétérisme rétrograde par la taille hypogastrique, tel que nous allons l'indiquer.

Dans les cas de contusion intense avec grands délabrements, ne mettez pas de sonde à demeure; contentez-vous de faire l'urétrotomie externe large, *en laissant le malade uriner par le périnée.*

Article III. — CATHÉTÉRISME RÉTROGRADE DANS L'URÉTROTOMIE EXTERNE.

§ 1er — Cathétérisme rétrograde par l'urètre.

Dans les cas où la recherche du bout postérieur a été infructueuse, vous pourrez, comme l'a fait Le Dentu, faire le *cathétérisme rétrograde par l'urètre*; Prolongeant l'incision en arrière, au-devant du rectum, reconnaissez le bec prostatique; incisez l'urètre en avant de la prostate, introduisez par là une sonde ou un conducteur qui vous permet de faire un cathétérisme rétrograde pour retrouver

l'urètre. Cela ne peut servir que pour les lésions
siégeant sur la région périnéo-bulbaire.

Dans les cas graves, récents ou anciens, surtout
consécutifs aux lésions traumatiques du bassin et de
l'urètre profond, c'est le *cathétérisme rétrograde
par la vessie* que vous emploierez.

§ 2. — Cathétérisme rétrograde par la vessie.

Vous avez tenté l'urétrotomie externe, avec une
incision en ⊥ pour aborder les lésions profondes,
votre recherche du bout postérieur a été infructueuse,

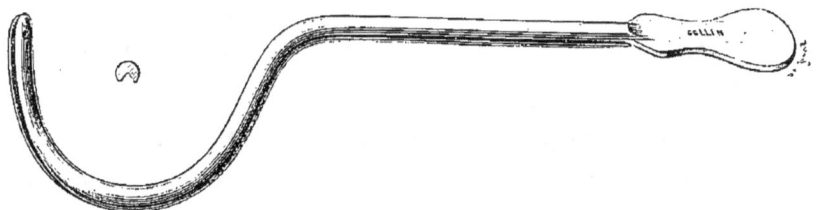

Fig. 39. — Cathéter cannelé du Dr Guyon pour le cathétérisme d'arrière en avant.

remettez le malade sur la table comme pour la *taille
hypogastrique* (voy. *Taille hypogastrique*, p. 207).

Faites les premiers temps de la taille hypogastrique (mais vous ne pouvez ni remplir la vessie, ni
mettre de ballon).

Ouvrez la vessie au ras du pubis; si vous n'avez
qu'un cathéter cannelé ordinaire, il faudra faire à la
vessie une incision longue pour pouvoir coucher le
cathéter et lui faire contourner le pubis; cela est
difficile, car la vessie est rétractée.

Pour éviter ces inconvénients et pouvoir vous
borner à une simple boutonnière, passez le *cathéter*

rétrograde Guyon-Farabeuf (fig. 39). Introduisez-le par la boutonnière vésicale, conduisez le bec sur la paroi antérieure de la vessie, *le long de la face postérieure du pubis*, jusqu'au col vésical dans lequel il s'engage. Si vous manquez le col, faites la manœuvre en sens inverse : allez dans le fond de la vessie d'abord et remontez vers le col, vous n'avez pas besoin de coucher l'instrument sur le ventre pour lui faire contourner le pubis. Le bec cannelé de l'instrument arrive dans le périnée ; ouvrez sur lui l'urètre postérieur et passez une sonde à la suite du cathéter à mesure que vous le retirez.

Article IV. — URÉTROTOMIE EXTERNE POUR CORPS ÉTRANGERS.

C'est la *taille urétrale* ; elle se fait comme l'urétrotomie externe ordinaire, le corps étranger sert de conducteur ; faites à son niveau une incision, petite d'abord, que vous agrandirez s'il le faut ; et, l'extraction obtenue, faites la suture urétrale.

Suture urétrale. — A l'aide de fines aiguilles et de fils de catgut fins, suturez transversalement la plaie urétrale ; cette suture comprend toute l'épaisseur de la paroi urétrale, *moins la muqueuse que vous ne traversez pas*. Faites votre suture à points séparés très rapprochés.

Par-dessus, suturez les parties molles, ne drainez pas.

Article V. — SUITES DE L'URÉTROTOMIE EXTERNE.

Ne laissez pas plus de quatre à cinq jours la sonde à demeure après l'urétrotomie externe ; passé ce temps, vous ferez le cathétérisme tous les jours, puis tous les deux jours, et enfin en espaçant de plus en plus, jusqu'à la guérison.

Article VI. — URÉTROSTOMIE PÉRINÉALE.

Poncet, dans les cas de rétrécissements chez de vieux urinaires, dans certains rétrécissements traumatiques ou vieux rétrécissements inflammatoires, propose *l'urétrostomie périnéale*.

Découvrez d'abord la région bulbo-membraneuse, comme dans l'opération de la boutonnière périnéale (voy. *Boutonnière périnéale*, p. 204). En arrière du dernier rétrécissement, incisez transversalement l'urètre jusqu'au corps caverneux ; fermez le bout antérieur par quelques points de suture séparés ou en bourse ; disséquez le bout postérieur sur 10 à 12 millimètres, fendez la paroi inférieure de ce bout sur 8 à 10 millimètres, suturez l'orifice créé avec la peau du périnée.

Réunissez en avant la plaie périnéale, ou pansez à plat.

Article VII. — URÉTRECTOMIE. RÉSECTION DE L'URÈTRE.

Pour certains rétrécissements, en particulier les rétrécissements traumatiques, à virole petite, il peut être avantageux d'enlever les parties fibreuses qui constituent le rétrécissement et de faire une résection de l'urètre.

L'incision que vous ferez, pour aborder l'urètre, est celle de l'urétrotomie externe ; arrivé sur le rétrécissement, vous pouvez agir de deux façons.

1° **Résection totale.** — Prenez, avec une pince de Museux, le noyau fibreux qui représente le rétrécissement; *disséquez-le comme une tumeur*, disséquez au-dessous, latéralement, puis coupez l'urètre un peu en avant et en arrière, *décollez-en la face supérieure des corps caverneux* (souvent on les blesse), puis détachez de l'urètre postérieur la portion à enlever (vous extirpez en moyenne 3 centimètres); faites les *sutures urétrales*, dans le sens de la longueur, pour rapprocher bout à bout les deux segments d'urètre, que vous libérez sur une petite étendue si l'affrontement se fait mal.

Faites les *sutures* à points séparés, serrés, en traversant toute l'épaisseur de la paroi urétrale, moins la muqueuse : servez-vous de catgut fin.

2° **Résection partielle.** — Il est préférable de ne pas enlever la totalité de la circonférence de l'urètre et de *garder à la paroi supérieure une bande, si minime qu'elle soit* (Guyon) : vous évitez ainsi un écartement des deux bouts, vous obtenez une suture plus solide, vous conservez une surface précieuse pour le glissement des sondes dans les cathétérismes ultérieurs.

Placez une sonde dans l'urètre, faites les incisions d'urétrotomie externe ; arrivé sur l'urètre, si vous êtes en face d'une *tumeur urétrale faisant une forte saillie à la surface externe*, dégagez-la des parties voisines par quelques coups de pointe du bistouri, saisissez-la avec une petite pince de Museux, extirpez-la sans toucher à la paroi supérieure de l'urètre (vous évitez de blesser les corps caverneux). Palpez avec les doigts les bords de la solution de continuité, excisez avec des ciseaux et une pince ce qui peut rester de parties dures.

Au contraire, *si la tumeur, peu saillante, n'est sensible qu'au toucher*, incisez-la crucialement pour en enlever séparément les morceaux.

Dans les deux cas, vous voyez alors la sonde à nu.

Au cours du traitement des fistules urinaires simples ou multiples, suites de rétrécissements, quand vous avez enlevé toutes les portions indurées bordant les trajets fistuleux, que vous avez gratté les parties fongueuses, vous êtes souvent conduit à faire une résection partielle de l'urètre sur une plus ou moins grande étendue.

3° **Sutures.** — Il vous faut maintenant réparer la brèche faite à l'urètre et au périnée.

a) SUTURES URÉTRALES. — Si le canal a été réséqué dans une petite étendue, que l'approche des deux bouts en soit facile, faites la suture des parois de l'urètre (*muqueuse exceptée*) comme nous l'avons dit plus haut, et, par-dessus, faites les sutures étagées du périnée.

b) SUTURES PARA-URÉTRALES ET RESTAURATION PAR SUTURES A ÉTAGES DU PÉRINÉE. — Si l'étendue de la résection est trop grande, faites la restauration au moyen des tissus para-urétraux. Prenez du catgut n° 0 ou 1, faites des points séparés, très rapprochés : *prenez assez loin les feuillets lamelleux*, pour adosser des surfaces larges. *Dans le premier plan*, prenez les feuillets lamelleux juxta-urétraux et les muscles bulbo-caverneux, s'ils sont divisés ; dans les deux points extrêmes, antérieur et postérieur, accrochez l'urètre.

Par-dessus ce plan, faites-en un second, encore au catgut; terminez par la suture cutanée avec du crin de Florence, en passant quelques fils profonds, les autres restant superficiels.

Vous pouvez éviter le drainage; dans quelques cas, vous vous trouverez bien de placer un petit drain entre les deux premiers plans : enlevez-le le deuxième ou troisième jour.

4° **Autoplastie**. — Dans le cas où la réunion par les procédés ci-dessus n'a pu se faire, faites une véritable autoplastie, en empruntant le lambeau aux régions voisines : prenez un lambeau très épais.

Article VIII. — URÉTROTOMIE EXTERNE DANS LES CAS DE FISTULES PÉRINÉALES, SUITES D'ABCÉS URINEUX COMPLIQUANT UN RÉTRÉCISSEMENT.

§ 1er. — Fistules.

Il peut exister, avec le rétrécissement, des fistules urétrales plus ou moins nombreuses, plus ou moins vieilles, et plus ou moins calleuses.

Si les fistules sont peu nombreuses, récentes, elles guérissent souvent d'elles-mêmes, quand, par l'urétrotomie, interne ou externe, vous avez rétabli le calibre de l'urètre et placé une sonde à demeure.

Au besoin, après avoir traité l'urètre, grattez le trajet fistuleux et tentez une suture, si le cas est bon.

Mais dans les cas de périnée fistuleux, criblé d'orifices et de trajets, il faut enlever les fistules.

Pour cela, faites, si possible, l'*urétrotomie interne* et mettez une sonde dans l'urètre ; au besoin, faites l'urétrotomie *externe*, explorez les fistules : le stylet vous mène au foyer central ; du reste, l'incision de l'urétrotomie externe vous a *conduit sur ce clapier juxta-urétral*, simple ou double ; nettoyez à la curette ce clapier, enlevez-en les fongosités. De *dedans en dehors*, de la profondeur vers la surface, chargez sur la sonde cannelée successivement tous les trajets fistuleux, tous leurs diverticules ; fendez-les, disséquez-les, *réséquez-les* avec le bistouri, avec les ciseaux ; continuez à réséquer jusqu'à ce qu'il ne reste plus que des tissus souples : c'est une *périnéectomie*, en somme. Écouvillonnez à la gaze iodoformée, touchez même un peu au thermocautère, mais ne faites rien à l'urètre ou presque rien ; vous avez plutôt fait une *libération externe de l'urètre* (Guyon), tout en ayant traité le rétrécissement.

Terminez, soit en pansant à plat, soit en faisant des sutures para-urétrales, si les tissus le permettent ; au besoin, faites une autoplastie.

Le cathétérisme, fait d'une façon régulière, s'impose pour la suite.

§ 2. — Autres fistules urétrales au périnée.

a) Suites de tailles urétrales. — Enlevez la cause (petit calcul, fil, etc.) qui peut maintenir la fistule. Rétablissez le calibre de l'urètre.

b) Tuberculeuses. — Grattez et nettoyez le trajet, maintenez le calibre de l'urètre, ne laissez uriner le malade qu'avec la sonde.

c) Suites d'abcès folliculaires. — Passez une fine pointe de thermocautère, ne laissez uriner qu'avec la sonde.

§ 3. — Fistules urétro-péniennes.

Avivez le pourtour du trajet, sur une largeur de un demi-centimètre, pour avoir un entonnoir au fond duquel est l'urètre, puis *disséquez deux petits lam-*

beaux latéraux sur un demi-centimètre, enfin *affron-
tez* d'abord les tissus péri-urétraux (catgut), puis
les tissus cutanés (fil d'argent), en adossant bien
des surfaces et non des bords.

Si vous n'avez pas assez de tissu autour de la fistule, faites l'autoplastie.

Placez une sonde à demeure que vous changerez
tous les jours.

§ 4. — **Fistules urétro-rectales.**

Leur traitement ressort plutôt de la chirurgie du
rectum. En règle, pour les fistules inflammatoires, si
elles ont résisté à l'usage de la sonde à demeure, des
lavements, etc., vous faites la *périnéotomie*; décollez
la paroi rectale de la paroi urétrale, suturez chacun
des orifices fistuleux séparément, faites tourner la
paroi rectale, pour que les anciens orifices ne soient
plus en face l'un de l'autre, fixez le rectum par un
ou plusieurs points dans cette nouvelle position.

CHAPITRE VII

INCISION DES ABCÈS URINEUX ET DE
L'INFILTRATION D'URINE.

Article Ier. — ABCÈS URINEUX PROPREMENT DITS. ABCÈS AIGUS.

Lorsque vous serez en face d'un abcès urineux,
intervenez le plus vite possible.

1° Incision. — Mettez le malade dans la position

de la taille; après toilette de la région, incisez au *bistouri* sur la *ligne médiane*, sur le raphé du périnée. L'abcès a quelquefois pris un développement qui semble le faire dévier latéralement, mais c'est *toujours sur la ligne médiane* que vous devez inciser. Faites une *très large ouverture*, pour creuser comme une espèce de *grande vulve* (Guyon). A la partie antérieure de l'incision, dédoublez pour ainsi dire la cloison des bourses, si l'abcès va très en avant; à la partie postérieure, allez jusqu'à la face antérieure du rectum : faute de quoi, vous laissez souvent un diverticule prérectal, très long à guérir.

Incisez *profondément* : peau, tissu cellulaire, aponévrose; le pus jaillit; posez le bistouri, mettez le doigt dans la plaie et débridez avec le doigt tous les plans profonds; faites sauter les cloisons ou brides, explorez les *diverticules*. S'il y a des diverticules très nombreux et profonds, fendez-les ; mais, pour les deux diverticules les plus habituels, ceux qui remontent à la racine des corps caverneux et le long de l'arcade pubienne et sont par conséquent en haut et en dehors, faites le *drainage*.

2° **Drainage.** — Le *drainage* comporte la mise du *drain au plafond* (Guyon). Pour mettre le drain au plafond, préparez un drain de caoutchouc assez fort et à parois assez résistantes; à une extrémité, fixezlui un crin de Florence; engagez l'index de la main gauche dans le diverticule antéro-latéral, cherchez la *direction de la branche ischio-pubienne*, tendez le fond du diverticule avec l'index *engagé*. Prenez, de la main droite, une aiguille de Reverdin ; avec cette aiguille, *ponctionnez la peau de dehors en dedans*, à peu près au niveau du point rendu saillant par votre index gauche, traversez la peau et tous les plans, en évitant de blesser votre index, poussez l'aiguille : elle sort par la plaie périnéale ; ouvrez-la, engagez l'anse du crin de Florence que vous aviez attaché au drain, fermez l'aiguille, retirez-la : elle entraîne le crin de Florence et le drain que vous conduisez vers le fond de la poche diverticulaire, en le plaçant debout. *Fixez le drain,* en nouant le crin de Florence sur un morceau de gaze ou de caoutchouc.

Mettez un drain semblable dans le diverticule opposé, s'il y a lieu.

Bourrez la plaie modérément à l'aide de gaze stérilisée. Soyez parcimonieux d'iodoforme.

3° **Suites.** — Prévenez le malade que l'urine passera par la plaie, sans quoi vous serez accusé, plus tard, d'avoir blessé le canal par maladresse en opérant, tandis que c'est la lésion primitive qui a été la vraie cause de la fistule urétrale.

Ne touchez pas au canal, ne faites aucune intervention sur lui, tant que l'abcès n'est pas bien détergé.

Bien que quelques chirurgiens fassent le contraire dans certains cas, il est de beaucoup préférable de réserver l'intervention sur le canal à une date ultérieure.

Laissez le drain huit à douze jours ; quand vous sentirez, en le mobilisant, qu'il *commence à être serré,* enlevez-le. Bourrez la partie postérieure de la plaie pour laisser cicatriser la partie antérieure ; quand celle-ci est comblée, ne mettez plus de gaze dans la partie postérieure qui se ferme à son tour.

Article II. — ABCÈS URINEUX CHRONIQUES ET TUMEURS URINEUSES.

Même pour les abcès urineux aigus, Horteloup *enlève toute la tumeur* que forme l'abcès, par deux incisions (une de chaque côté du raphé) dirigées obliquement de dehors en dedans ; ces deux incisions convergent l'une vers l'autre et se rencontrent au niveau du canal de l'urètre, jalonné par une sonde : *Horteloup enlève un morceau du périnée comme un quartier d'orange.*

Cette manière de faire nous paraît mieux convenis aux abcès chroniques entourés de tissus fibreux, qui forment la majeure partie des tumeurs urineuses, ou encore aux tumeurs urineuses proprement dites.

Même pour cette seconde variété, il est souvent préférable de *fendre d'abord la tumeur* sur la ligne médiane et de *faire, de dedans en dehors, l'extirpation des morceaux* qui la constituent — comme pour les fistules urinaires.

Article III. — INFILTRATION D'URINE.

Pour le traitement de l'infiltration d'urine de cause urétrale, rappelez-vous que *c'est au périnée qu'est le foyer initial.* Quelque tuméfiés que soient les bourses, le pénis, l'hypogastre et même les tissus bien plus éloignés, *c'est au périnée qu'il faut vous porter d'abord et toujours.* Tant que vous n'aurez pas ouvert la voie au périnée, l'infiltration gagnera malgré les incisions.

1° **Incision principale.** — Le malade étant en

position de taille périnéale, *incisez profondément, sur la ligne médiane du périnée*, en vous garant avec soin du jet d'urine, qui se fait vigoureusement une fois le débridement fait. Agrandissez la brèche avec le bistouri, la sonde cannelée, le doigt, comme pour l'abcès urineux. Aidez-vous du dilatateur de Tripier, surtout s'il faut aller dans les étages supérieurs du périnée.

2° **Incisions complémentaires.** — *Sur tous les points infiltrés* (scrotum, verge, hypogastre, etc.), *faites des incisions.* Mouchetures simples sur la verge et le prépuce, mais ailleurs (surtout le scrotum et l'hypogastre) incisions longues, multiples, *parallèles* et assez espacées pour éviter la gangrène. Pour les zones dangereuses, faites l'incision de la peau et des tissus superficiels avec le tranchant du bistouri, *celle des plans profonds avec le dos de l'instrument.* — Évitez les trajets vasculaires et nerveux.

Si les tissus sont gangrenés et ont un très mauvais aspect, prenez de préférence le *thermocautère* et brûlez les trajets sphacélés. Extirpez les lambeaux mortifiés et sphacélés, irriguez avec des solutions antiseptiques fortes, changez souvent le pansement.

Les plaies bourgeonnent vite.

Ne touchez pas au canal avant longtemps, laissez uriner le malade par le périnée; plus tard seulement vous traiterez l'urètre.

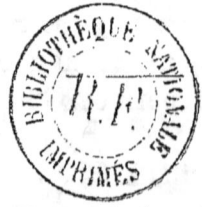

CHAPITRE VIII

OPÉRATIONS DU CANCER DE L'URÈTRE.

Vous pouvez faire contre le cancer de l'urètre
trois sortes d'opérations, variant avec l'ancienneté
et l'étendue du cancer.

a) Si le cancer est récent, peu étendu, l'*urétrectomie* suffit. Ce sera l'*urétrectomie totale*, suivie de
suture (voy. *Urétrectomie*, p. 88).

b) Si le cancer a dépassé le fascia pénien, faites
l'*amputation* de la verge.

c) Si le cancer est très étendu, avec ganglions,
faites l'*émasculation totale*.

Article Ier. — AMPUTATION DE LA VERGE.

Pour faire l'amputation de la verge, servez-vous
du procédé en *raquette* de Guyon, qui évite les rétrécissements du nouveau méat.

1° **Tracé de la raquette.** — Les soins préalables
d'antisepsie étant pris, mettez-vous à *gauche* du malade ; tracez à la teinture sur la verge la raquette ;
la ligne d'incision demi-circulaire et perpendiculaire
à l'axe sur la moitié dorsale de la verge forme,
sur la moitié inférieure de la verge, une raquette
remontant vers l'attache du pénis, avec sommet sur
l'urètre.

Placez une sonde dans le canal, si vous le pouvez.
Un aide tend la peau, en la rétractant vers le pubis.

2° **Incision de la peau.** — De la main gauche, pouce
dessous, doigts dessus, saisissez la verge, tordez-la à

droite en la fléchissant, découvrez le bord gauche.
De la main droite, tenant le bistouri aussi près que
possible de la pointe, attaquez l'angle de la raquette ;
suivez la ligne tracée, en sciant, en détordant et
fléchissant la verge ; parcourez, en coupant, toute la
ligne ; repassez dans les incisions ; laissez alors rétracter la peau.

3° **Incision des corps caverneux**. — *Au ras de la
peau rétractée*, sectionnez les corps caverneux, par
petits coups, pour ne pas arriver jusqu'à entamer
l'urètre ; isolez l'urètre, en le pinçant sur la sonde
entre le pouce et l'index gauches.

4° **Section de l'urètre**. — Dégagez l'urètre, vers le
gland, avec le dos du bistouri ; après l'avoir libéré sur
2 centimètres environ, *sectionnez-le à 1 centimètre
en avant* du plan de section des corps caverneux (vous
gardez donc 1 centimètre d'urètre saillant en avant
de la section des corps caverneux).

Fendez alors l'urètre longitudinalement *sur sa face
inférieure*, jusqu'au delà du plan des corps caverneux.

Faites l'hémostase sur les artères dorsale, caver-
neuse, etc., sans trop chercher à arrêter l'hémorragie en nappe.

Suturez la tranche des corps caverneux par un
surjet établi sur leur tunique fibreuse.

Ramenez la peau et fixez-la à l'urètre.

5° **Réfection du nouveau méat**. — Au-devant des
corps caverneux, étalez la partie antérieure de l'urètre
fendu en bas et la peau de la verge ramenée en
avant ; unissez par deux points de suture la partie
dorsale de *l'urètre* et la *peau*, par deux autres les
oreilles de la fente longitudinale faite à l'urètre, et

par un cinquième le sommet du V de la raquette
cutanée au sommet de la fente urétrale.

Vous avez ainsi un méat largement étalé, formé
de muqueuse, qui court le minimum de risque de
se rétracter.

Placez, pour quelques jours, une sonde à demeure.

Faites un pansement antiseptique.

Article II. — ÉMASCULATION TOTALE.

Si le cancer de l'urètre a gagné profondément, il
faut avoir recours à l'émasculation totale.

Chalot a bien exposé la technique de cette intervention, dans laquelle on enlève tous les organes
génitaux externes, y compris les racines des corps
caverneux.

1er *temps*. — **Ligature des cordons**. — Mettez à nu
les cordons spermatiques, isolez-les, liez-les par une
ligature simple ou double à la soie, le plus haut
possible.

2e *temps*. — **Ablation du scrotum et du pénis**. —
Prolongez l'incision qui vous a servi à découvrir les
cordons, contournez de chaque côté les organes
génitaux, vous arriverez au raphé périnéal à 3 centimètres au-devant de l'anus.

Par une incision transversale, légèrement concave
en bas, croisant le dessus de la racine de la verge,
réunissez les extrémités supérieures de vos incisions
de ligature des cordons.

Avec des ciseaux, enlevez les cordons et les testicules, le ligament suspenseur du pénis, la verge à
sa racine.

3e *temps*. — **Dissection et ablation des racines des**

corps caverneux. — Mettez une sonde dans l'urètre coupé ; détachez l'urètre des corps caverneux, jusqu'à ce que vous voyiez la racine de ces corps. Détachez celle-ci des branches ischio-pubiennes, en rasant le plan osseux.

4ᵉ *temps*. — **Réfection du méat**. — Assurez-vous que l'urètre qui reste est sain. Fendez-le sur sa face inférieure, comme pour l'amputation de la verge, et suturez-le à la peau du périnée, comme tout à l'heure à la peau de la verge.

5ᵉ *temps*. — **Extirpation des ganglions**. — Prolongez vos incisions funiculaires vers le triangle de Scarpa et enlevez les ganglions suspects.

La ligne de suture est en T, la branche horizontale suivant le pubis, la branche verticale suivant le raphé du périnée jusqu'au nouveau méat.

CHAPITRE IX

OPÉRATIONS SUR L'URÈTRE DE LA FEMME.

I. Dilatation. — Pour dilater l'urètre chez la femme, servez-vous des bougies ordinaires, si la dilatation ne doit pas être menée loin ; sinon, prenez les bougies de Hegar, le dilatateur de Guyon (voy. *Boutonnière périnéale*, p. 204) ou un spéculum dilatateur.

Ne faites aucun débridement au bistouri, sauf si le méat est sclérosé et cicatriciel.

II. Urétrotomie interne. — Nous avons dit, à propos de l'urétrotomie interne en général, ce qu'il y avait à dire.

6.

III. **Urétrectomie.** — Dans les poches ou diverticules, qui se montrent assez souvent chez la femme, avec ou sans calculs, il vous suffira d'agir ainsi : sur la paroi antérieure du vagin, faites une incision longitudinale médiane, disséquez les lèvres de cette incision; vous avez deux volets, qui vous découvrent l'urètre ou son diverticule; incisez l'urètre sur la ligne médiane, réséquez-en les parties exubérantes, suturez, sans perforer la muqueuse, les bords de la plaie urétrale (catgut); par-dessus, suturez les lèvres de la plaie vaginale. Mettez une sonde à demeure, mais pas une sonde de Pezzer, dont l'enlèvement provoquerait, au passage du pavillon, la déchirure de la cicatrice urétrale.

IV. **Extirpation des polypes.** — Vous aurez les végétations polypoïdes au méat et les polypes plus profondément.

Au méat, *si le polype est sessile*, protégez le pourtour du méat, en dehors du polype, avec de petits écarteurs (des pinces hémostatiques démontées feront très bien l'affaire); avec le *thermocautère*, détruisez la végétation.

S'il y a un pédicule long, abattez-le d'un coup de ciseaux et touchez au thermocautère le pédicule.

Dans l'urètre, aidez-vous de la dilatation du canal, prenez le polype avec une pince, passez l'anse du galvanocautère et enlevez. Ou bien, d'un coup de ciseaux, enlevez le polype. Quelquefois une petite résection de la muqueuse, suivie de suture, sera nécessaire.

V. **Incontinence d'urine.** — Plusieurs procédés sont proposés. Tous ou presque tous ont un premier temps, dans lequel l'urètre est libéré, au *méat*, par une incision elliptique partant du clitoris, puis dans son *trajet*, jusque près du col de la vessie, par dissection.

Les TEMPS ULTÉRIEURS varient ; vous pouvez, ou bien *tordre l'urètre sur lui-même* et le fixer après torsion (Gersuny) ; ou *réséquer un peu de la paroi supérieure* (Duret) pour *infléchir* l'urètre ; ou combiner les deux (Pousson) ; ou enfin faire *sur toute la longueur* de l'urètre, à la *paroi supérieure,* une *plicature* maintenue par un fil, et *relever* le méat jusque sous le clitoris (Albarran).

Le rétrécissement et la déviation du canal donnent alors de bons résultats.

Ces procédés conviennent aux incontinences rebelles aux traitements ordinaires.

CHAPITRE X

TRAITEMENT DE L'HYPOSPADIAS ET DE L'ÉPISPADIAS ET DES MALFORMATIONS CONGÉNITALES.

Article Ier. — HYPOSPADIAS.

§ 1er. — Instruments nécessaires.

Bistouris, pinces à disséquer, pinces à griffes, pinces hémostatiques, aiguilles de Reverdin, aiguilles à suture, fils d'argent, tubes de Galli, plaques de plomb perforées, sondes, bougies.

§ 2. — Opération.

Le traitement de l'hypospadias, perfectionné par Duplay, comprend *plusieurs temps, qui demandent à*

être séparés par des intervalles plus ou moins longs,
suivant la complexité de la malformation.

Supposons un *cas complexe* (hypospade péno-scro-
tal) où la verge est le plus souvent maintenue fléchie par une palmure, rejoignant la portion balanique
à l'ouverture hypospadienne.

L'opération se fera *en trois temps* : dans le pre-

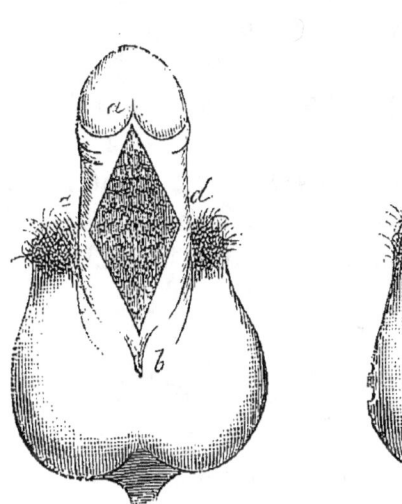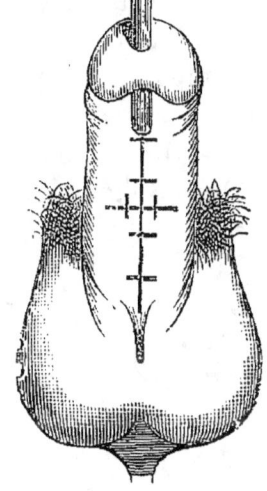

Fig. 40. — Section de la bride   Fig. 41. — Redressement de la
        sous-pénienne.   verge.

mier temps, vous libérerez la verge, vous la redres-
serez, en sectionnant la palmure cutanée; dans le second temps, vous créerez un nouveau canal, du méat
vrai jusque près du méat hypospadien ; dans un
dernier temps, vous fermerez la fistule, en abouchant
les deux portions du canal.

1er *temps*. — **Redressement de la verge.** — Incisez
transversalement, à ciel ouvert, la *palmure*; prolongez votre incision aussi profondément qu'il sera
nécessaire pour obtenir le redressement; ne crai-

gnez pas d'entamer profondément les corps caverneux (Duplay a montré qu'il n'y avait rien à craindre). Vous obtenez une plaie losangique, que vous
fermez par des *sutures* longitudinales et au besoin
deux points transversaux (fig. 40 et 41).

Il faut surveiller la cicatrisation avec soin, et
attendre pendant six à huit mois avant de passer
aux temps ultérieurs. Si la verge est restée bien
droite, vous exécuterez le deuxième temps.

Beaucoup d'hypospadias n'ont pas besoin de ce
premier temps, la verge étant suffisamment droite
chez eux.

2ᵉ *temps*. — **Réfection de l'avant-canal (balanique
et pénien).** — Soignez avec soin la *réfection du méat
balanique*, dont l'importance est extrême pour l'éja-

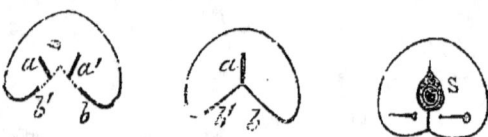

Fig. 42. — Restauration du méat urinaire.

culation et la miction. Il y a même avantage à en
faire un *temps séparé* de celui de la reconstitution
du canal pénien (fig. 42).

a. PORTION BALANIQUE. — *Si l'échancrure* qui pro-
longe sur le gland la gouttière hypospadienne *est
profonde*, avivez la partie inférieure des berges de
cette échancrure ; placez un bout de sonde au fond
de cette rainure, et, par-dessus, faites la réunion des
deux points avivés, au moyen d'une suture au fil
d'argent.

Si l'échancrure est peu profonde (elle est quelquefois presque nulle), faites, en plein gland, une incision médiane, assez profonde pour y insinuer un bout de sonde; avivez les berges de la gouttière que vous venez de créer et suturez par-dessus comme plus haut. *Surveillez la cicatrisation* de cette petite portion balanique du canal, car elle a une très facheuse tendance à se refermer. *Entretenez le canal créé*, par des passages répétés de bougie, et quand il vous paraît que la cavité doit se maintenir, passez à la réfection pénienne.

b. PORTION PÉNIENNE. — Le procédé de Duplay est excellent pour obtenir ce résultat.

La verge étant bien relevée, *sur sa face inférieure, à quelques millimètres en dehors de la ligne médiane*, menez, de chaque côté de cette ligne, de la base du gland à un demi-centimètre de l'ouverture hypospadienne, une incision longitudinale $ab = a'b'$, assez profonde, sans insister trop. Circonscrivez le tiers ou la moitié de la circonférence inférieure du gland, pour aviver (ee'), et aussi le tiers de la circonférence de la base de la verge (dd') (fig. 43).

Vous avez ainsi, de chaque côté de la ligne médiane, une incision, ayant déterminé deux volets : un interne, un externe.

Détachez, en disséquant sur une très petite largeur, *le volet interne* (lèvre interne de l'incision), dans toute la longueur de l'incision, de façon à pouvoir le rabattre en dedans, *face cutanée en regard de la face cutanée du volet interne du côté opposé.* Vous avez, dans la rainure hypospadienne, intercalé un bout de sonde; ne cherchez pas quand même à recouvrir la sonde avec les deux volets internes. *Il vaut mieux ne pas les disséquer trop loin.*

Disséquez, dans une plus grande étendue, le volet externe (lèvre externe de l'incision); ramenez ainsi les parties latérales et dorsale de la verge vers la ligne médiane de la face inférieure (le prépuce, souvent très long, prête beaucoup).

Amenez ces volets externes, droit et gauche, *à*

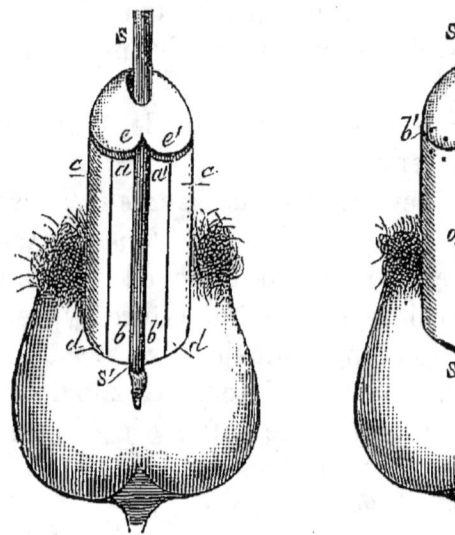

Fig. 43.—Création du nouveau   Fig. 44. — Restauration du
canal.   canal. Suture des lambeaux.

couvrir complètement la sonde et les volets internes; *c'est par leur surface cruentée* que vous les mettrez en contact.

Pour suturer, servez-vous de fils d'argent fin, espacez les sutures de 5 millimètres ; au lieu de nouer les sutures, faites traverser à vos fils de petits tubes de plomb, ou de petites plaques préalablement perforées aux distances convenables ; quand les approches des lambeaux sont suffisantes, assujettissez les fils par des tubes de Galli, que vous écrasez sur place.

Il peut être nécessaire de faire, superficiellement, quelques points de *suture complémentaires.*

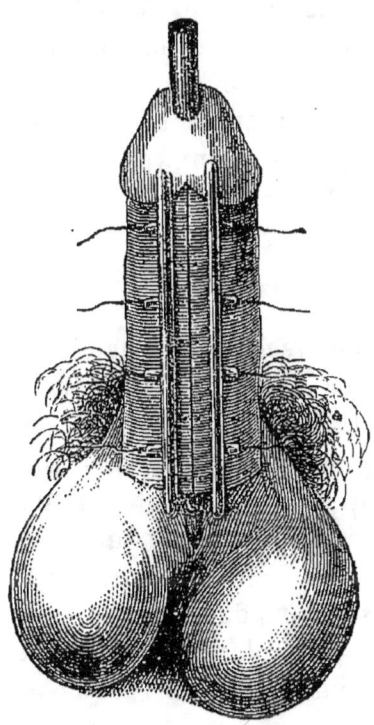

Pansez à la gaze iodoformée ou autre.

Surveillez rigoureusement la cicatrisation ; *souvent elle a manqué sur quelques points,* qui nécessiteront une ou des *opérations complémentaires*; veillez aussi à ce que le canal ne se rétrécisse pas secondairement. Quand vous êtes assuré que les choses sont en bonne voie, faites le dernier temps (l'abouchement des deux portions du canal).

"Fig. 45. — Sutures enchevillées.

3ᵉ *temps.* — **Fermeture de la fistule pénienne.** — C'est, en somme, la fermeture d'une fistule pénienne qu'il s'agit de faire.

Avivez le pourtour de la fistule, sur une largeur de 1 centimètre environ. Placez une sonde (creuse) dans le canal, jusque dans la vessie ; par-dessus, *faites la suture,* avec des fils d'argent fin, que vous ferez traverser un tube ou une plaque de plomb perforé, et que vous arrêterez avec des tubes de Galli.

Fixez la sonde à demeure et laissez-la constamment ouverte 2 à 3 jours. Après quoi vous l'enlèverez, en permettant au malade d'uriner seul.

Au moment de chaque miction, le malade devra, pendant un certain temps, aider à l'expulsion des dernières gouttes d'urine hors du canal, en pressant sur la face inférieure de la verge.

Il sera bon aussi de surveiller le diamètre du canal, pendant un temps assez long, pour éviter les rétrécissements consécutifs.

Article II. — ÉPISPADIAS.

Pour l'épispadias, Thiersch recommande d'emprunter, dans un premier temps, des lambeaux cutanés sur les faces supérieure et latérales de la verge, pour faire, par autoplastie, un nouveau canal, puis de combler la fistule par une nouvelle autoplastie.

Duplay, qui a perfectionné le traitement de l'épispadias, indique trois temps dans l'opération :

1er *Temps*. — **Redressement de la verge.** — Faites des *sections* simples ou multiples, *pénétrant plus ou moins profondément dans les corps caverneux*, au voisinage du pubis :

Le redressement se complète de lui-même ultérieurement.

2e *Temps*. — **Création du nouveau canal, du gland au méat épispade.** — *Déprimez* (en vous aidant, s'il le faut, d'une longue incision longitudinale) *la cloison fibreuse qui réunit les corps caverneux* ; vous avez ainsi une longue fente où *vous laissez une sonde à demeure*.

Puis, sur la face supérieure de la verge, de chaque

côté et à une certaine distance de la ligne médiane,
faites un avivement quadrilatère aa' bb', large d'un
demi-centimètre, et *adossez les surfaces* avivées à
l'aide de sutures enchevillées (fig. 46-47).

(Vous pouvez faire séparément le canal balanique

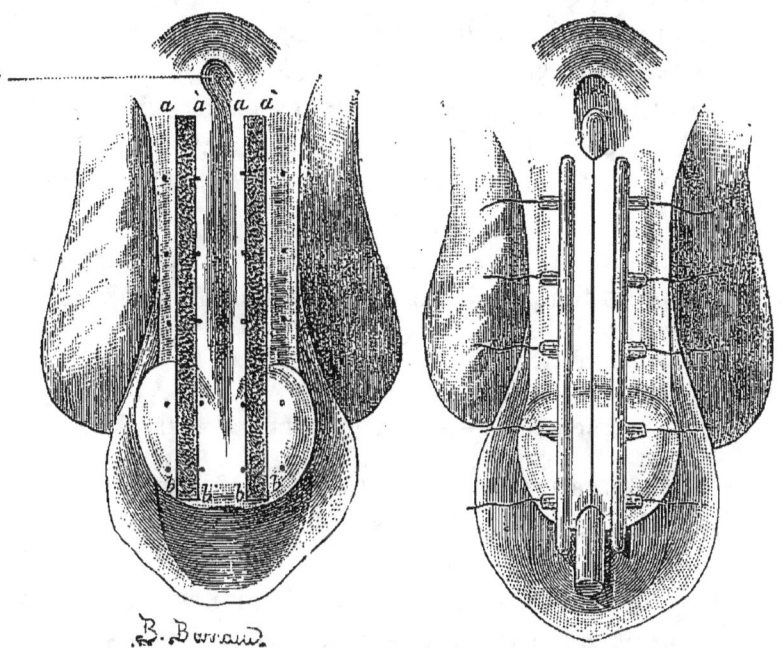

Fig. 46. — Création du nouveau
canal; avivement et passage du
fil (Duplay).

Fig. 47. — Sutures enche-
villées.

dans le 1er temps, il ne reste alors à faire que le
canal pénien.)

COUVERTURE DU NOUVEAU CANAL. — Avec le *prépuce* très
exubérant, doublez la face supérieure du nouveau
canal. A la base du gland, pratiquez, sur le prépuce, une
large boutonnière ; à travers celle-ci, faites passer le
gland, séparez les deux lames du prépuce par dissec-

tion et appliquez-les sur la face dorsale de la verge légèrement avivée : fixez par quelques points de suture à la base du gland (Voy. *Exstrophie de la vessie*, p. 246).

3ᵉ *Temps*. — **Abouchement des deux portions du canal**. — Il reste à fermer une fistule infundibuliforme, au niveau du méat épispade.

Avivez, largement et aussi loin que possible, les parois de cet infundibulum ; adossez les surfaces par quelques points de suture enchevillés.

Complétez ultérieurement les points qui auront manqué.

SUITES. — L'incontinence, qui existe dans les premiers temps, s'améliore généralement ultérieurement.

Article III. — OPÉRATIONS DU PHIMOSIS.

La dilatation et la circoncision conviennent pour le traitement du phimosis.

Dilatation. — La dilatation (de Saint-Germain) suffit au phimosis congénital des jeunes enfants, où le prépuce n'est pas très prononcé. Introduisez une pince à trois branches dans le canal préputial, ouvrez cette pince, ressortez-la ouverte ; la dilatation est faite.

Ce procédé expose à la récidive et ne convient pas au phimosis cicatriciel, ni au phimosis adhérent.

Circoncision. — Parmi les nombreux procédés décrits, en voici deux qui vous donneront des résultats satisfaisants :

1° PREMIER PROCÉDÉ. — Faites l'anesthésie locale à la cocaïne. Attirez *légèrement* en avant la peau du pré-

puce, placez obliquement de haut en bas et d'arrière en
avant la *pince à phimosis* (fig. 48), *en évitant de prendre
le gland*, ce qui est facile. En avant de la pince, ou

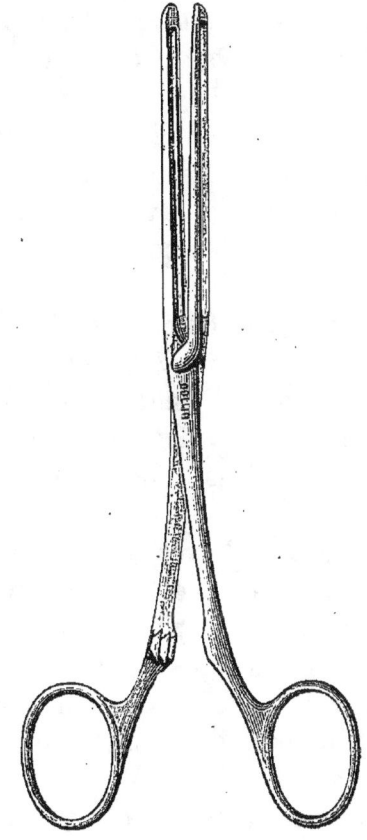

mieux en glissant le
bistouri dans la rai-
nure de la pince spé-
ciale, coupez la peau
à enlever. — Si vous
n'avez pas de pince à
phimosis, placez une
pince de Kocher, ou
jalonnez simplement
l'endroit de l'incision
avec une pince à dis-
séquer.

Laissez la peau se
rétracter, faites-la ti-
rer légèrement en ar-
rière par un aide.
Devant vous se pré-
sente le gland, recou-
vert de la muqueuse
préputiale encore in-
tacte. Glissez une
sonde cannelée sur la
face dorsale du gland,
sur la ligne médiane,
entre le gland et la

Fig. 48. — Pince avec articulation
de Collin pour phimosis.

muqueuse, jusqu'à la couronne. Avec des ciseaux
droits, *fendez la face dorsale de la muqueuse*, retroussez
les deux lambeaux vers la couronne du gland, en
détruisant les adhérences, s'il y a lieu, avec les doigts,
les ciseaux ou le bistouri.

Avec des ciseaux courbes, *excisez tout ce qui est exubérant* dans les oreilles des deux lambeaux de muqueuse.

Terminez en *suturant la peau et la muqueuse*, avec des fils de catgut fin. Cela vaut mieux que de mettre des serres-fines.

Chemin faisant, *sectionnez le frein*, s'il est trop court, et reconstituez-le, s'il le faut, plus en arrière.

2° DEUXIÈME PROCÉDÉ. — Saisissez, avec deux pinces hémostatiques, et tirez en avant les bords de l'ouverture préputiale.

A 4 ou 6 millimètres en arrière de cet orifice, détachez d'un coup de ciseaux, une *rondelle* formée de la partie du prépuce avoisinant l'orifice. Vous avez un cercle, de la grandeur d'une pièce d'un franc, percé au centre d'un trou, qui est l'orifice du prépuce.

Votre aide saisit la peau et la *rétracte en arrière* de la couronne du gland, pendant que vous retenez la muqueuse pour qu'elle ne suive pas la peau.

Fendez la muqueuse comme plus haut, détachez les adhérences, réséquez les oreilles des lambeaux.

Suturez la peau et la muqueuse, au catgut, et reconstituez le frein.

Quand la suture est faite, recouvrez-la d'une mince lanière de gaze iodoformée.

L'opération terminée, la peau forme, autour de la couronne du gland, un bourrelet ou repli cutané sur ses deux faces, souple, dilatable, et laissant une ampliation suffisante pour l'érection.

1° **Poches urineuses congénitales**. — Rares, ces poches seront traitées par la dissection de la poche, la résection des parois, jusqu'à leur abouchement avec le canal urétral normal, la fermeture de la perte de substance, par avivement ou autoplastie.

2° **Rétrécissements congénitaux**. — *a*) AU MÉAT, faites la méatotomie (Voy. *Urétrotomie interne*, p. 65): *b*) PLUS PROFOND, douteux.

3° **Occlusions de l'urètre.**

a) AU NIVEAU DU MÉAT. — Faites, au bistouri, une simple ponction du point fermé.

b) PORTION PÉNIENNE. — Faites une sorte d'urétrotomie externe, au point où vous sentez que le canal se termine; l'urine, qui le tend, quand l'enfant fait effort, l'indique.

c) OCCLUSION TOTALE. — Il y a d'autres vices de conformation, il faut souvent faire une opération palliative (cystostomie sus-pubienne).

4° **Abouchements anormaux**. — Le plus souvent le traitement se confond avec ceux des malformations de l'anus et du rectum.

CHAPITRE XI

OPÉRATIONS PRATIQUÉES
CONTRE L'HYPERTROPHIE PROSTATIQUE.

En dehors de l'usage de la sonde, les principales opérations contre l'hypertrophie prostatique sont de trois ordres : les premières agissent directement sur la prostate ; les secondes portent sur les organes génitaux externes, pour agir indirectement sur la prostate ; les troisièmes, purement palliatives, portent sur la vessie.

Article Iᵉʳ. — OPÉRATIONS SUR LA PROSTATE.

1° **Électrolyse**. — Elle a été employée pour amener la régression de la prostate ; mais on fait plutôt la prostatotomie et la prostatectomie.

2° **Prostatotomie**. — La prostatotomie a été pratiquée par l'urètre, par le périnée, par la vessie. Le seul procédé important est celui de Harrison qui, *par le périnée*, opère ainsi : 1° *boutonnière périnéale* à l'urètre membraneux ; 2° *dilatation* forte, avec le doigt, du canal prostatique, au besoin *incision de la prostate*, par le canal, avec un fort bistouri boutonné ; 3° mise à demeure, pour 1 mois et demi à 2 mois, d'un *gros drain* n° 35 à 45.

3° **Prostatectomie**. — La prostatectomie est totale ou partielle. *Totale*, et réservée alors au cancer prostatique, elle est à peu près inexécutable. *Partielle*, elle est faite par le périnée (Dittel) ou par l'hypogastre.

l. Prostatectomie partielle par le périnée (Dittel).

1. Placez un cathéter dans l'urètre, pour le repérer.

2. Bourrez le rectum avec de la gaze.

3. Couchez le malade *sur le ventre*, les jambes pendantes.

4. Incisez, sur la ligne de la taille médiane ; arrivé au sphincter anal, contournez l'anus, pour finir au niveau du raphé ano-coccygien.

5. Disséquez, en réclinant le rectum ; mettez à nu la prostate.

6. Tamponnez et faites l'hémostase.

7. Coupez et enlevez de chaque côté, *sans intéresser l'urètre, une tranche en quartier d'orange* (résection cunéiforme), sur chacun des lobes prostatiques.

8. Hémostase et drainage.

II. PROSTATECTOMIE PARTIELLE PAR LA VOIE HYPOGASTRIQUE. — Faites d'abord la *taille hypogastrique* (Voy. *Taille hypogastrique*, p. 207), comme pour une tumeur de vessie. Faites la taille *longitudinale*; renversez le malade dans la position de Trendelenburg (tête basse). Comportez-vous ensuite selon les apparences que donne la prostate :

Barre prostatique. — Enlevez largement et profondément un coin en V.

Petit lobe médian pédiculé. — Abrasez-le aux ciseaux et faites ensuite une excision cunéiforme.

Lobe médian sessile. — Incisez la muqueuse de la vessie, en partant de l'urètre et en allant jusqu'au delà du lobe ; décollez la muqueuse ; énucléez ou morcelez le lobe.

Lobe latéral ou deux lobes saillants. — Faites de même.

Trois lobes saillants. — Décollez la muqueuse par une incision curviligne concentrique à l'urètre; énucléez ou morcelez.

Dans tous les cas, vous pouvez, comme Desnos, compléter par plusieurs excisions cunéiformes.

Terminez par l'hémostase et la suture ; placez les tubes de Guyon ou une sonde à demeure, comme dans la taille pour les tumeurs de la vessie.

La résection des canaux déférents, l'angioneurec-
tomie du cordon, la castration sont les principales
opérations de ce genre, que vous aurez à faire pour
la cure des prostatiques.

1° **Résection des canaux déférents. Vasectomie.**
— Bien préférable à la ligature ou à la section simple
des déférents, la vasectomie se fait de la manière
suivante :

Après les précautions habituelles d'antisepsie, faites l'*anesthésie locale*, avec quelques gouttes de cocaïne. A travers la peau, saisissez le cordon spermatique, en masse, à sa sortie du canal inguinal, *sentez
le canal déférent*, dont la consistance dure, spéciale,
vous révèle la présence; *énucléez-le des autres éléments du cordon*, faites, à son niveau, une *incision* de
2 à 4 centimètres, intéressant la peau, le dartos, la
tunique fibreuse. Le canal déférent apparaît (s'il est
difficile à voir, faites sur lui une petite incision longitudinale). *Quand vous voyez le canal, isolez-le avec
soin* des autres éléments du cordon et *passez au-dessous de lui une sonde cannelée*, pour le maintenir
(c'est comme si vous dénudiez une artère, mais sur
une plus grande étendue). *Dénudez sur 4 à 5 centimètres*; à chacune des extrémités de la partie dénu-
dée, liez le déférent avec un fil de soie, en serrant
jusqu'à ce que vous sentiez un petit craquement.
Réséquez les 4 centimètres intermédiaires aux deux
ligatures. Vos pédicules rentrent d'eux-mêmes. Fermez la plaie par un point de suture au crin de Flo-

7.

rence; faites une légère occlusion collodionnée. Répétez du côté opposé.

2° **Angio neurectomie du cordon** (opération d'Albarran). — Faites l'anesthésie locale, par une injection *interstitielle* de cocaïne, dans la partie supérieure du cordon, et une injection intradermique. Incisez la peau sur 4 centimètres; incisez la tunique fibreuse commune. *Isolez le canal déférent avec l'artère déférentielle et une ou deux petites veines.* Chargez sur une sonde cannelée *tous les autres éléments du cordon*, et, à 2 centimètres de distance, placez deux ligatures en masse (catgut). *Réséquez* la portion comprise entre les deux ligatures; assurez l'hémostase de l'artère spermatique par une nouvelle ligature. Fermez la plaie comme plus haut. Répétez l'opération sur l'autre côté.

3° **Castration**. — Faites l'anesthésie locale ou l'anesthésie générale.

1. Incisez la peau sur la *portion moyenne* des bourses; disséquez les parties molles, jusqu'aux enveloppes propres du testicule; énucléez du scrotum le testicule et ses enveloppes propres; mettez quelques pinces hémostatiques sur les téguments.

2. Vous tenez, dans la main, le testicule et son pédicule représenté par le cordon spermatique; assurez-vous qu'il n'y a aucun diverticule herniaire, et faites la ligature du cordon. Passez une aiguille mousse, chargée d'un long fil de soie en double, *à travers l'épaisseur du cordon* (vous pouvez passer le fil avec une pince), coupez la boucle du fil; vous avez ainsi deux fils, rendez-les solidaires en les *entre-croisant en chaîne*, et nouez chacun d'eux séparément; vous avez ainsi enserré tous les éléments du cordon.

3. A un demi-centimètre au-dessous de la ligature, *coupez les éléments du cordon* ; avant de lâcher
le moignon et de couper les fils, *assurez-vous de l'hémostase parfaite du pédicule*. Coupez les fils, le moignon remonte.

4. Faites la suture de la peau, laissez un petit drain.
Faites la même chose sur l'autre testicule.

Après la castration, quelques auteurs ont proposé
de faire la prothèse testiculaire, qui consiste à inclure
dans les bourses des ovules de caoutchouc, d'argent,
des tresses de soie stérilisée, pour donner au malade
l'illusion que ses testicules lui ont été conservés. La
suture se fait alors par-dessus.

Article III. — OPÉRATIONS SUR LA VESSIE.

Dans les cas qui ne permettent ou ne justifient
pas les opérations sur la prostate ou les organes
génitaux, vous pourrez créer sur la vessie une voie
de dérivation à l'urine.

Les *ponctions hypogastriques*, le *cysto-drainage*
hypogastrique, la *cystostomie* sus-pubienne (Poncet)
sont les principales opérations. (Voy. 2ᵉ partie : *Vessie*).

CHAPITRE XII

ABCÈS ET CALCULS DE LA PROSTATE.

Article Iᵉʳ. — INCISION DES ABCÈS DE LA PROSTATE.

Vous avez, pour ouvrir les abcès de la prostate,
trois voies : la voie urétrale, la voie rectale et la
voie périnéale.

1° **Voie urétrale.** (J.-L. Petit.) — Dans cette voie, rarement employée, c'est en sondant le malade que vous ouvrirez l'abcès ; souvent d'ailleurs il s'ouvre de lui-même par l'urètre. Continuez le traitement par des *massages de la prostate*, tous les jours.

2° **Voie rectale.** — Quand l'abcès pointe franchement du côté du rectum, ouvrez-le par là.

Purgez le malade la veille ; deux heures avant l'opération, donnez-lui un grand lavement. Endormez-le ; placez-le *dans le décubitus latéral droit*, la cuisse droite étendue, la cuisse gauche fléchie et la fesse gauche relevée par un aide. Introduisez dans *l'anus* le spéculum de Trélat ou la valve de Sims; vous voyez alors, bien étalée devant vous, la région prostatique : lavez à l'eau boriquée. Au point *le plus gros* et le plus saillant, *après vous être assuré qu'il n'y a pas de battements artériels*, incisez sur une étendue de 2 à 3 centimètres, en enfonçant assez profondément.

Le pus sort à flots ; avec une canule de verre, conduite par le doigt, *faites un lavage soigneux de la cavité* de l'abcès, explorez cette cavité, puis *tamponnez à la gaze* iodoformée. La guérison demande une dizaine de jours.

3° **Voie périnéale.** — La méthode d'élection est l'incision par le périnée, que vous faites suivant le manuel opératoire de la taille prérectale.

A 10 ou 15 millimètres en avant de l'anus, faites une *incision en croissant, à concavité postérieure*, embrassant la demi-circonférence antérieure de l'anus.

Introduisez *l'index gauche dans le rectum;* accrochez la lèvre postérieure de l'incision avec le pouce gauche, attirez-la en arrière ; tendez le sphincter et coupez ses fibres antérieures ; *évitez le bulbe de l'urètre*, qui reste en avant.

Vous découvrez alors les parties profondes ; *prenez la sonne cannelée;* avec elle, décollez le bulbe, disséquez la paroi antérieure du rectum que vous présente l'index gauche : vous arrivez au foyer purulent, que *vous ouvrez avec la sonde cannelée*, de suite, s'il est gros, ou après avoir abaissé la prostate avec le doigt rectal, s'il est petit.

Élargissez l'ouverture avec le dilatateur ou avec le doigt, déchirez les cloisons, videz les diverticules.

Irriguez largement le foyer, *drainez* avec deux drains en canon de fusil, et, si la plaie saigne, tamponnez à la gaze iodoformée.

S'il s'agit d'abcès *tuberculeux*, l'incision prérectale conviendra également, faites en outre un *curettage* de la caverne tuberculeuse.

Article II. — EXTRACTION DES CALCULS DE LA PROSTATE.

Faites l'incision de la *taille prérectale;* une fois sur la prostate, si vous sentez le calcul, incisez la prostate sur lui et enlevez la pierre avec les tenettes. Si plusieurs loges sont prises par de petits calculs, videz-les à la curette.

DEUXIÈME PARTIE
VESSIE

CHAPITRE PREMIER
EXPLORATION DE LA VESSIE.

Article Ier. — EXPLORATION DE LA VESSIE NORMALE.

Nous avons vu, aux chapitres du cathétérisme, comment il fallait pratiquer l'introduction des divers explorateurs dans la vessie, en particulier les explorateurs métalliques, qui servent ordinairement à cet examen.

Vous êtes dans la vessie quand vous avez le sentiment de liberté complète : vous pouvez avancer, reculer votre instrument sans effort, vous pouvez l'incliner à droite et à gauche, le retourner même complètement (dans certaines vessies), talon en haut et bec en bas ; dans toutes ces manœuvres, vous ne rencontrez les parois qu'à une *certaine distance* ; tandis que, dans l'urètre le plus large, vous sentez très vite que vous refoulez une paroi très proche.

Vous aurez, même dans les vessies les plus réduites, la possibilité de vous mouvoir dans les diamètres transverses, qui sont les diamètres chirurgicaux de la vessie.

Vous enfoncez d'autant plus facilement votre instrument que la vessie est plus profonde et plus
souple ; *vous sentez enfin une petite résistance ; appuyez
légèrement contre elle : c'est la paroi postérieure ;*
inclinez à droite le bec de votre explorateur ; il
se trouve alors presque horizontal, ramenez-le vers
le col, doucement : vous sentez ainsi légèrement
toute la partie latérale droite de la vessie. *Au niveau
du col,* votre instrument éprouve de lui-même un
léger mouvement de rotation *qui le replace le bec en
haut* : tirez légèrement sur l'explorateur et vous sentirez le plus ou moins de souplesse ou de hauteur
du col, dans la partie correspondante.

Replacez l'explorateur horizontalement, ramenez-
le vers le fond au contact de la paroi postérieure,
inclinez le bec à gauche et faites de ce côté, comme
tout à l'heure à droite, pour raser la partie gauche
de la vessie et vous retrouver au col.

Dans la vessie normale, vous ne pourrez pas, chez
l'homme, tourner par le bas l'instrument au contact
du col, il n'y a pas de bas-fond ; tandis que, chez la
femme, surtout multipare, où la vessie n'est plus
bien soutenue par le vagin, vous aurez un bas-fond
tel, que, pour en toucher la paroi, vous devrez relever fortement le manche de votre instrument, pour
amener le bec très en bas.

Vous explorerez la *paroi supérieure de la vessie*
par une manœuvre inverse, c'est-à-dire en abaissant
fortement le manche de l'explorateur entre les
jambes, de façon à porter le bec très en haut.

Vous sentez les parois de la vessie comme une *étoffe
souple veloutée peu épaisse.* Vous n'avez ni relief ni dépression ; la paroi est souple, sauf quand elle se con-

tracte. Au col vous sentez l'épaisseur et la résistance augmenter, et vous notez la régularité des contours.

Dans toutes ces manœuvres vous ne provoquez pas de douleurs, ni d'envie d'uriner appréciable.

Article II. — EXPLORATION DE LA VESSIE CHEZ UN SUJET MALADE.

Quand vous explorez la vessie d'un sujet malade, vous cherchez à reconnaître quelle quantité d'urine elle contient — s'il y a des corps étrangers — s'il y a des modifications dans les formes de la cavité, dans l'état des parois, dans la sensibilité et la contractilité.

C'est *au niveau du col* que vous trouverez les déformations principales, mais vous en observerez aussi dans les autres parties de l'organe, surtout dans la partie antéro-inférieure.

Les modifications de l'hypertrophie prostatique et de la cystite chronique sont au bas-fond, au-dessous du col ; elles gagnent aussi le reste de la vessie.

Vous aurez des *modifications permanentes*, celles qui se voient chez les vieillards, où s'établissent des lésions anatomiques ; mais vous aurez aussi des *modifications temporaires*, physiologiques (Guyon), provoquées passagèrement par un état douloureux de la vessie.

Prenez, pour ces recherches, l'*explorateur coudé à bec relativement court*, pour explorer les recoins et anfractuosités de la vessie, les cellules, les corps étrangers.

Opérez, d'une manière générale, comme vous l'avez vu plus haut, pour la vessie normale ; lorsque vous avez pris une idée d'ensemble de la vessie, rapprochez-vous du col.

§ 1er. — **Examen du col.**

Cherchez à circonscrire tout le col, y compris son segment inférieur.

Attirez légèrement, mais fermement, l'instrument vers vous, et vous sentirez l'*épaisseur* et la *consistance du col*; faites-le évoluer, tourner au contact du col, sans trop appuyer, vous serez bientôt arrêté par une saillie; poussez doucement l'instrument en arrière pour le dégager, vous notez ainsi l'épaisseur de cette saillie; faites encore l'exploration en sens inverse.

Les obstacles que vous sentez ainsi, et qui tiennent à l'hypertrophie prostatique, sont presque toujours *rapprochés de l'un des côtés de la vessie*; ils sont souvent si développés, qu'ils paraissent combler tout le côté de la vessie où on les rencontre, et que la vessie ainsi déformée n'a plus qu'un côté, dans lequel votre sonde s'engage toujours. Les reliefs, que vous trouvez dans l'hypertrophie prostatique, ne sont jamais égaux. Appliquez sur le plus épais la concavité du bec de la sonde, notez avec le doigt le point d'affleurement au méat, tournez et embrassez la partie la plus mince de la vessie : votre doigt resté en place sur le méat vous indiquera la différence d'épaisseur.

§ 2. — **Examen du bas-fond.**

Vous avez vu où étaient les déformations principales, vous savez qu'il faudra que vous insinuiez votre instrument, soit de droite à gauche, soit

de gauche à droite, pour pénétrer dans le bas-fond
de la vessie.

Souvent, quand le bas-fond est développé, vous
aurez besoin d'*élever fortement le manche* de votre
instrument pour que le bec, abaissé sensiblement,
affleure le fond de la cavité anormale ; donnez quelques mouvements de latéralité pour juger de la largeur de la cavité ; poussez ensuite votre instrument
en arrière et vous verrez *que cette cavité se continue
bien directement avec le reste de la vessie, c'est un bas-
fond. et non une cellule.* Exceptionnellement vous
rencontrerez là comme une loge un peu déjetée de
côté. Le plus souvent le bas-fond forme comme une
annexe de la vessie, une cavité au-dessous du col.

§ 3. — **Valvules du col**.

Les valvules décrites par Mercier sont *musculaires,*
et se voient à tout âge, ou *prostatiques*, réservées aux
vieillards. Les valvules musculaires sont exceptionnelles.

Pour les recherches, servez-vous de l'explorateur
de Mercier qui est coudé à angle presque droit.
A l'aller, vous sentirez le *talon* de l'instrument, d'abord
arrêté par la valvule qu'il soulève, se dégager tout à
coup, en donnant la sensation de résistance vaincue ;
au retour, quand vous n'avez noté aucun autre
obstacle, vous notez qu'en passant de la vessie dans
la région prostatique le bec de l'explorateur donne
la sensation d'une barrière par-dessus laquelle il
glisse ; mais, encore une fois, ces sensations s'ob-
servent très exceptionnellement.

§ 4. — **Néoplasmes.**

Bien que leur recherche repose sur d'autres cons-
tatations et surtout sur la cystoscopie, vous pouvez
encore faire, avec l'explorateur métallique, la cons-
tatation de la présence du néoplasme, de son volume,
de son siège. Vous promenez l'instrument, comme
vous l'avez vu plus haut, sur les parties latérales
de la face inférieure de la vessie. Mais en somme
vous n'aurez de la sorte que des renseignements
assez imparfaits, et la cystoscopie sera bien préférable.

§ 5. — **Percussion intravésicale.**

Il vous est nécessaire de compléter vos recherches
par les manœuvres de percussion, qui vont être les
principales pour la recherche des corps étrangers.
Prenez en main la poignée cylindrique de l'explorateur, faites-la rouler entre les doigts, et vous trans-
mettrez facilement les mouvements rapides et doux
qui vont vous permettre de faire la percussion. Vous
pouvez alors examiner la vessie calculeuse.

§ 6. — **Vessie calculeuse.**

Explorez-la d'abord avec les *instruments non métalliques*; ayez l'*explorateur à boule olivaire en gomme*, qui
vous a servi pour l'urètre ; en arrivant à la prostate,
poussez avec ménagement et douceur, vous sentez
bientôt, en entrant dans la vessie, un *choc* ; vous entendez quelquefois comme un bruit, mais plus sou-

vent vous sentez que le corps solide, résistant, que vous avez heurté, se *déplace* immédiatement: c'est un calcul peu volumineux. Lorsque, après avoir perçu le choc, vous ne percevez pas le déplacement de ce calcul et que vous pouvez le frapper plusieurs fois sans le déplacer, la pierre est grosse, à moins que la vessie ne soit rétractée.

Au lieu d'un choc, si vous avez un *frôlement* (bruit de cuir neuf), plus ou moins *étendu*, perçu en entrant ou en sortant, ou dans les deux mouvements, c'est une pierre volumineuse; si le frôlement est multiple, perçu de plusieurs côtés à la fois, c'est l'indice de plusieurs calculs ou de plusieurs fragments.

Pendant un cathétérisme avec la sonde en *gomme droite*, ou surtout la *sonde béquille*, vous sentirez quelquefois la pierre, soit à l'entrée, par choc, soit à la sortie, par frôlement. Souvent vous aurez avantage à agir de la manière suivante : introduisez une sonde en gomme, placez le malade debout; vous n'avez rien senti en entrant, mais en laissant couler l'urine, le malade accuse de la douleur; ramenez alors lentement la sonde, vous percevez le frôlement, et vous éprouvez quelques difficultés à retirer la sonde pincée entre le calcul et la vessie contractée : il y a une pierre.

L'*explorateur métallique coudé* sera votre *instrument de choix*; introduisez-le comme nous l'avons déjà dit au cathétérisme, et faites avec lui de petits mouvements de percussion : vous sentez bientôt *un choc, que souvent même vous entendez à distance*. Si vous avez un *bruit unique*, le calcul est unique aussi, mais s'il y a plusieurs pierres vous sentez que l'explorateur frappe à droite et à gauche, le *bruit est double ou multiple*, quelquefois c'est un véritable cliquetis, c'est qu'il y a des pierres multiples.

De la façon plus ou moins libre avec laquelle aura marché votre explorateur, vous pourrez déduire le volume des pierres.

Le *bruit*, que produit l'explorateur frappant sur la pierre, est *tantôt très net et très clair*; c'est une forte présomption de calcul urique et dur ; mais ce n'est qu'une présomption, car quelques pierres, dont la masse est plutôt mollasse, ont une sorte de croûte mince et lisse qui peut donner un son clair. Mais si le calcul vous donne une sensation un peu pâteuse et rugueuse avec *un son très sourd*, vous pouvez en conclure presque sûrement à une pierre *phosphatique* et secondaire.

Mesurez encore le calcul en percutant : pour cela, *percutez* le calcul d'avant en arrière, jusqu'à ce que vous arriviez à ses limites postérieures, ramenez le bec de l'explorateur au contact, mettez votre index gauche sur la tige, au ras du méat ; recommencez la percussion et votre doigt recule à mesure que la tige de l'explorateur recule, la percussion se faisant alors d'arrière en avant sur le calcul ; bientôt le choc cesse : l'intervalle compris entre votre index gauche et le méat, indique la longueur du chemin parcouru et l'une des dimensions du calcul ; vérifiez d'ailleurs, en refaisant le chemin en sens inverse : votre doigt vient alors de nouveau affleurer le méat. D'ailleurs vous pouvez, en commençant la percussion à l'arrière, embrasser l'arrière du calcul dans la concavité du bec de l'explorateur ; puis vous assurer de l'avant du calcul, à l'aide du talon de l'explorateur, quand la percussion est finie.

Par ces recherches vous ne saurez pas exactement toutes les dimensions du calcul, mais vous saurez si le calcul est gros, moyen ou petit.

§ 7. — Exploration à l'aide du lithotriteur.

Le lithotriteur vous servira aussi beaucoup pour explorer les calculs de la vessie — nous renvoyons pour ce point à l'étude de la lithotritie (Voy. p. 152) — mais il vous sera surtout précieux pour reconnaître les *corps étrangers* : avec le lithotriteur, vous pouvez les prendre, alors qu'avec l'explorateur vous ne les aviez pas sentis.

Les diverses explorations que vous faites, soit avec l'explorateur coudé, soit avec le lithotriteur, peuvent rencontrer une *série de difficultés* tenant aux irrégularités du bas-fond vésical, aux cellules, aux contractions irrégulières, à la vessie en portefeuille, à la trop grande dépressibilité des parois de la vessie, à la présence d'une trop grande quantité de liquide, à la nature de la pierre (pierres poreuses et flottantes); mais les difficultés ayant une importance bien plus grande pour la lithotritie, nous renvoyons au chapitre de la *lithotritie* où elles seront exposées en détail.

Quelquefois, dans vos explorations, vous aurez des *sensations dures, autres que celles de la pierre*. Quelquefois vous heurtez une colonne de la vessie que vous accrochez, mais le toucher simple seul vous trompera, car, à la percussion, vous ne retrouvez pas le choc du calcul.

Quant aux calculs enchatonnés, exceptionnels, c'est toujours au *même point*, au *même moment*, que vous aurez le choc, et vous ne pourrez jamais dé-

placer le calcul. Il en sera de même pour les incrustations calcaires, qui sont rares en tant qu'incrustations vraies; le plus souvent le contact anormal
vous sera donné par une colonne contractée, c'est un
contact et non un choc.

Vous percevrez les *corps étrangers de la vessie*
comme les calculs, par contact et choc.

CHAPITRE II

LAVAGES ET INSTILLATIONS DE LA VESSIE.

Article Ier. — LAVAGES DE LA VESSIE.

Le rôle principal des lavages est le nettoyage. de
la vessie.

§ 1er. — Instruments de lavage.

Vous pourrez vous servir, pour le lavage de la
vessie, des appareils de lavages de l'urètre sans
sonde. Mais si vous obtenez par ces appareils le remplissage de la vessie, que le malade videra par mic-
tions, vous n'êtes pas dans les conditions qu'exige
un bon lavage.

Ne faites donc le lavage de la vessie *qu'avec la
sonde*, et encore, pour un bon lavage, aurez-vous
besoin de sondes bien conditionnées et à larges pa-
villons.

Vous pourrez, à la rigueur, vous servir des poires
en caoutchouc, au besoin des appareils à lavages urétraux (mais en utilisant la sonde), surtout de l'*appareil Duchastelet*. Ce dernier comprend un réservoir

de caoutchouc, muni d'un regard en cristal, et facile
à suspendre, un long tuyau de caoutchouc, about-
issant à un robinet en ébonite à double effet,
qui permet de le laisser adapté à la sonde, pour
injecter et pour évacuer le liquide. Cependant,
surtout pour les lavages que vous pratiquerez vous-
même, *le meilleur instrument est la seringue à anneaux*, que nous avons déjà vue à propos du cathétérisme. Choisissez une *seringue à piston très doux*,
glissant sous la moindre impulsion.

§ 2. — Technique des lavages de la vessie.

Pour laver la vessie, il faut que vous injectiez du
liquide en assez grande quantité, avec assez de vitesse,
pour que ce liquide sorte rapidement. *Ne remplissez
pas* la vessie, mais faites un *va-et-vient*, par de petites
quantités, successivement poussées et immédiatement
rejetées. Il faut provoquer des remous dans la vessie,
et il faut que la sortie du liquide succède presque
immédiatement à son entrée ; le courant d'entrée fait
tourbillonner les parcelles ou saletés à enlever, que
le courant de sortie entraîne, avant qu'elles n'aient
eu le temps de se reposer. Vous ne pouvez obtenir
cela dans des conditions convenables qu'avec la
sonde.

De plus, *évitez de mettre la vessie en tension*, ce qui
donnerait de la douleur et pourrait forcer les uretères.

En ne mettant qu'une quantité de liquide inférieure
à ce que la vessie peut tolérer avant d'être en tension,
vous ne risquez rien, même en injectant avec une
certaine vivacité le liquide ; en retirant vivement la

seringue du pavillon de la sonde, le liquide revient, alors qu'il était encore agité. Ne laissez pas revenir la totalité ; injectez une nouvelle quantité, avant que la vessie ne soit à sec ; vous ferez ainsi de nouveaux remous dans le liquide et vous laverez mieux.

Injectez peu de liquide à chaque coup de piston, 10 à 20 grammes dans les cas douteux, 50 dans les bons cas.

Si la vessie est très sensible, ne répétez pas trop les introductions de liquide, modérez l'impulsion sur le piston ; *si la vessie est peu enflammée*, peu douloureuse, prolongez le lavage, en répétant les introductions du liquide, jusqu'à en avoir fait passer une assez grande quantité.

A la fin du lavage, sauf si la vessie est très sensible, laissez dans la vessie une petite quantité du liquide médicamenteux ; mais dans tous les cas, n'en laissez que quelques grammes.

Dans les vessies qui saignent sous l'influence de l'évacuation, laissez une plus grande quantité de liquide, en l'injectant lentement.

Les lavages avec les *sondes à double courant*, même celle de Voillemier, ne donnent pas les bons résultats qu'on obtient avec une bonne sonde.

CHOIX DE LA SONDE. — Si la vessie n'est pas trop malade, si vous pouvez répéter fréquemment les lavages, vous pourrez vous servir de sondes à un seul œil, et de la sonde Nélaton, bien que celle-ci ait un calibre intérieur faible ; mais si la vessie suppure beaucoup, s'il y a des glaires trop épaisses ou consistantes, des caillots, des graviers, etc., il vous faudra de *bonnes sondes en gomme à deux yeux et à arge calibre intérieur* : il vous faudra même, quel-

CHEVALIER. — *Voies urinaires.* 8

quefois, des sondes métalliques à lithotritie. Mais dans la pratique courante la sonde en gomme, à deux yeux et à large calibre, est la sonde de choix.

Vous pouvez faire le lavage sur le sujet couché, ou debout : debout, si le malade se lave lui-même et n'a pas la vessie douloureuse ; mais *toutes les fois que la vessie est un peu douloureuse, il faut que vous fassiez* vous-même, ou que le malade fasse son lavage *dans la position couchée.*

Si la vessie est assez douloureuse pour ne pas pouvoir tolérer 20 grammes de liquide, renoncez au lavage et faites les instillations ; vous ferez aussi des instillations quand l'état des reins sera trop grave.

§ 3. — Lavages évacuateurs simples.

Quand vous voudrez entraîner au dehors des sécrétions pathologiques ou des corps étrangers de petit volume de la vessie, faites le lavage à l'eau bouillie ou boriquée, selon la technique indiquée plus haut.

Promenez le bec de votre sonde, si c'est une béquille surtout, dans tous les points de la vessie, et n'arrêtez le lavage que quand le liquide revient clair plusieurs fois de suite, alors que vous avez changé la sonde de place plusieurs fois.

Prenez un liquide tiède ou même chaud.

§ 4. — Lavages évacuateurs avec aspiration.

Lorsqu'il y a de véritables corps étrangers, des glaires fortes ou des caillots, vous êtes obligé d'avoir recours à l'aspiration.

1° **Corps mous, surtout caillots.** — Dans les cas

d'hémorragie intravésicale, avec caillots abondants, le seul traitement de la rétention et de l'hémorragie est l'*aspiration des caillots*.

Il est nécessaire que vous ayez au moins de bonnes sondes béquilles de fort calibre ; quelquefois vous avez besoin des *sondes aspiratrices de lithotritie*. Dans nombre de cas, la sonde béquille 18-22 vous suffira.

L'instrument évacuateur de choix est la *seringue à anneaux*, car l'aspirateur de lithotritie est insuffisant ici : adaptez la seringue, sans les embouts, directement au pavillon de la sonde.

Si la vessie n'est pas distendue, injectez-y par fractions le contenu d'une seringue avant d'aspirer ; si elle est distendue, faites de suite l'aspiration.

Pour cela, vous pouvez opérer seul, mieux avec un aide. Si vous êtes seul, adaptez solidement la canule de la seringue à la sonde et attirez le piston, pour faire le vide dans la seringue ; faites une *traction soutenue et douce*, plutôt que des secousses brusques ; les caillots ne tardent pas à passer dans la sonde et la seringue. Si vous avez un aide, maintenez vous-même la sonde et la seringue, pendant que l'aide tire sur le piston de la seringue. Si l'aspiration ne ramène rien, votre sonde ou la canule de votre seringue est bouchée : dégagez la seringue de la sonde, vérifiez si la canule est obturée ; si oui, débouchez-la ; si non, injectez du liquide dans la sonde pour libérer celle-ci ; ou bien passez dans la sonde, si c'est la sonde métallique, le mandrin articulé, pour la nettoyer ; au besoin, enlevez la sonde, et nettoyez-la avant de la replacer.

Dans les cas complexes, servez-vous toujours de

la sonde évacuatrice de lithotritie et d'une bonne
seringue à anneaux : l'opération demande un temps
assez long pour être terminée ; elle sera complétée
par un lavage de la vessie avec un liquide à température élevée, qui désagrège les derniers caillots.

2° **Corps durs**. — Cette évacuation étant surtout
celle de la *lithotritie*, dont elle constitue un des temps
les plus importants, nous renvoyons à la lithotritie,
où elle sera exposée complètement.

§ 5. — **Lavages modificateurs et médica-**
menteux.

Les *solutions* les plus employées dans cet ordre
sont celles d'acide borique, celles de bichlorure de
mercure à 1/10 000 et 1/20 000, préparées sans addi-
tion d'alcool ni d'acide tartrique, et surtout les solutions de nitrate d'argent à 1/500 et 1/1000.

Pour les solutions argentiques, si la vessie a des
urines très troubles, lavez d'abord à l'acide borique ;
puis, quand le liquide revient clair, faites le lavage
avec la solution argentique *tiède* : mais ne cherchez
pas ici à provoquer les tourbillons dont nous avons
parlé aux lavages évacuateurs. Bornez-vous à injecter
de 15 à 25 grammes *très lentement*, laissez séjourner
une à deux minutes, évacuez, réinjectez 15 à
25 grammes lentement, évacuez et recommencez
jusqu'à ce que vous ayez utilisé dans la séance
100 à 125 grammes de liquide.

A la dernière injection que vous pousserez, attirez
légèrement la sonde pour que l'un des yeux soit dans
l'urètre prostatique, et que le lavage nettoie cette
portion qui est souvent intéressée dans les cystites.

Article II. — INSTILLATIONS VÉSICALES.

Les instruments seront les mêmes que ceux qui nous servent dans les instillations urétrales, c'est-à-dire l'explorateur perforé à boule en gomme et la seringue à instillations de Guyon.

Faites toujours uriner le malade avant de pratiquer l'instillation.

Dans nombre de cas, vous instillez dans la vessie, d'une *manière indirecte*, en faisant, comme nous l'avons vu aux instillations urétrales, une instillation dans l'urètre prostatique, d'où les gouttes refluent dans la vessie. Vous pouvez alors instiller en poussant le piston lentement, sans avoir mis le curseur à tours de vis; mais il est néanmoins préférable d'agir par tours de vis; mettez de 30 à 40 gouttes.

D'autres fois, en particulier pour les instillations de sublimé (1/5000 sans alcool, ni acide tartrique), vous ferez l'instillation *directement dans la vessie* : il vaut mieux dans ces cas n'introduire l'instillateur olivaire qu'adapté à la seringue et armé, comme nous l'avons vu dans les instillations urétrales; mais vous pouvez aussi introduire l'instillateur à boule seul, et, une fois qu'il est dans la vessie, lui adapter la seringue et pousser lentement, sans tours de vis, un centimètre cube ou un peu plus de la solution.

Bien qu'il soit préférable de ne faire l'instillation que par l'instillateur à boule olivaire, si vous avez eu à placer déjà une sonde dans la vessie et que le malade redoute un second cathétérisme, vous pouvez adapter à la sonde la canule de votre seringue à instillation et pousser votre instillation par cette sonde, en

8.

augmentant d'une demi-seringue, ce qui représente
la quantité du médicament qui restera dans la sonde
sans aller dans la vessie.

Les solutions les plus employées pour les instillations sont celles de nitrate d'argent de 1 à 5 p. 100 et
celles de sublimé de 1/1000 à 1/5000, sans alcool ni acide
tartrique ; mais on peut instiller une série d'autres
préparations, anesthésiques par exemple.

CHAPITRE III

CYSTOSCOPIE.

La cystoscopie, ou endoscopie vésicale à lumière
interne, se fait surtout avec les cystoscopes de Nitze,
de Boisseau du Rocher, de Brenner et d'Albarran.

Voyons d'abord le cystoscope de Nitze avec irrigation ; nous verrons ensuite celui d'Albarran, à propos
du cathétérisme des uretères.

Article Ier. — CYSTOSCOPIE SIMPLE.

§ 1er. — Instruments.

Cystoscope de Nitze. — Il y a deux modèles de
cystoscope de Nitze : sans irrigation, avec irrigation.

Au point de vue essentiel, un cystoscope de Nitze
comprend les pièces suivantes :

L'*ensemble* forme une sonde-béquille métallique
longue de 20 centimètres, et d'un calibre de 23 Charrière.

A l'extrémité du bec, se trouve une petite *lampe*

électrique, qui se visse au bec de la béquille, et dont les deux fils communiquent, l'un avec un conduc-

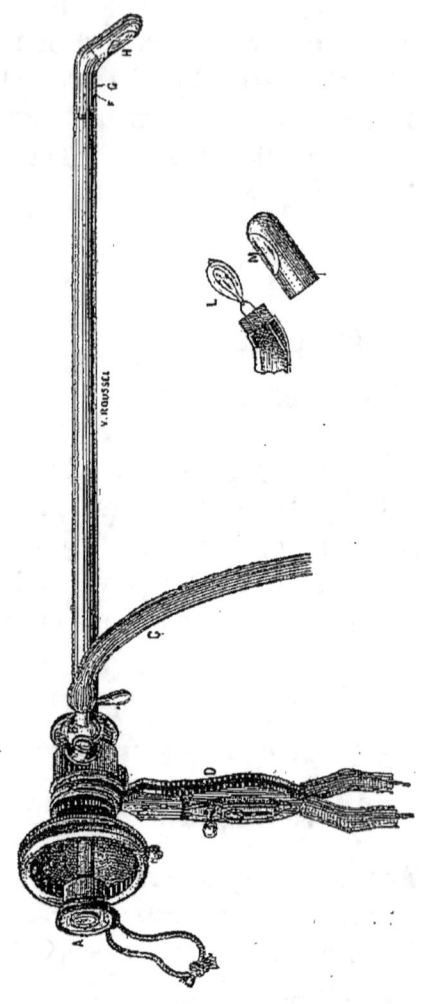

Fig. 49. — Cystoscope irrigateur de Nitze. — A, tube optique; B, clef d'irrigation qui s'ouvre à l'extrémité inférieure de l'instrument en E; C, tuyau d'irrigation; D, pince tournante qui met le cystoscope en communication avec la source électrique; F, orifice inférieur du tuyau irrigateur du côté gauche, qui s'ouvre au-dessus du prisme G; H, lampe électrique: L, lampe Edison dont on a retiré le manchon M.

teur en dedans de l'instrument, l'autre avec la paroi métallique externe du cystoscope. Au coude de l'instrument, *se trouve du côté de l'angle ouvert*, sur la tige (n° 1 du Nitze), un *prisme* qui reflète, à angle droit, dans le tube, les images ; celles-ci sont agrandies par des lentilles placées dans un tube intérieur. Dans certains modèles (n° 2 de Nitze) le prisme est sur la courte portion de la béquille et sur la *convexité* ; dans d'autres (n° 3 de Nitze), le prisme est aussi sur la courte portion de la béquille, mais cette fois sur la *concavité*.

Du côté du pavillon du cystoscope se trouvent deux anneaux, où aboutissent les conducteurs électriques en contact avec les fils de la lampe. Sur ces deux anneaux, s'articule, par simple pression, en forçant légèrement, une *pince spéciale*, qui permet de tourner le cystoscope, sans le déranger, et qui se met en continuité, par des fils conducteurs, avec la pile électrique, source de lumière. Cette pince porte un petit commutateur qui, par simple glissement, donne ou interrompt le courant.

Le pavillon est élargi pour qu'on y puisse appliquer l'œil ; au centre se voit la lentille qui termine le *tube intérieur optique* ; ce tube est *mobile* dans le tube extérieur.

Sur le pavillon, du côté correspondant à la concavité du bec de la béquille, se trouve un *petit bouton qui sert d'index* pour savoir où se trouve le bec du cystoscope.

Deux *petits conduits* sont établis sur l'extérieur du tube du cystoscope : l'un débouche par plusieurs orifices au-devant du prisme, il permet le lavage de celui-ci ; l'autre débouche latéralement par un large orifice vers l'extrémité vésicale du cystoscope : il permet de faire l'irrigation de la vessie sur place. Chacun d'eux, du côté du pavillon de l'instrument, débouche au dehors, par une portion coudée munie d'une clef: par l'intermédiaire de deux tubes en caoutchouc, qu'on y adapte, on peut faire l'irrigation.

§ 2. — Opération.

1° **Manœuvre du cystoscope.** — Avant de vous servir du cystoscope, vérifiez l'état de l'appareil optique, voyez si les images sont claires, si les tubes d'irrigation fonctionnent bien. Essayez votre lampe, trop de courant la brûlerait, trop peu n'éclairerait pas assez ; examinez combien de volts il faut pour une bonne lumière.

Habituez-vous, en faisant des examens hors de la vessie, au *caractère des images cystoscopiques*; celles-ci sont *renversées*, mais d'une certaine manière. Tout ce que le cystoscope montre à droite est bien à droite, ce qu'il montre à gauche est bien à gauche ; mais si vous placez votre cystoscope en vue d'un objet allongé à plat, cet objet vous paraît vertical, si le cystoscope est horizontal aussi, et parallèle à l'objet ; il vous paraît à plat et renversé, si le cystoscope est à 45°, sur l'horizontale de l'objet.

La *grandeur réelle* de l'objet change également : normale, si l'objet est à 3 centimètres du prisme, cette grandeur diminue d'autant plus qu'on s'éloigne de l'objet, et augmente quand on s'en rapproche.

Pour vous exercer, vous pouvez commencer à étudier sur les *vessies-fantômes (cysto-fantômes)*, garnies ou non d'une vessie de cadavre.

Stérilisation des cystoscopes. — Les cystoscopes se stérilisent mal, et ne supportent pas l'étuve, à part celui de Boisseau du Rocher, dont l'usage est moins répandu. C'est avec une solution d'eau phéniquée à 5 p. 100 que la désinfection se fait. Elle est souvent insuffisante et oblige à prendre du côté du malade toute une série de précautions (avant et après la cystoscopie). Aussi faut-il *réserver la cystoscopie aux cas où il n'y a pas d'infection générale de l'appareil urinaire*, car la cystoscopie provoque souvent la fièvre dans ces cas. — Les tumeurs de la vessie ou du rein, les corps étrangers de la vessie (autres que les calculs) sont les affections où la cystoscopie rend le plus de services; elle est précieuse aussi pour le cathétérisme des uretères.

2° **Précautions préalables.** — *a*) URÈTRE. — L'urètre de votre malade doit être assez large pour laisser passer la sonde 24; préparez-le donc, en le dilatant, s'il le faut, ou même, comme pour la lithotritie, en plaçant, la veille de l'exploration, une sonde à demeure, que vous enlèverez au moment de faire la cystoscopie.

b) PROSTATE. — Elle gêne rarement.

c) VESSIE. — Il est indispensable que la vessie puisse garder au moins 60 à 80 grammes de liquide ; car, au-dessous de ce chiffre, les parois de la vessie se rapprocheraient trop de la lampe ; la vue serait gênée, et surtout des brûlures de la vessie (on les constate à la taille hypogastrique) se produiraient. En moyenne, il faut même que la vessie puisse supporter 250 grammes.

Il est indispensable aussi que le milieu vésical soit transparent ; or souvent il est trouble, ou sanglant, quand vous avez à cystoscoper. Si le liquide est trouble, le lavage de la vessie permet souvent d'avoir un milieu transparent ; mais si la vessie saigne, la chose est plus difficile ; entretenez alors, par les tubes d'irrigation, un courant continu ; si le liquide, malgré tout, devient trop rouge, éteignez la lampe et faites une large irrigation, de plus priez un aide de continuer l'irrigation, pendant que vous reprenez l'examen. Si enfin le saignement est trop intense, renoncez à la cystoscopie.

3° **Anesthésie.** — Si la vessie est trop sensible, faites, au niveau du col, une instillation vésicale de cocaïne à 3 p. 100 (40 gouttes), et, si le malade est trop indocile ou souffre trop, donnez le chloroforme « à la reine ».

4° **Position et préparation du malade.** — Le malade est couché en travers de son lit, le siège un peu relevé avec un coussin, les jambes en demi-flexion, soutenues par des aides, ou les pieds appuyés sur des chaises.

Il sera plus commode de l'examiner sur une table à demi-mobile, sur le bord de laquelle le malade est assis, presque couché, les pieds portant sur les pédales ; c'est la même table que pour l'urétroscopie.

Faites la toilette du méat et du canal, lavez ensuite la vessie avec une sonde molle et une seringue ; quand le liquide revient clair, garnissez la vessie de 150 grammes d'eau boriquée tiède.

5° **Introduction du cystoscope.** — Assurez-vous encore une fois que le cystoscope va bien, éteignez-le, graissez-le avec un peu de glycérine ou d'huile phéniquée, placez-vous entre les jambes du malade, et, comme pour le cathétérisme avec les instruments métalliques, faites le cathétérisme avec le cystoscope, en surveillant avec soin le bouton index du pavillon, qui vous indique la concavité du cystoscope. Quand vous avez franchi le col vésical, poussez l'instrument assez profondément pour sentir le bec libre et loin des parois de la vessie.

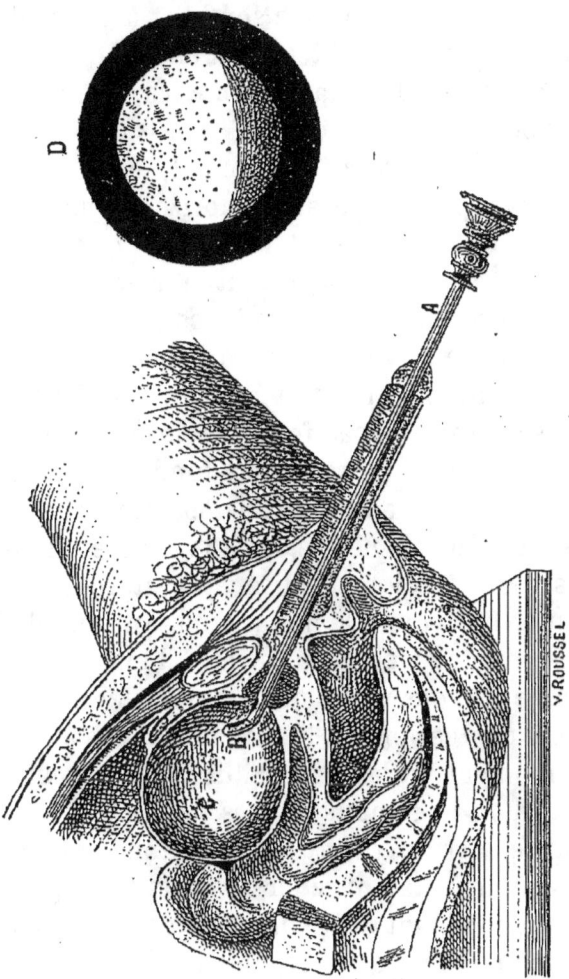

Fig. 50. — Position du cystoscope au moment de son entrée dans la vessie. — A, tige de l'instrument ; B, lampe électrique ; C, cavité vésicale. Le prisme du cystoscope regardant en haut et se trouvant exactement au niveau du col, on voit l'image D qui représente un croissant à concavité supérieure.

A ce moment, allumez le cystoscope, en poussant le commutateur de la pince mobile ; regardez.

6° **Examen avec le cystoscope.** — *a*) Col. — Vous avez un champ clair, lumineux et orangé : attirez l'instrument vers vous, bec en haut ; le prisme est au contact du col, et vous voyez dans la partie inférieure du champ un croissant rouge sombre, à bord plus clair (fig. 50) ; ce croissant se voit en haut, en bas, à droite, à gauche ; il est tantôt concave, tantôt droit et irrégulier.

b) TRIGONE. — Tournez l'instrument, *le bec en bas*, (l'index vous repère) ; poussez-le horizontalement en arrière, jusqu'au fond de la vessie, en l'inclinant à droite et à gauche. Vous voyez tout le trigone lisse et uni, de couleur moins rosée que le reste de la vessie ; au delà du trigone, vous avez un relief transversal lumineux (le muscle interuretéral), plus au delà une partie plus sombre (le bas-fond) : relevez un peu le manche pour bien explorer le bas-fond.

c) URETÈRES. — Le bec du cystoscope, orienté en bas, tournez-le de façon qu'il regarde la cuisse du côté que vous voulez explorer, attirez le cystoscope jusqu'à ce que vous voyiez le mince croissant du col ; le trigone se montre en raccourci, et, à l'extrémité du cône lumineux, vous voyez une petite fente rosée, ou une simple dépression, ou encore un bourrelet, soulevé par moments et laissant jaillir brusquement un jet d'urine dont le remous est très visible.

Si vous ne voyez pas nettement, enfoncez un peu plus l'instrument, tâtonnez en abaissant un peu le manche, en inclinant un peu à droite et à gauche ; injectez un peu plus de liquide, ou bien cherchez du côté opposé si l'autre uretère est plus visible, revenez alors du premier côté, au point symétrique, et regardez : dites à un aide de presser un peu sur l'uretère par la paroi abdominale, un petit jet liquide jaillit brusquement ; c'est l'uretère cherché.

d) Corps de la vessie. — Retournez alors l'instrument le bec en l'air, relevez fortement le manche (fig. 51). Vous l'abaisserez ensuite fortement, comme dans la figure précédente ; pour voir toute la cavité, inclinez le bec à peine à droite, puis à gauche, puis beaucoup à droite et à gauche, en répétant les

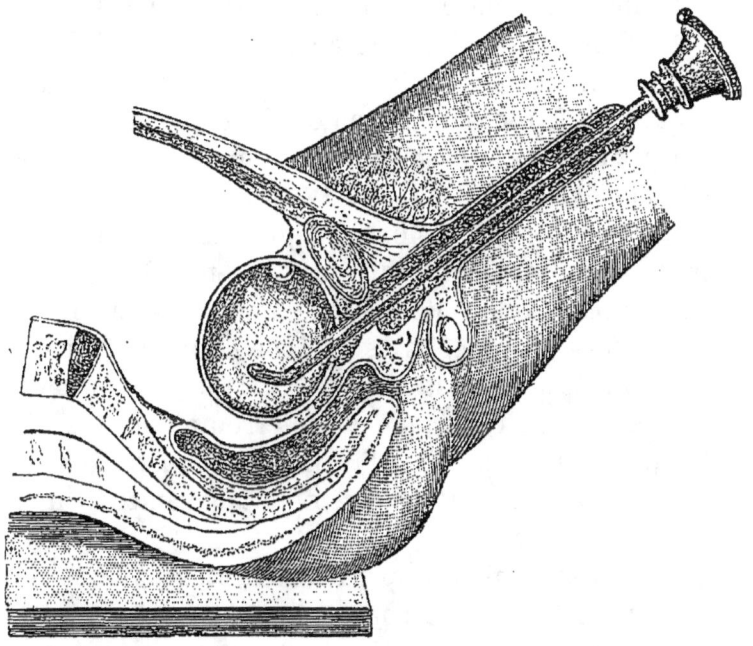

Fig. 51. — Position du cystoscope lorsque, après avoir été introduit dans la vessie, il va toucher par sa convexité la paroi de la vessie.

manœuvres le manche relevé puis abaissé, vous voyez tout ce que vous n'avez pas encore vu de la vessie ; — sauf un petit segment de la partie centrale du col, pour lequel il faut le cystoscope n° 3.

7° **Difficultés pendant l'examen.** — Dans la traversée urétrale, le cystoscope a pu se salir par des sécrétions et du sang : la vision n'est pas nette. Éteignez la lampe et faites une irrigation qui lavera le prisme.

Quand la vision est gênée par le trouble du liquide, un caillot, un peu de mucus, un fragment de tumeur, faites l'irrigation, qui vous permettra en outre de bien voir le pédicule ou les villosités des tumeurs qui flotteront.

Le malade souffre-t-il, les envies d'uriner deviennent-elles pressantes, éteignez la lampe, laissez écouler un peu de liquide sans en injecter, attendez un peu, puis reprenez l'examen. Si le malade souffre encore, enlevez le cystoscope et remettez la séance à une autre date.

Quelquefois la vision, jusqu'alors parfaite, se trouble, devient confuse, puis s'arrête : il s'agit de sang ou de caillots dont l'irrigation vous débarrassera ; mais quelquefois celle-ci ne donne rien, c'est alors que le sang s'est coagulé sur la lampe, ou bien que le conduit électrique est interrompu, ou que la lampe est brûlée ; retirez l'instrument et arrangez-le, séance tenante, ou bien remettez l'examen à une date ultérieure.

8° **Photographies et opérations cystoscopiques**. — Nitze a fait des cystoscopes pour photographie, des cystoscopes-pinces, cautères, et à anse galvanique, mais leur usage est assez complexe.

Article II. — CYSTOSCOPIE AVEC CATHÉTÉRISME DES URETÈRES

Le cathétérisme des uretères, tel que le faisait Pawlick, a été remplacé par le procédé de Grünfeld (tube endoscopique), mais surtout par le cathétérisme avec les cystoscopes à lumière interne (cystoscope de Brenner, Nitze, Casper, Boisseau du Rocher). L'instrument le plus remarquable que nous ayons actuellement est le cystoscope d'Albarran.

§ 1. — **Instruments.**

Cystoscope d'Albarran. — Cet instrument comprend trois pièces :

a) Une *portion optique*, qui a les dispositions générales d'un cystoscope ordinaire de Nitze, dont la tige, plus longue, porte une encoche pour recevoir l'onglet de la pièce uretérale.

b) Une *pièce irrigatrice*, formée d'une demi-gouttière, qui s'emboîte exactement sur la portion optique, et qui est creusée d'un canal d'irrigation débouchant, par son extrémité vésicale, sur le bord du prisme ; lorsque cette pièce est adaptée à la portion optique, elle réalise le cystoscope irrigateur de Nitze.

c) Une *pièce uretérale*, qui est la plus importante. La *pièce uretérale* est une demi-gouttière, s'emboîtant parfaitement sur la portion optique, et se terminant par un *onglet* articulé, qui s'élève ou s'abaisse, au moyen de deux tiges d'acier, cachées dans la gouttière et reliées à une roue excentrique, placée du côté du pavillon du cystoscope. Sur la voûte de la gouttière est un canal, qui laisse passer la sonde uretérale, de façon qu'elle débouche au-dessus de l'onglet. A l'extérieur, du coté du pavillon, le canal de la sonde uretérale débouche par deux conduits bifurqués : l'un, à gauche, muni d'un robinet, sert à l'irrigation ; l'autre, à droite, muni d'un pas de vis, commandant une rondelle de caoutchouc qui fait valve sur la sonde, sert au passage et au jeu de la sonde.

La pièce uretérale se monte par simple pression, et on a un cystoscope d'un n° 25 Charrière. Cette pièce peut tourner autour de la portion optique, sans se déboîter.

Les conducteurs et sondes sont : 1° un *mandrin métallique*, qu'on peut introduire par le canal uretéral, pour appuyer sur l'onglet, au moment du cathétérisme chez l'homme ; 2° un *mandrin en baleine* à extrémité souple, long de 70 centimètres (pour la femme) et sur lequel se visse une *tige de rallonge* de 45 centimètres (soit $1^m,15$ pour l'homme), de façon à faire le cathétérisme sur conducteur ; 3° des *sondes* n°s 6 et 7, longues de 70 centimètres, à extrémité cylindrique, olivaire, ou à bout coupé, qui peuvent être mises en place directement par le cystoscope ; 4° des *sondes* n°s 9, 10, 11 et 12, à *bout coupé*, pour faire le cathétérisme

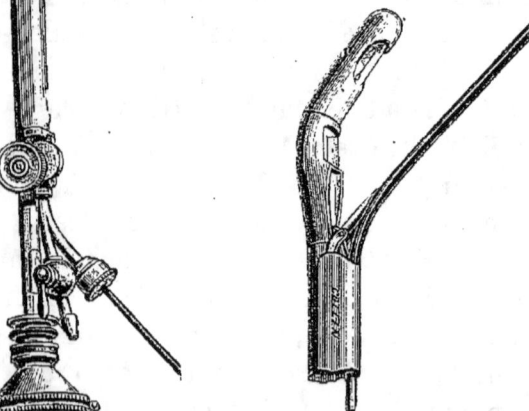

Fig. 52. — Cystoscope complet du Dr Albarran.

Fig. 53. — Partie active du cystoscope montrant la bougie dirigée par le bec mobile vers l'orifice de l'uretère.

sur conducteur par l'intermédiaire du mandrin en
baleine.

§ 2. — Technique opératoire.

Exercez-vous d'abord à la manœuvre de l'instrument, passez une sonde ou le mandrin de baleine
dans le canal de la pièce uretérale : au moment où
elle dépasse l'extrémité antérieure du canal, faites
aller la roue excentrique : celle-ci transmet le mouvement à l'onglet qui se soulève de l'horizontale
jusqu'à la verticale ; réglez ces mouvements.

1° Préparation de l'instrument. — Vérifiez les mouvements de l'onglet; avant d'adapter la pièce uretérale, pour rendre l'instrument étanche, mettez sur la
concavité de la gouttière un peu du mélange : vaseline, 9 parties; paraffine, 1 partie (Albarran). Assurez-
vous que l'onglet est bien abaissé et logé dans la
gouttière spéciale, qui lui est destinée près du prisme.

Si vous devez sonder un homme, pour faciliter le
cathétérisme, mettez le mandrin métallique pour maintenir l'onglet abaissé ; passez-le par la branche irrigatrice de la pièce uretérale; une fois l'instrument
en place, vous enleverez le mandrin métallique et
mettrez la sonde dans son conduit particulier. Si
vous devez sonder une femme, mettez de suite la
sonde uretérale un peu huilée; serrez la vis qui
presse sur la rondelle de caoutchouc traversée par la
sonde, laquelle doit glisser à frottement doux.

2° Préparation du malade. — C'est la même que
pour l'examen cystoscopique simple (Voy. p. 142).

3° Introduction de l'instrument. — C'est également comme pour la cystoscopie ordinaire.

4° **Recherche de l'orifice uretéral**. — Vous le cherchez comme nous l'avons dit plus haut ; lorsque vous
l'avez reconnu, placez votre cystoscope pour avoir
le méat uretéral vers le milieu, ou au-dessous du
milieu du champ de l'instrument et vers le côté à
cathétériser. *Poussez alors lentement la sonde uretérale jusqu'à ce que vous aperceviez bien distinctement
son extrémité.*

5° **Introduction dans l'uretère**. — La main gauche
tient le cystoscope, la main droite tourne la roue
excentrique ; vous voyez le bec de la sonde se relever petit à petit et se placer dans la direction du
méat uretéral ; êtes-vous en face, poussez lentement
la sonde, vous voyez que son bec va vers l'uretère ;
par de petits mouvements de la roue excentrique
corrigez la direction s'il le faut, changez un peu le
cystoscope, ou seulement la pièce uretérale. A la fin,
vous voyez la sonde s'engager dans l'orifice uretéral.
Poussez la sonde par de petits mouvements doux,
aussi loin que vous pouvez aller : si elle s'arrête ou
se plie dans la vessie, vous le voyez avec le cystoscope. Enfin votre sonde est allée au point désiré.

6° **Enlèvement du cystoscope**. — Ramenez l'onglet
à l'horizontale, par la roue excentrique ; éteignez la
lampe ; d'une main, tenez, en la poussant légèrement,
la sonde ; de l'autre main, retirez le cystoscope (comme
le cathétérisme métallique), qui glisse d'arrière en
avant sur la sonde. Lorsque le bec du cystoscope
reparaît au méat, à l'extérieur, prenez d'une main la
sonde au niveau du prisme, maintenez-la et enlevez
le cystoscope, en le faisant glisser sur la sonde.

7° **Cathétérisme sur conducteur**. — Si vous mettez
la sonde directement par le cystoscope, elle est for-

cément petite (n⁰ˢ 6 et 7) et trop petite souvent pour
bien amener l'évacuation du pus épais des pyonéphroses. Vous aurez avantage alors à faire le cathétérisme sur conducteur. Vous opérez comme plus
haut, avec le mandrin de baleine au lieu de la sonde ;
le mandrin étant en place, comme la sonde, et le
cystoscope enlevé, faites sur le mandrin, avec une
sonde à bout coupé (n⁰ˢ 9 à 12), le cathétérisme,
comme dans l'urétrotomie interne ; puis, la sonde
bien en place, vous retirez le mandrin.

Pour changer la sonde, au bout de quelques
jours, si c'est une sonde à bout coupé, il vous suffit
d'introduire le mandrin dans son intérieur, de retirer
la sonde en laissant le mandrin dans l'urètre, et de
refaire le cathétérisme sur conducteur avec une nouvelle sonde.

CHAPITRE IV

LITHOTRITIE.

Le broiement des calculs et l'aspiration des fragments constituent les temps essentiels de la lithotritie. Elle se fait maintenant, après les importantes
recherches de Bigelow et celles de Guyon, à séances
prolongées.

Article Iᵉʳ. — INSTRUMENTS.

Les instruments spéciaux qui vous sont nécessaires sont des lithotriteurs, un marteau de lithotritie, des sondes évacuatrices (videurs Heurteloup), un

aspirateur Guyon, des sondes béquilles en gomme, des seringues Guyon (au moins deux).

Ayez en outre des solutions boriquées (plusieurs litres) et des solutions de nitrate d'argent à 1/1000 (plusieurs litres également), tièdes.

§ 1er. — Description du lithotriteur.

Les LITHOTRITEURS sont des lithotriteurs Reliquet-Collin à mors fenêtrés et des lithotriteurs à mors plats. Un lithotriteur se compose de deux branches : une *branche mâle*, reliée à la roue ou volant, qui glisse dans une *branche femelle*, reliée au tambour ou cylindre-poignée. Le mors de la branche mâle pénètre dans celui de la branche femelle. Du côté du manche du lithotriteur, les pièces essentielles à connaître pour la manœuvre sont :

1° DU CÔTÉ DE LA BRANCHE FEMELLE. — *a*) Le *cylindre-poignée* ou *tambour*, qui permet de maintenir la branche femelle, et tout le lithotriteur, quand il est fermé; *b*) la *bascule*, située toujours du côté de la concavité du lithotriteur, qui est la pièce maîtresse, permettant de fermer ou d'ouvrir le lithotriteur ; quand elle est abaissée, elle pince le *ressort* qui fait *écrou brisé* et maintient alors le pas de vis de la branche mâle (laquelle ne peut plus avancer que par mouvement tournant); quand elle est relevée, elle libère le ressort, qui laisse alors la branche mâle glisser dans la branche femelle en toute liberté ; *c*) une *bague* limite les mouvements de la bascule et représente le pavillon de la branche femelle.

2° DU CÔTÉ DE LA BRANCHE MALE. — *a*) Une *roue* ou *volant* cannelé, qui permet de donner les tours de

9.

vis du lithotriteur, ou de manœuvrer la branche
mâle par glissement ; elle représente le pavillon de
la branche mâle ; *b*) elle commande un *pas de vis*, logé

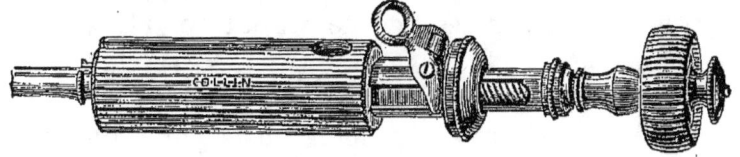

Fig. 54. — Manche du lithotriteur.

dans une chemise d'acier, laquelle, à son tour, continue avec la tige mâle, et peut tourner librement, sans
que le volant participe à ce mouvement.

Le lithotriteur, fermé, représente une sorte d'explo-

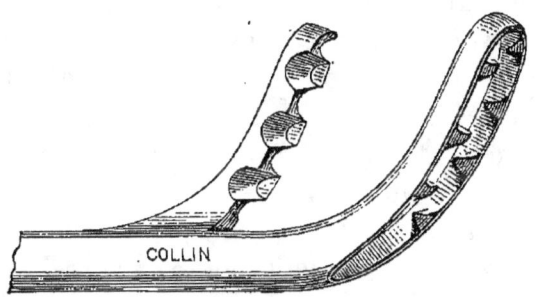

Fig. 55. — Mors fenêtrés du lithotriteur.

rateur métallique dont l'index est figuré par la bascule : il peut s'incliner d'ensemble à droite ou à
gauche, ou se renverser, sans que la roue du volant
soit obligée de suivre.

§ 2. — Fonctionnement du lithotriteur.

Assurez-vous que votre lithotriteur *marche bien* ;
levez la bascule et faites glisser les branches l'une

sur l'autre : le jeu doit en être libre ; pour opérer, huilez la rainure de la branche femelle, où glisse la branche mâle. Fermez ensuite la bascule et voyez si les mouvements d'ouverture et de fermeture du lithotriteur, par les pas de vis du volant, se font facilement.

Exercez-vous au fonctionnement du lithotriteur. Quand il est ouvert, rendez-vous compte du *bruit métallique* que produisent ses branches ; puis habituez-vous aux *transformations* dues à la bascule. Pour cela, tenez *solidement*, quoique assez légèrement, le tambour de la branche femelle, *avec le pouce et les trois derniers doigts de la main gauche, l'index restant libre pour vous permettre de lever ou d'abaisser la bascule*, sans bouger le reste de la main ni le bras. De la *main droite*, avec l'extrémité des cinq doigts, saisissez le *volant cannelé* : c'est par ce volant que vous ferez manœuvrer la branche mâle. Si la bascule est relevée, tirez la branche mâle pour ouvrir le lithotriteur ; puis poussez-la, pour faire la prise du corps étranger (calcul) ; sentez que l'objet cherché est pris ; donnez de petits mouvements de pression légère, pour percevoir sa résistance ; abaissez la bascule. Le lithotriteur est prêt à broyer. Donnez alors le mouvement au volant, en le tournant avec un peu d'impulsion ; votre main droite l'abandonne, le reprend, puis serre à fond s'il le faut. Relevez ensuite la bascule avec l'index gauche ; rouvrez le lithotriteur, en tirant, avec la main droite, la branche mâle ; recommencez les prises et les broiements.

Habituez-vous bien au jeu du lithotriteur pour éviter des pertes de temps, car les prises et broiements se répètent d'une façon très rapprochée ; les mouve-

ments de la bascule sont indiqués par *le bruit que
fait le ressort quand il est libéré* (bascule levée).

Quelquefois, quand vous tenez le corps étranger,
vous *essayez d'abaisser* la bascule pour fermer le
ressort écrou, et *vous ne le pouvez pas*; alors, tout
en maintenant à moitié fermé le ressort, donnez un
petit tour de roue au volant, en avant ou en arrière;
le pas de vis se présente mieux, le ressort se ferme
tout à fait et vous pouvez continuer.

Les mors des instruments sont *fenêtrés* (la branche mâle pénétrant dans la branche femelle) ou *plats*.
Les mors *fenêtrés* font presque tout le broiement;
les mors *plats* le finissent quelquefois et font généralement la vérification.

La série des lithotriteurs va depuis le 00, équivalant
au nº 16 Charrière, jusqu'au 3, équivalant au 30. Il y
a 00; 0, 0 1/2, 1, 1 1/2, 2, 2 1/2 et 3, se succédant de
2 en 2 numéros de Charrière. Le 1 est un 22, le 2 un
26. Les plus employés de tous sont le 2 en mors
fenêtrés et le 1 en mors plats; le 3 étant réservé aux
très grosses pierres, généralement très dures.

Le marteau est un petit marteau métallique avec
un manche étranglé près de la masse.

§ 3. — Description de l'aspirateur.

L'ASPIRATEUR est l'*aspirateur de Guyon*, modification des aspirateurs de Bigelow et Thompson. Il se
compose essentiellement : *a*) d'une *poire en caoutchouc* surmontée d'un entonnoir à robinet pour le
remplissage; *b*) au-dessous de la poire en caoutchouc
se trouve un *long conduit métallique*, présentant,
branché à angle aigu, un *conduit coudé* lui-même

dont une clef ouvre et ferme le canal : l'extrémité
de ce tube est destinée à s'adapter, au moyen d'une
garniture de liège, avec la *sonde aspiratrice* (le
videur); *c*) au-dessous de tout l'appareil, s'adapte,
par une sorte d'articulation en baïonnette, le *réser-*

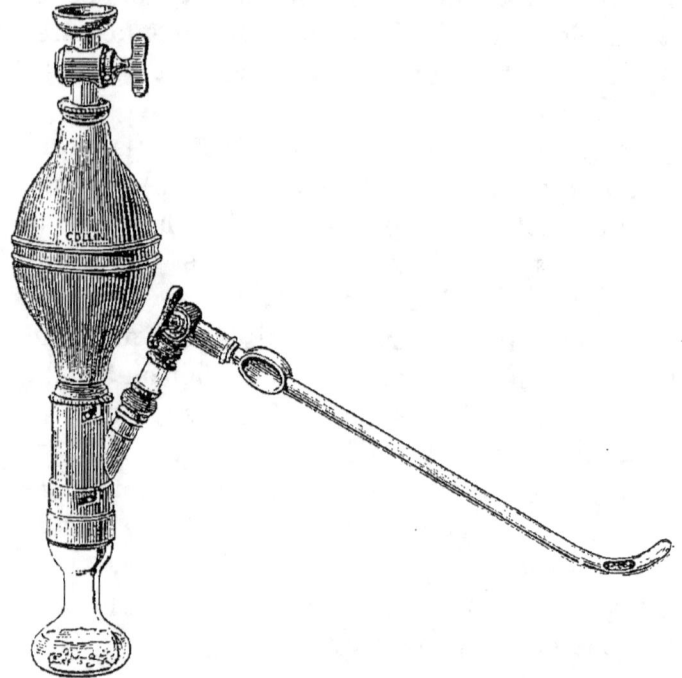

Fig. 56. — Aspirateur nouveau modèle et sonde évacuatrice
en position.

voir de verre, à long col étranglé, où descendront les
fragments aspirés.

Pour servir, *l'appareil doit être rempli* de liquide
(solution de nitrate d'argent à 1/1000); on le remplit par l'entonnoir du haut, après avoir fermé la
clef de la portion coudée.

Duchastelet a fait récemment un aspirateur plus

simple que le précédent : il n'est pas encore entré dans la pratique courante ; nous étudierons donc surtout l'aspiration avec l'aspirateur Guyon.

Les SONDES ÉVACUATRICES (videurs d'Heurteloup modi-fiés) seront décrites au paragraphe des *Grands lavages*.

Article II. — PRÉPARATIFS ET ANESTHÉSIE.

§ 1er. — Soins préalables.

Avant de faire la lithotritie, vous aurez assez souvent besoin de faire subir au malade un traitement préparatoire.

Urètre. — S'il y a des *rétrécissements*, soumettez le malade à des séances de *dilatation*, et au besoin faites-lui l'*urétrotomie interne*, pour rendre au canal un calibre qui permette l'introduction des lithotriteurs (nos 21 et 24) et des sondes aspiratrices (nos 21, 24, 25, 26).

Ultérieurement vous penserez à la lithotritie. Même dans les cas où l'urètre n'est pas rétréci, si le canal ne vous semble pas avoir toute la souplesse désirable, si la prostate est un peu forte, *mettez, la veille de l'opération, une sonde à demeure* que le malade gardera toute la nuit : elle assouplira le canal et vous permettra de passer facilement.

Le méat est-il trop étroit, faites séance tenante la *méatotomie*.

Vessie. — La vessie est-elle *infectée*, soignez la cystite par les moyens appropriés, et surtout par les instillations argentiques ; évitez surtout de chercher à dilater la vessie et de la mettre en tension par les lavages.

§ 2. — Préparation à l'opération.

La VEILLE, ou mieux encore l'*avant-veille* de l'opération si la vessie est douloureuse, le malade garde le repos à la chambre, et le lit au besoin (rarement cela est nécessaire); un purgatif lui est administré. Le SOIR QUI PRÉCÈDE l'opération, placez la *sonde à demeure* avec laquelle le malade passera la nuit et qui vous servira au lavage et au garnissage de la vessie au moment d'opérer.

Si vous prévoyez une vessie sensible et que vous ne jugiez pourtant pas nécessaire d'associer la morphine au chloroforme, donnez au malade, pour la dernière nuit, un *lavement de 50 à 60 grammes d'eau avec 1 gramme à 1gr,50 d'antipyrine et 10 à 12 gouttes de laudanum*; vous aurez le lendemain une vessie beaucoup plus docile.

§ 3. — Anesthésie.

Bien que vous puissiez opérer sans anesthésie, bien que quelques chirurgiens aient employé l'anesthésie locale à la cocaïne, c'est à l'*anesthésie générale*, et de préférence à la *chloroformisation* que vous aurez recours, dans l'immense majorité des cas.

1° **Cas où la chloroformisation pourra être maintenue à la première période.** — Vous pouvez faire toute votre opération, en donnant simplement le chloroforme *à la reine* (première période ou chloroforme obstétrical), chez les sujets de *nature calme, à vessie saine, à pierre urique petite, et sans cystite*.

Faites-les reposer un jour ou deux avant l'opération ; purgez-les l'avant-veille plutôt que la veille.

Vous pourrez aussi opérer *à la reine* chez les sujets ayant eu de la cystite, *s'ils en sont guéris*.

Pour les *vérifications*, donnez aussi le chloroforme à la reine.

2° Cas où la chloroformisation sera poussée à la troisième période. — Chez les sujets à *vessie saine*, mais *très impressionnables*, où les besoins d'uriner sont excessivement fréquents, chez lesquels le lavage et le garnissage ont provoqué des *révoltes* de la vessie, chez lesquels aussi les manœuvres opératoires elles-mêmes la *réveillent*, poussez jusqu'à la *troisième période* ; aussi chez ceux où vous prévoirez des *manœuvres longues et difficiles* (pierres de 3 centimètres et au-dessus, *prostates très volumineuses, vessies irrégulières*) ; enfin chez ceux où il y a eu de la *cystite mal guérie* au moment de l'opération.

3° Cas où la chloroformisation sera combinée avec l'emploi de la morphine. — Chez les sujets atteints de *cystite ancienne* et dont *la sensibilité vésicale est assez vive pour être réveillée par le palper hypogastrique ou le toucher rectal ou vaginal*, ou l'introduction d'un peu de liquide, la chloroformisation même à la troisième période ne vous suffira pas. Ce sont de *grands douloureux* : traitez d'abord leur cystite par les instillations, mais surtout faites leur, *avant de les endormir, une injection sous-cutanée de 2 centigrammes de morphine*. Dans les grands cas même, donnez la morphine pendant plusieurs jours avant l'opération et faites une piqûre de 2 centigrammes quelques instants avant la chloroformisation.

Moment où la chloroformisation commencera.
— Faites le lavage de la vessie sans que le malade
soit endormi ; alors fermez la sonde avec un fausset ;
placez le coussin sous le siège du malade : la tête est
un peu renversée en arrière, le cou en extension
modérée. Ne laissez que le traversin sans aucun
oreiller.

Chloroformisation. — 1° POUR LA PREMIÈRE PÉRIODE,
commencez par habituer votre malade à l'odeur du
chloroforme, en faisant les premières inhalations à
distance ; puis saisissez d'une main les os propres
du nez, à travers l'extrémité supérieure de la compresse ; de l'autre main, appliquez l'extrémité inférieure de la compresse sous le menton que vous
maintenez. Ne versez le chloroforme que *goutte par
goutte*, en retournant la compresse chaque fois.
Prolongez de la sorte, longtemps, en renouvelant
discrètement les gouttes, si vous devez opérer *à la reine*.

2° POUR ALLER A LA TROISIÈME PÉRIODE, commencez
comme pour la première période ; bientôt versez des
gouttes plus abondantes, ce qui donne un peu d'agi-
tation (c'est la deuxième période du chloroforme
chirurgical) ; puis, quand la respiration devient profonde et que la résolution musculaire s'est produite,
revenez aux petites gouttes, comme pour la première période, et continuez goutte à goutte, par
gouttes discrètes, jusqu'à la fin de l'opération.

Direction de la chloroformisation. — Si, au cours
du garnissage de la vessie, si, pendant les premières
manœuvres du broiement, la vessie reste calme et ne
se contracte pas, faites maintenir le malade à la
première période : sinon, poussez de suite à la
troisième.

Au cours de l'opération, sentez-vous la vessie se
contracter, son fond se soulever, l'organe se présenter à tout instant entre les mors ? dites à l'aide
d'augmenter les gouttes, et de les rapprocher.

Au contraire, la vessie vous paraît-elle absolument
calme, faites espacer les inhalations. Surveillez toujours la vessie : c'est le meilleur esthésiomètre.

Au moment des grands lavages, diminuez un peu
la profondeur de l'anesthésie, pour vous aider des
contractions de la vessie dans l'expulsion des graviers : mais quand vous faites l'aspiration proprement
dite, augmentez la chloroformisation.

§ 4. — Position du malade et du chirurgien.

Les *lits spéciaux* pour lithotritie ne sont pas nécessaires. Opérez *sur une table d'opération ordinaire
et même dans le lit.*

Le malade est couché sur le dos, sans oreiller, les
épaules à plat, la tête légèrement renversée sur le
traversin. Il rapproche les talons, fléchit légèrement
les genoux qu'il écarte en dehors ; pour éviter le re-
froidissement, vous lui garnissez les jambes et les
cuisses de longs bas, ou de bottes de ouate ou de
couvertures de laine maintenues par des bandes ;
une cuvette est placée entre les jambes.

Une *toilette minutieuse et antiseptique* du bas-
ventre, de la verge et surtout du gland et du prépuce
est faite, mais le malade n'est pas rasé : les poils
nous serviront tout à l'heure pour fixer la sonde à
demeure.

Le *champ opératoire est garni* de compresses stérilisées, la verge à demi cachée aussi : sur le bas-

ventre, disposez une *serviette sèche stérile,* qui vous permettra de *vous essuyer les mains* de temps en temps : il faut avoir les mains *sèches* pour bien opérer.

Le malade n'est pas encore placé sur le coussin, car vous pouvez très bien faire les lavages préliminaires avant de l'y placer. *Il n'est pas encore endormi.*

Placez-vous *à droite*; si le plan du lit est trop élevé et ne peut être baissé, faites-vous surélever vous-même, par exemple montez sur deux ou trois alèzes pliées ; *il faut être assez haut par rapport au plan du malade.*

Faites les dernières ablutions du gland et du méat. Prenez une sonde béquille 18-19, et faites, selon les principes déjà indiqués, le lavage de la vessie à l'eau boriquée. *N'employez jamais le nitrate d'argent avant le broiement.* Lorsque le liquide revient propre, garnissez un peu la vessie, dont vous tâtez la susceptibilité avec le piston. Après avoir injecté un peu de liquide, mettez un fausset sur la sonde.

Dites au malade de prendre appui sur les talons et sur la tête et de soulever le siège ; insinuez sous le siège un *coussin dur, pas trop élevé* : 20 centimètres au plus ; placez bien ce coussin, avec la main à plat sous le sacrum (Voy. *Cathétérisme avec les instruments métalliques*, p. 14), qu'il ne déborde pas le siège ; calez-le bien, *surtout à droite et à gauche*, avec des cales en bois ou des livres, pour éviter qu'il ne bascule. Lorsque le malade est placé, bien d'aplomb sur le coussin, faites commencer l'*anesthésie.*

Celle-ci marche bien : complétez alors le garnissage de la vessie avec l'eau boriquée.

Ne mettez pas trop de liquide : une seringue suffit
souvent (160 grammes).

§ 1ᵉʳ. — Choix du lithotriteur.

Si vous avez à broyer des calculs phosphatiques
ou de petits calculs uriques, vous pourrez prendre
de *petits lithotriteurs fenêtrés* ou des lithotriteurs à
mors plats et à bec court, qui prennent mieux les
petits objets ; mais si les calculs sont volumineux, si
vous prévoyez qu'ils soient durs (surtout oxaliques),
prenez un *lithotriteur à·longs mors*, le 2 et quelquefois le 3.

La prostate, par son volume, peut aussi vous obliger à prendre un *lithotriteur* à longs mors.

§ 2. — Introduction du lithotriteur.

L'aide chargé des instruments vous passe le lithotriteur. *Il a huilé intus et extra* cet instrument, mais
pas trop, pour ne pas vous humidifier constamment
les doigts.

Introduisez le lithotriteur fermé, suivant les principes du cathétérisme avec les instruments métalliques (Voy. *Cathétérisme*, p. 16). Vous êtes dans la vessie ; comportez-vous de la manière suivante, en vous
rappelant que la bascule de la branche femelle, qui
vous sert d'index, est du côté de la concavité du
lithotriteur ; par conséquent le bec des mors est de
son côté.

Rappelez-vous constamment : 1° que vous devez
laisser les *tiges* des branches, c'est-à-dire le litho-

triteur, *toujours sur le plan médian du corps*, et
jamais l'incliner à droite ni à gauche ; vous pouvez
le laisser horizontal, le lever, l'abaisser, mais toujours dans le plan médian, sur lequel *vous ne l'in-
clinerez jamais* ; 2° que le diamètre chirurgical de la
vessie est le *diamètre transverse* (Guyon), que, par
conséquent, c'est dans le sens de ce diamètre que
vous ferez vos recherches, vos prises et vos broiements.

§ 3. — Position à donner au lithotriteur.

Avant toute chose, *placez votre instrument* : dès
que vous êtes entré dans la vessie, si celle-ci est *peu
profonde*, avec des parois fermes, laissez le manche
de l'instrument dans le *plan horizontal*, pour ne
prendre qu'un contact léger avec les parois de la
vessie ; — si la vessie est *grande* et à *parois flasques*,
mettez votre manche de plus en plus oblique, *presque
vertical* même quelquefois, pour refouler doucement
et déprimer les parois de la vessie.

Laissez exactement le bec en haut, si vous n'avez
pas senti la pierre ; au contraire si vous avez rencontré le calcul, inclinez légèrement le bec du lithotriteur du *côté opposé* au contact, pour pouvoir ouvrir
l'instrument sans refouler le calcul.

Ouverture du lithotriteur. — *Ne mobilisez que
la branche mâle* : de la main gauche, maintenez solidement la branche femelle, qui fait suite au manche,
tandis que, de la main droite, vous attirez la branche
mâle vers le col.

§ 4. — Préhension du calcul.

L'instrument étant ouvert, *allez vers le calcul, en inclinant le bec*, en le tournant même quelquefois complètement, mais *en gardant toujours invariablement la tige sur la ligne médiane* et en ne la *plaçant jamais obliquement*, quels que soient son élévation et son abaissement.

Votre branche mâle affleurant légèrement le col, tandis que votre branche femelle est restée au fond de l'organe, inclinez les mors du côté du calcul, *qui, le plus souvent, est à droite*. Inclinez doucement pour sentir si la paroi de la vessie vous laisse facilement virer : si l'inclinaison se fait librement, c'est que la paroi est éloignée ; rapprochez-vous de l'horizontale, et vous sentez vite que le calcul est facile à prendre [comme une noisette ou une croûte de pain sur une table recouverte d'une nappe (Guyon)]. Vous aurez quelquefois à descendre au-dessous de l'horizontale et même à renverser les mors, mais le plus souvent l'horizontale suffit.

N'oubliez pas que vous ne devez évoluer que sur l'axe, toujours sur la ligne médiane ; *maintenez la branche femelle immobile, poussez doucement la branche mâle* : bientôt elle heurte l'obstacle, c'est le calcul ; faites à deux ou trois reprises de *petites pressions*, assez douces pour ne pas chasser la pierre ; vous sentez que cela résiste ; poussez un peu plus votre branche mâle, *fermez l'écrou* (par la bascule), donnez un petit tour de vis : *vous tenez le calcul*. Vous savez son diamètre par l'écartement des branches du lithotriteur, que vous indique la graduation de la tige. Le calcul bien saisi, mobilisez l'instrument tenant toujours le calcul ; sentez s'il y a d'autres contacts, indiquant d'autres pièces.

Si la vessie est déformée, les manœuvres réclament d'autres précautions. *Si vous agissez au pourtour du col*, c'est *au-dessous* de lui ou *sur ses eôtés*, dans un espace relativement restreint, que vous aurez à faire les prises. Amenez la branche *mâle* contre la lèvre du col, en ouvrant les mors, et laissez-la bien au contact ; *appuyez même un peu avec elle sur le col* pour le tendre, pendant que vous ferez évoluer le lithotriteur pour l'incliner vers la pierre. Au lieu d'ouvrir l'instrument, en mobilisant la branche mâle après avoir fixé la branche femelle, vous pouvez faire l'inverse : laisser la branche mâle immobile et *faire mouvoir la branche femelle*. Opérez alors de la manière suivante : Ramenez l'instrument, sans l'avoir ouvert, au contact du col, le bec en haut ; appuyez doucement la branche *mâle* sur la lèvre supérieure du col, maintenez-la immobile, ouvrez l'instrument ; repoussez doucement *la branche femelle, devenue mobile* ; conduisez-la en arrière, jusqu'au contact de la paroi postérieure, soit directement, soit un peu obliquement. Inclinez les mòrs du lithotriteur, en maintenant toujours la branche mâle au contact du col ; inclinez de plus en plus, renversez même les mors s'il le faut, élevez le manche de l'instrument si vous n'êtes pas encore à la profondeur désirable ; enfin vous allez pouvoir faire la saisie derrière la lèvre inférieure, sous le col. Maintenez alors la branche femelle, poussez doucement la branche mâle, qui redevient mobile ; vous tenez bientôt la pierre.

DANS LES VESSIES DIFFICILES, avant de fixer la pierre
avec la vis, exécutez la manœuvre suivante : Maintenez le calcul, dans les deux mors, par la simple pression de la main ; *retournez l'instrument* ; si la pierre
seule est prise, vous pouvez ramener les becs en
haut en toute liberté : fixez-la par un tour de vis ;
mais si, au lieu de la pierre, *vous avez pincé la vessie,
vous vous sentez arrêté dans ce mouvement de rotation.*
D'ailleurs, la sensation de la prise de la vessie est
bien différente de celle de la prise de la pierre : si
vous avez pris la pierre, vous sentez ou bien la
franche dureté d'un fragment résistant (calcul
urique), ou bien l'affaissement d'un corps mou (calcul
phosphatique) sous la moindre pression ; tandis que
*si vous avez pris la vessie, vous sentez quelque chose
d'élastique comme du caoutchouc* ; dans le doute, répétez les pressions, comme si vous essayiez doucement, avec les dents, de vous rendre compte de la
résistance d'un objet quelconque. En recueillant
avec soin ces sensations, vous saurez si vous avez
pris la vessie ou le calcul ; *ayez soin, dans tous les
cas douteux, de ne donner vos tours de vis qu'après
avoir ramené en haut les mors de l'instrument qui a fait
la prise.*

DANS LES VESSIES TRÈS DÉFORMÉES par une grosse
hypertrophie prostatique, il vous arrivera souvent
d'être obligé d'aller toujours dans le même côté,
l'autre se trouvant obturé par l'inégal développement
d'un lobe de la glande.

Si la vessie déformée est très grande il faut
prendre ainsi la pierre ou ses fragments. Poussez,
jusqu'au contact de la paroi postérieure, l'instrument
fermé ; ouvrez-le ; appuyez la branche femelle sur

la paroi postérieure ; attirez un peu la branche mâle ; faites pivoter l'instrument sur la branche femelle, qui tend la paroi postérieure : vous avez rendu accessibles les anfractuosités.

Si le calcul ou les fragments sont restés en plein corps de la vessie, cachés entre les plis de la vessie, insinuez *entre les plis* l'instrument fermé ; appuyez-le au contact de la pierre ; accrochez la lèvre antérieure des plis avec la branche mâle ; ouvrez l'instrument ; maintenez la branche mâle immobile ; refoulez doucement la lèvre postérieure de la cavité, avec la branche femelle ; inclinez alors ou renversez les mors et prenez la pierre. Si vous n'avez pas encore assez déplacé les plis, pour faire la prise, maintenez la branche femelle là où vous l'avez refoulée, attirez un peu plus en avant la branche mâle : elle entraîne un peu en avant la paroi antérieure de la loge : que ce soit un pseudo-diverticule de la vessie ou une cellule adventice, vous réussirez si vous faites méthodiquement cette manœuvre.

N'oubliez pas que vous devez toujours maintenir la tige du lithotriteur dans l'axe médian du corps et que vous devez avec les mors chercher de préférence *dans le diamètre transverse de la vessie.*

§ 5. — Préhension indirecte.

Vous aurez souvent besoin, pour les petits calculs ou pour des fragments, de recourir à la prise indirecte ; c'est-à-dire *en faisant aller les calculs vers le lithotriteur.* Pour opérer de la sorte, conduisez votre lithotriteur sur la paroi inférieure de la vessie, *déprimez-la avec le talon de l'instrument, en élevant*

le manche; écartez les branches du lithotriteur; vous
avez installé comme un piège dans la vessie; maintenez d'une main l'instrument; appliquez largement
l'autre main sur l'os iliaque; donnez une *série de
secousses vibratoires* tremblotantes, et non pas des
chocs, sur l'aile iliaque : le calcul, mobilisé par ces
vibrations, un peu comme des objets sur une table,
va naturellement au point déclive, où il se loge dans
les mors du lithotriteur, vous le prenez facilement.

Répétez ces petites manœuvres des deux côtés du
bassin, s'il le faut ; mais d'ordinaire il suffit de les
faire du côté où vous êtes placé pour opérer.

Vous tenez la pierre avec le lithotriteur et vous
jugez déjà de l'*un des diamètres du calcul;* mais
vous pouvez faire erreur quant à ses proportions,
car vous avez pu le prendre par le travers, et tout à
l'heure, même après le broiement, vous pourrez avoir
un fragment en apparence plus grand : vous avez
alors pris la pierre sur un autre diamètre, en long
au lieu d'en large.

§ 6. — Broiement.

Quand vous tenez la pierre, *tâtez sa résistance,*
avec les mors du lithotriteur comme si vous teniez
une noisette entre les dents (Guyon); vous n'aurez
d'ailleurs encore qu'un à peu près, *car c'est en
broyant que vous connaîtrez nettement cette résistance :* certains calculs mous s'écrasent plus facilement que de la craie; ils fondent pour ainsi dire
sous la pression du lithotriteur; d'autres, qui résis-
taient un peu, se brisent avec bruit sous la simple
pression de la vis; d'autres enfin ne se brisent que

sous l'action d'un tour de vis énergique. Mais ici la chose ne dépend pas seulement de l'état de la pierre, elle dépend aussi beaucoup de la force et du numéro du lithotriteur, dont le n° 3 est le plus puissant.

D'ailleurs, au delà de 6 centimètres de diamètre, si la pierre est urique, il ne faut guère chercher à broyer, et même un peu au-dessous si la vessie est mauvaise : c'est la taille qu'il faut faire.

Parfois, en déployant les branches de l'instrument pour faire vos premières prises, vous éprouvez un certain degré de résistance, cela ne dure pas ; bientôt vous ne sentez pour ainsi dire plus la vessie : au bout de quelques minutes, il se produit souvent de *nouvelles contractions ;* augmentez un peu le chloroforme, et surtout suspendez momentanément les manœuvres du broiement, tout en laissant le lithotriteur en place. Si, malgré tout, les contractions vésicales se répètent, s'accompagnent d'efforts expulsifs et de révolte trop rapprochés, suspendez la séance, enlevez le lithotriteur et continuez la chloroformisation ; au bout de quelques instants, vous pouvez réintroduire l'instrument et reprendre l'opération. Quelquefois enfin, il vaudra mieux interrompre tout à fait la séance et la remettre à une date ultérieure.

Surtout, *menez le broiement jusqu'au bout et n'entremêlez pas les broiements et les grands lavages ou les aspirations ;* ces derniers, mettant la vessie en tension, la prédisposent aux contractions ; ils la mettent dans de mauvaises conditions pour reprendre immédiatement le broiement.

Bien que, dans quelques cas, le broiement puisse être prolongé longtemps, jusque trois quarts d'heure, si on ne blesse pas la vessie, il vaudra mieux, *si les prises deviennent difficiles et qu'il ne reste que quelques fragments, laisser ceux-ci dans la vessie.* Ils seront expulsés spontanément, ou bien repris à la séance de vérification que vous ferez plus tard.

Vous tenez la pierre, elle a éclaté aux premiers tours de vis (il est inutile de pousser les premiers tours de vis à fond), reprenez les fragments, broyez-les à leur tour ; faites les prises de plus en plus ténues et de plus en plus rapides. D'ordinaire, c'est au point même où vous avez rencontré la pierre que vous retrouvez les fragments ; ils se logent tous, comme dans un nid ; *cherchez donc longtemps à la même place,* sans presque bouger votre lithotriteur. Seulement, lorsque vos prises sont infructueuses à cette place, portez-vous ailleurs, cherchez et vous trouvez bientôt un nouveau nid, où vous prenez de petits fragments, que vous broyez encore.

La succession et la répétition des prises et des broiements a bientôt pulvérisé toute la pierre. Vous n'en sentez plus d'autres.

Parfois il vous semble que votre lithotriteur prend toujours le même objet, semi-consistant et comme pâteux, vous avez peine à fermer l'instrument à fond. *C'est qu'il est encrassé.* Quelques petits coups de marteau, donnés légèrement sur le pignon de la branche mâle, après avoir levé la bascule, débarrassent l'instrument, que vous pouvez alors fermer complètement.

La série de prises vous paraissant complète, *fermez complètement votre lithotriteur ;* retirez-le et préparez-vous à faire les grands lavages et l'aspiration. Mais n'oubliez pas que l'évacuation sera d'autant meilleure que vous aurez poussé le broiement plus loin. *L'évacuation, c'est le broiement*, a dit Guyon.

Au cours de toutes ces manœuvres, vous pourrez rencontrer une série de difficultés qu'il faut connaître.

Article IV. — DIFFICULTÉS DU BROIEMENT.

§ 1er. — Difficultés dues aux irrégularités du bas-fond vésical.

Lorsque vous opérez un calculeux, c'est le plus souvent un vieillard, dont la vessie présente un bas-fond : si la vessie est modérément déformée, ce bas-fond, dans lequel vous trouverez toujours les pierres, vous favorisera ; tandis que chez les femmes ou les sujets jeunes, vous aurez quelque difficulté.

Mais si vous avez une *vessie très déformée*, où la *prostate*, irrégulièrement mais considérablement hypertrophiée du côté vésical, vient former de fortes et *inégales saillies*, il faut insinuer le bec des mors au-dessous de ces saillies et manœuvrer en bas. *Inclinez alors vos mors au-dessous de l'horizontale, ou même renversez-les* complètement. Restez dans le diamètre transverse ou le diamètre vertical : combinez l'inclinaison ou le renversement des mors avec une élévation suffisante du manche ; vous rencontrez la pierre, vous la saisissez.

Toutes les fois que vous ne sentez pas la pierre dès l'entrée (vous la sentez dans la grande majorité des cas), *allez la chercher au-dessous du col, à droite,* à gauche ou au milieu, où elle se cache sous la saillie prostatique.

Explorez à droite et à gauche, renversez votre instrument, élevez le manche, fouillez bien le fond de la cavité. Une fois vos prises commencées, continuez-les à *la même place* : vos fragments se logeront dans le nid où était la pierre. Pour mieux opérer, vous avez placé le siège aussi élevé que possible ; reprenez vos recherches avec douceur et patience, avec méthode surtout, et, même dans les cas difficiles de bas-fond, vous arriverez.

§ 2. — Difficultés dues aux cellules.

Rarement, fait observer Guyon, les cellules vraies, c'est-à-dire des diverticules proprement dits et permanents de la vessie, se rencontrent avec des calculs ; les *calculs enchatonnés sont d'une excessive rareté.* Dans quelques cas, il s'agirait peut-être de pierres arrêtées dans la dernière partie de l'uretère, dans sa portion intravésicale. Il y a fort rarement des *oubliettes*, mais il y a souvent des *cachettes* (Guyon) dans la vessie.

§ 3. — Difficultés dues aux contractions irrégulières.

Vous aurez ces cachettes, que produisent les contractions irrégulières de la vessie, loin du col, et en *plein corps de la vessie.* Ces contractions rendent difficile la rencontre de la pierre qui se trouve *temporairement enchatonnée et emprisonnée.* Elles sont modifiables et disparaissent pendant l'anesthésie profonde, et surtout après la guérison de la cystite.

Ces contractions irrégulières vous donneront assez souvent la *vessie en portefeuille* (Guyon), dont les parois sont rapprochées dans toute leur étendue ; pour prendre la pierre, vous aurez à la chercher au sommet de la vessie ; abaissez alors le lithotriteur, après l'avoir ouvert, *abaissez le manche, amenez-le au contact du plan du lit* et vous prenez la pierre tout en haut de là vessie. Dans ces cas, il vous faut *plusieurs séances de broiement :* la première longue, les autres plus courtes et plus faibles.

Mais encore, dans ces vessies sensibles, sans qu'elles soient en portefeuille, il vous arrivera de trouver la pierre *en haut*, au lieu de la rencontrer dans ses lieux d'élection, qui sont les parties *déclives et à droite*. Quand vous la trouvez en haut, la pierre *est grosse* souvent ; mais elle peut quelquefois n'être que de moyen volume, si la vessie est très sensible. Commencez donc toujours dans ces cas par soigner la cystite, car l'anesthésie locale est sûrement impuissante et l'anesthésie générale échoue souvent. Le traitement de la cystite par les instillations est ce qu'il y a de mieux.

§ 4. — **Difficultés dues à la trop grande dépressibilité des parois de la vessie.**

Même quand la vessie est saine, la lithotritie est plus difficile dans une grande vessie que dans une petite. *Chez la femme, la lithotritie est plus difficile que chez l'homme.* En effet, la vessie de la femme est d'une grande capacité ; ses parois sont très dépressibles. Pour obvier à cet inconvénient, *il faut élever beaucoup le manche du lithotriteur* pour plonger jusqu'à la pierre, il faut aussi renverser fortement le bec de l'instrument.

Chez l'enfant aussi, qui manque de prostate développée, la recherche de la pierre est difficile.

En effet la prostate, moyennement développée, chez l'homme d'un certain âge, crée dans la vessie une petite dépression au-dessous du col : c'est une logette, un petit nid, que la pierre habite naturellement, et où vous la prenez; chez l'enfant, au contraire, et plus encore chez la femme, le calcul n'a pas de domicile habituel, il est errant et difficile à rencontrer ou à prendre.

§ 5. — Difficultés dues à la présence d'une trop grande quantité de liquide.

L'injection d'une trop grande quantité de liquide peut réveiller la sensibilité et surtout la contractilité de la vessie, d'où résulte la gêne dans la manœuvre intravésicale du lithotriteur; mais encore au delà de 80 à 120 grammes de liquide, vous exagérez les dimensions du réservoir vésical, vous avez une vessie trop vaste où les recherches et les prises sont difficiles. *Dans les vessies douloureuses, il vaut mieux opérer presque à sec.*

§ 6. — Difficultés tenant à la pierre.

Vous ne sentirez et ne prendrez la pierre qu'avec la permission de la vessie; vous aurez des cas où la prise d'une grosse pierre, quand la vessie est sensible, est suivie, après les premiers broiements, de prises plus faciles pour les fragments. La vessie est devenue moins sensible et vous connaissez mieux le terrain.

La nature de la pierre peut aussi vous créer des difficultés à sa recherche et à sa prise. Il y a des pierres *poreuses et fort légères*, qui, comme des savons de bain (Guyon), flottent à la surface du liquide ; mais ces pierres sont généralement fort petites : ou bien elles s'expulsent par les voies naturelles, ou bien l'aspiration suffit à les extraire. Faites donc d'abord l'aspiration dans ces cas, au lieu de chercher à prolonger les manœuvres de la lithotritie.

Dureté de la pierre. — La pierre est quelquefois d'une résistance extrême (surtout les calculs *oxaliques* et les calculs *muraux*) et, malgré l'emploi du lithotriteur fenêtré n° 3, vous n'arrivez pas à la faire éclater : servez-vous alors du *marteau*, de la façon suivante : Vous avez saisi la pierre dans les mors du lithotriteur, vous êtes sûr que vous la tenez bien et ne tenez qu'elle ; *ouvrez la bascule* qui fermait l'écrou brisé ; tenez solidement, de la main gauche, le tambour de l'instrument (c'est la branche femelle) ; sur le bouton qui surmonte la roue de la branche mâle, frappez avec le marteau : les coups que vous frappez doivent être mesurés ; frappez à petits coups secs et très rapprochés, pour donner une série de vibrations qui feront éclater la pierre, *mais ne frappez pas violemment* pour amener l'éclatement de haute lutte : vous risquez de blesser la vessie, de casser le lithotriteur, et le plus souvent vous ne brisez pas la pierre ; c'est par une série de secousses légères, répétées, vibrantes, que vous pouvez espérer faire éclater la pierre. Donc, *petits coups de marteau secs rapprochés*, et pas de grands coups. Bientôt il vous semble que vous avancez

un peu : laissez le marteau; fermez la bascule de
l'écrou brisé, donnez un tour de roue, et la pierre
éclate. S'il le faut, recommencez. Dans quelques cas,
vous sentez que rien ne marche ; vous sentez que
votre lithotriteur est tendu à l'excès; en relevant la
bascule pour l'ouvrir, vous voyez qu'il fait ressort :
si cela se produit malgré des tentatives de percussion
au marteau, il y a à craindre que la pierre ne soit
trop dure. Essayez d'un lithotriteur plus gros; mais
si le n° 3 lui-même ne vous donne rien, c'est à la
taille que vous aurez recours : cela vaut mieux que de
prolonger des tentatives qui pourraient devenir dangereuses.

Vous avez jugé votre broiement suffisant [*l'évacuation, c'est le broiement* (Guyon)]; faites l'évacuation, par les grands lavages et par l'aspiration.

Article V. — ÉVACUATION DES FRAGMENTS PAR LES GRANDS LAVAGES.

Faites les grands lavages surtout par les injections
simples. [Les injections à double courant (Mercier)
ne donnent pas de résultats aussi bons, nous n'en
parlerons pas.]

§ 1. — Instruments.

Prenez les *sondes métalliques*, telles que le *videur* du
baron Heurteloup (fig. 57) modifié par Guyon (fig. 58):
ces sondes ont les deux yeux allongés, larges,
ouverts vis-à-vis l'un de l'autre et le plus près possible de l'extrémité de la sonde; ces yeux sont un
peu tranchants par leurs bords, mais le *mandrin*,
qui garnit la sonde, quand vous l'introduisez ou la

retirez, protège contre ce tranchant. Au bout du mandrin, terminé par une spirale, se trouve une *extrémité quadrillée plate* qui vous permettra d'écraser sur le fond de la sonde les petits fragments qui auraient pu s'y engager. *Ne retirez jamais la sonde, sans y avoir enfoncé le mandrin*, car, avec le mandrin, vous éviterez de garder dans les yeux de la sonde des morceaux de fragment, qui pourraient érafler le canal.

Le bec du videur modifié a les dimensions du bec du lithotriteur n°2 ; celui du baron Heurteloup était à grande courbure. Les calibres sont du 21 au 26 de la filière Charrière.

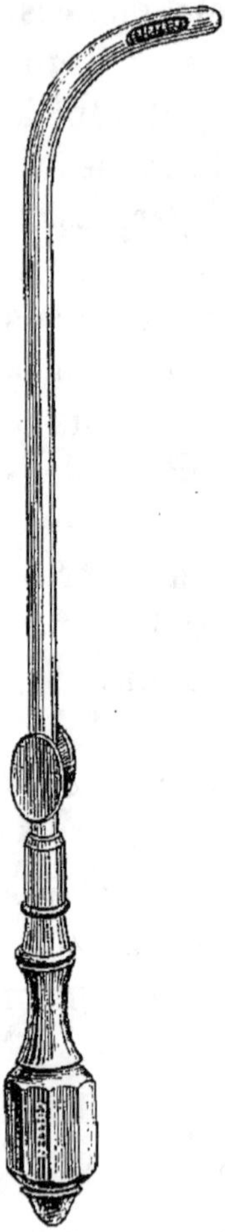

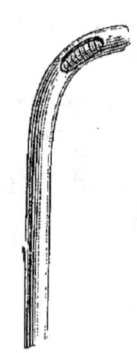

Fig. 57. — Videur du baron Heurteloup.

Fig. 58. — Bec du videur modifié.

Ayez deux *seringues* à anneaux à votre disposition.

Si la vessie ne contenait que des poussières ou des fragments peu nombreux, vous auriez avantage à faire le grand lavage debout, même avec la grosse sonde en gomme. Mais, en règle générale, vous laissez le malade dans l'attitude où vous l'aviez mis pour le broiement, dans le décubitus dorsal, le siège relevé par le coussin : une cuvette de bidet est entre ses jambes, et une autre cuvette est placée obliquement au bout du bidet.

§ 2. — **Technique**.

Vous commencez par *laver à l'acide borique*, puis au *nitrate d'argent*.

Si la vessie était saine, comme pour les pierres uriques la plupart du temps, vous pouvez, sans crainte, mettre la vessie en tension ; cela vous donnera une plus rapide et plus complète expulsion des fragments, et ne laissera plus que peu de chose à faire avec l'aspiration.

Si la vessie était malade, agissez avec plus de douceur.

Introduisez la sonde garnie du mandrin, comme vous avez fait pour le lithotriteur ; abaissez un peu le pavillon, sans atteindre l'horizontale ; inclinez à peine le bec du videur ; dès que le mandrin est retiré, vous voyez s'échapper un flot d'urine chargée des débris de calculs. Alors, *avec la seringue à large canule* (enlevez le bout mobile des canules), poussez *vivement* une bonne quantité de liquide (tout ou partie de la seringue) ; vous sentez bientôt, avec votre piston doux, que la vessie se met en tension, malgré le chloroforme et malgré la température tiède du liquide ; le malade se plaint et quelquefois s'agite ; la vessie est en tension. Quelquefois, même avec 150 grammes de liquide, vous n'avez pas cette mise en tension ; attendez un peu (sans injecter une nouvelle quantité de liquide, de peur d'arriver à la rupture) en bouchant la sonde ; suspendez le chloroforme ; bientôt la contraction vésicale se fait et le liquide est vivement projeté au dehors. C'est pour cela que vous avez soin, en dehors de la cuvette du bidet, placée entre les jambes du malade, de faire tenir à l'extrémité une autre cuvette ordinaire, légèrement inclinée, qui fait écran, et renvoie son contenu dans le bidet.

Si la vessie est très excitable, faites continuer la chloroformisation ; *si la vessie est peu excitable*, faites-la diminuer : ayez deux seringues, qu'un aide remplit successivement et vous présente, après les avoir purgées d'air ; faites vos injections coup sur coup.

Tant que le liquide charrie, ou revient sale, continuez les injections, jusqu'à concurrence de quelques litres dans certains cas. Pendant ce temps, modifiez un peu la position de la sonde, abaissez le pavillon, inclinez le bec à droite ou à gauche, vers le col ou vers le fond.

Pendant le lavage, *notez bien dans quelle position de la sonde vous obtenez le retour plus franc du liquide* : cela vous servira tout à l'heure, pendant l'aspiration, pour éviter que les yeux de votre sonde ne se mettent au contact de la paroi vésicale ou du col : en vous remettant, pour l'aspiration, dans la position qui vous donnait le mieux le retour franc du liquide, vous éviterez ces inconvénients.

Article VI. — ÉVACUATION DES FRAGMENTS PAR L'ASPIRATION.

Après les grands lavages qui ont nettoyé la vessie dans sa plus grande partie, faites l'aspiration.

§ 1er. — **Instruments.**

Le VIDEUR MODIFIÉ PAR GUYON, qui présente la courbure du lithotriteur 2, est votre sonde de choix ; il est déjà en place pour le grand lavage, vous l'y laissez : c'est surtout les nᵒˢ 25 et 26 qui sont utiles, mais le 21 peut servir. Dans les *vessies à piédestal* (Guyon), où la prostate fait une volumineuse saillie, que la sonde à bec nᵒ 2 ne peut contourner pour aller au fond de la vessie, prenez les *videurs à grande courbure*, plutôt que de risquer de distendre la vessie à l'excès : *en général, aspirez avec* 250 *grammes de liquide au maximum :* au delà, dans ces vessies à grosse prostate qui sont souvent mauvaises, vous risquez la rupture au moment de l'aspiration. N'employez pas le videur droit ; c'est, en somme, sauf les réserves ci-dessus, *le videur à bec coudé nᵒ 2 qui vous servira :* il était d'ailleurs en place pour le grand lavage, vous n'avez qu'à y adapter l'aspirateur.

L'ASPIRATEUR dont vous vous servirez est l'aspirateur Guyon. Vous l'avez rempli d'une solution de nitrate d'argent à 1/1000.

§ 2. — **Technique.**

Poussez un peu la narcose, car il ne faut pas de contraction de la vessie : elle doit se laisser faire et

avoir passivement sa mise en tension et son retrait ;
d'ailleurs, si vous avez eu la précaution nécessaire
de faire un broiement complet, l'aspiration ne durera
pas longtemps. Si la vessie est peu sensible, il n'est
pas nécessaire de donner beaucoup de chloroforme
(quelquefois, mais rarement, on peut opérer sans
chloroforme); si la vessie est sensible, donnez plus
de chloroforme, *car l'aspiration, étant une manœuvre
distentive, est douloureuse.*

Pour faire l'aspiration, *remplissez la vessie juste
dans les limites qu'elle permet ;* sentez, avec le piston
doux de votre seringue, les contractions de la vessie ;
vous pouvez en général mettre *une seringue et
demie,* quelquefois deux seringues. Guidez-vous sur
la force de projection du jet qui se produit quand
vous retirez la seringue de la sonde ; si vous avez
un jet violent, la vessie est en trop grande tension ;
si vous avez un jet faible, vous pouvez aspirer. Il
faut qu'il y ait assez de liquide pour éviter que, dans
les manœuvres de l'aspiration, les parois de la vessie
n'arrivent sur les yeux de la sonde.

Lorsque vous jugez que la vessie contient assez de
liquide (c'est du nitrate d'argent à 1/1000), *dites à
l'aide d'approcher l'aspirateur.* Les cuvettes ayant
été enlevées du lit du malade, l'aide se place en face
de vous, de l'autre côté du lit : il tient, d'une main,
le fond du réservoir de verre de l'aspirateur, qui
repose à plat sur la paume de sa main ouverte; de
l'autre main, il tient l'aspirateur par l'entonnoir du
haut, il approche le conduit coudé de l'extrémité de
votre sonde évacuatrice ; *faites vous-même l'adaptation des deux conduits;* ouvrez la clef de l'aspirateur qui est à votre portée : vous avez établi la

communication entre la cavité de la vessie, d'une part, et celle de l'aspirateur de l'autre. Alors, tenant de la main gauche la sonde, dont vous dirigez le bec comme nous l'allons dire, *vous donnez de la main droite la pression sur l'ampoule de caoutchouc.* Saisissant cette ampoule *entre le pouce et les doigts, vous pressez vivement et brusquement l'ampoule*, puis vous la laissez revenir à son expansion naturelle ; vous répétez ce mouvement une série de fois ; il refoule du liquide dans la vessie et en rappelle qui entraîne les fragments. Vous voyez ces fragments descendre par le conduit coudé jusqu'au conduit qui mène au réservoir de verre et descendre jusque dans celui-ci ; tant qu'il en descend, continuez.

Les fragments ne sont pas aspirés à une grande distance ; *donc rapprochez-vous d'eux ;* au commencement de l'aspiration, les fragments, étant nombreux, arrivent quelle que soit la position de la sonde ; bientôt il faut que le bec et les yeux de la sonde aillent les chercher ; abaissez le bec de la sonde, en levant le manche adapté à l'aspirateur, inclinez le bec à droite, à gauche ; déprimez aussi la paroi de la vessie pour créer une rigole où descendront les fragments, et à ce moment ne donnez pas sur la poire de pressions trop rapprochées.

Faites, pour compléter l'aspiration, *des recherches dans la vessie avec le bec de la sonde*, comme vous l'avez vu pour le lithotriteur ; quand vous êtes dans un nid à fragments, ne le quittez pas avant d'avoir épuisé l'extraction ; les fragments se logent volontiers en grand nombre dans une même place.

Au cours de l'aspiration, il arrive que la *poire* de caoutchouc ayant été pressée, *ne reprend pas son mouvement d'expansion ;* c'est que les parois de la vessie sont venues s'appliquer sur les yeux de la sonde et empêchent le retour du liquide : déplacez le bec de la sonde, enfoncez-la davantage, et tout reviendra dans l'ordre.

Quelquefois aussi vous entendez une série de secousses vésicales répétées, elles sont peu importantes.

Tant que dure l'aspiration, on entend le bruit que font les petits fragments, en heurtant les parois de la sonde métallique ; ce bruit est assez léger, mais il est parfois remplacé par un véritable **cliquetis.** *Si ce cliquetis persiste assez fort, si surtout il se produit alors que dans le récipient de verre vous ne voyez plus descendre de parcelles de calcul,* c'est qu'il reste dans la vessie, ou bien des fragments incomplètement broyés et assez gros, ou bien d'autres calculs. *Il reste donc encore à vérifier et à broyer de nouveau.*

Lorsque vous ne sentez plus rien, fermez la clef de l'aspirateur ; enlevez-le de la sonde ; laissez évacuer le liquide de la vessie, et faites un nouveau lavage plus ou moins prolongé à la seringue.

Terminez par un lavage boriqué ; remettez le mandrin de l'évacuateur, et enlevez celui-ci de la vessie.

Article VII. — FIN DE L'OPÉRATION. — VÉRIFICATION IMMÉDIATE.

Prenez alors un petit lithotriteur à mors plats (le n° 1), introduisez-le dans la vessie et faites la vérification. Mieux que le lithotriteur à mors fenêtrés,

il vous permettra de prendre les petits fragments
qui avaient pu faire le cliquetis ; vous les broyez ;
quand vous ne sentez plus rien, vous refaites un
grand lavage, une nouvelle aspiration et vous terminez l'opération, en remplaçant la sonde évacuatrice par une sonde béquille n° 19 ou 20. Faites un
dernier lavage et fixez la sonde à demeure, après
l'avoir bien placée au goutte à goutte.

Article VIII. — SUITES DE L'OPÉRATION.

Le malade étant reporté dans son lit, installez
avec soin la sonde à demeure, que vous laisserez
ouverte, munie d'une rallonge, et plongeant dans
l'urinal antiseptique. Quelquefois vous pouvez mettre
la sonde à demeure bouchée, que vous ferez ouvrir
toutes les deux heures ; *mais vous vous trouverez
mieux de la sonde ouverte ;* elle aide à l'évacuation
de la poussière, qui reste après les meilleures aspirations.

Le soir de l'opération, le matin et le soir du lendemain, faites un lavage boriqué suivi d'un lavage
nitraté ; *le lendemain matin, c'est-à-dire quarante-huit
heures après l'opération, s'il n'y a pas de cystite,
enlevez la sonde ;* sinon laissez-la plus longtemps.

Vous avez maintenu jusque-là le malade dans son
lit, *il pourra se lever après l'enlèvement de la sonde.*

Pendant quelques jours, il sera utile de lui faire
quotidiennement un lavage vésical.

Enfin, pour peu que l'opération ait été difficile,
vous aurez avantage à faire, huit à dix jours après la
lithotritie, une vérification.

La vérification se fait avec le lithotriteur à mors plats ; le plus souvent elle se fait avec le *demi-chloroforme* ou même sans anesthésie ; elle n'offre rien de spécial dans sa technique, si ce n'est qu'elle est notablement plus facile que la première séance. Le malade ne garde pas de sonde à demeure à la suite.

Quelquefois, ce n'est plus une vérification que vous avez à faire, mais une véritable séance de lithotritie ; faites-la suivant toutes les règles précitées.

Article X. — COMPLICATIONS.

L'hémorragie, qui accompagne très souvent les manœuvres de la lithotritie, est rarement assez importante pour constituer une complication. Elle cesse d'ordinaire très vite, dans les vingt-quatre heures qui suivent l'intervention, et, le plus souvent, presque immédiatement après l'opération.

La **perforation** de la vessie est un accident tout à fait exceptionnel. Rarement due à la manœuvre du lithotriteur, elle pourrait survenir à la suite d'une trop grande mise en tension de la vessie.

La **fièvre** est relativement rare après une lithotritie, faite dans de bonnes conditions. La *sonde à demeure* est la meilleure sauvegarde contre elle.

L'orchite s'observe quelquefois, mais rarement ; elle cède vite.

La **cystite** est quelquefois survenue après la lithotritie : c'est alors plutôt un rappel de cystite ancienne, car il est exceptionnel de voir la cystite après la lithotritie, chez les sujets à pierre urique et à vessie non infectée.

Les autres complications ne sont pas spéciales à la lithotritie.

Les contre-indications de la lithotritie sont rares : elles tiennent :

a) **A la pierre.** — Les pierres *très grosses*, surtout uriques, de plus de 5 centimètres, seront plutôt justiciables de la taille; phosphatiques, elles pourront être lithotritiées.

Certaines pierres *très dures* seront traitées par la taille.

Les *calculs trop nombreux* (une centaine quelquefois et plus) guériront mieux par la taille.

b) **A la prostate.** — Rarement la prostate est assez grosse pour contre-indiquer la lithotritie; les vessies, où l'introduction des lithotriteurs est impossible, seront taillées.

c) **A la vessie.** — Les vessies *excessivement douloureuses*, pour lesquelles la taille est déjà indiquée contre les douleurs, seront taillées, si elles deviennent calculeuses.

d) **A l'état général du sujet.** — Si le sujet est profondément infecté et dans un état général assez grave pour ne pas être amélioré, la taille aussi sera préférable; mais il ne faut pas oublier que la taille oblige à maintenir longtemps les sujets dans leur lit, ce qui souvent leur est fatal.

CHAPITRE V

EXTRACTION DES CORPS ÉTRANGERS DE LA VESSIE.

Article Ier. — CORPS ÉTRANGERS RÉCENTS.

§ 1. — Corps facile à broyer.

(Haricot, pois, perle de verre, cire à cacheter, grain de plomb, sonde avariée, tuyau de pipe).

Faites le broiement et l'évacuation, comme s'il s'agissait d'un petit calcul.

§ 2. — Corps allongé flexible.

(Bougie fine, lanière de cuir).

Prenez un crochet, par exemple le crochet de Guyon (fig. 59). Introduisez-le dans la vessie; la bougie, accrochée par le milieu ou près du milieu, se plisse et suit le crochet quand vous le retirez.

Prenez au besoin un petit lithotriteur à mors plats ou le petit extracteur de Bazy, qui permet d'enlever les sondes en gomme.

Si le corps étranger résiste trop pour se plier, vous pouvez encore essayer des plicateurs de Leroy d'É- tiolles, ou de Mercier ; ou le sécateur de Caudmont, qui se manient comme des lithotriteurs, mais ce dernier est d'un emploi extrêmement délicat.

§ 3. — Corps allongé, dur et non friable.

(Tige rigide, étui d'os, cure-dent d'ivoire, etc.).

Sachez que, dans ces cas, le corps étranger se place,

11.

quand il est de longueur moyenne, dans un des
diamètres transverses de la vessie (Guyon). Si, avec
un lithotriteur, vous tenez un corps étranger de 6 à
8 centimètres *par une extrémité* et l'attirez vers le
col, l'extrémité opposée rencontre une certaine
résistance, qui se manifeste, si vous laissez le lithotriteur libre de tourner sur son axe ; l'extrémité du
corps étranger se place alors verticalement. Si vous
tenez le corps étranger par le milieu, ses deux extrémités ne subissent aucun déplacement ; ne prolongez
pas la tentative d'extraction ; laissez le corps retomber dans la vessie, et cherchez à le saisir par
son extrémité, *en inclinant les mors de l'instrument
vers les parties latérales.* Le corps étranger est-il
trop long, faites-en la section avec le sécateur de
Caudmont. D'ailleurs, au delà de 10 centimètres,
le corps étranger rigide reste vertical dans la vessie et
l'on prend très vite une de ses extrémités vers le col.

L'*extracteur à bascule* ou *redresseur de Collin* (fig. 60)
est le meilleur instrument, la figure explique suffisamment la manœuvre, que facilite un dard caché
dans l'instrument.

Vous saisissez le corps étranger n'importe où, par
le milieu par exemple, le rapprochement des mors
fait pivoter le corps étranger, qui vient se placer
dans l'axe du bec : en poussant la petite tige centrale,
qui porte le dard, vous faites monter le corps étranger suivant son axe, le talon se dégage, se loge entre
les mors du redresseur et l'extraction se fait simplement.

Toutes ces manœuvres peuvent être insuffisantes ;
lorsque les commémoratifs, aidés de la cystoscopie,
vous ont montré que les tentatives d'extraction par

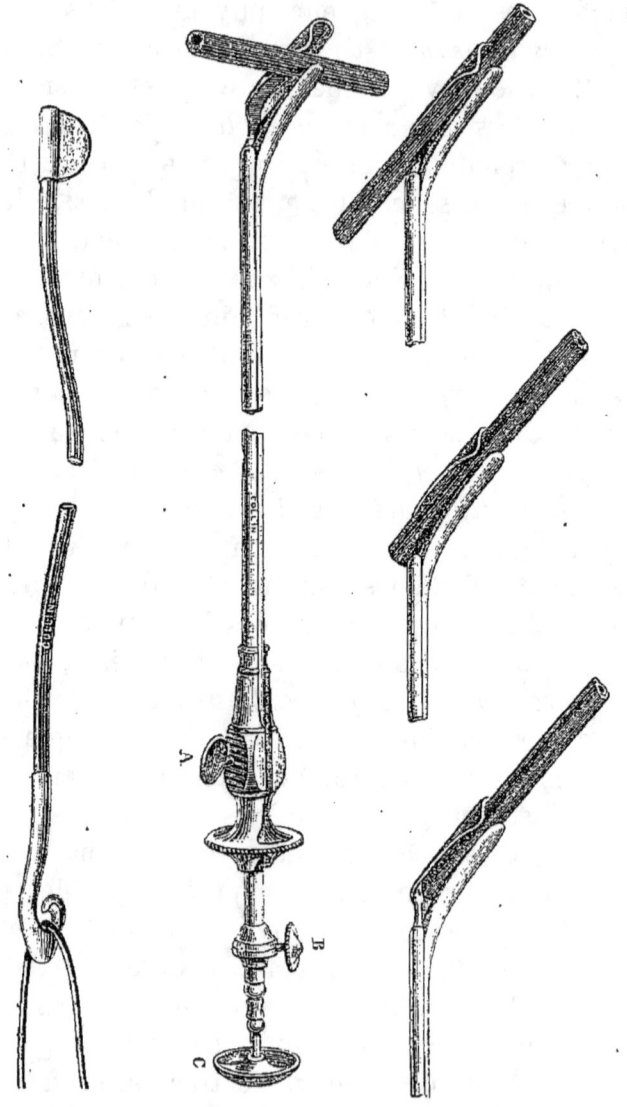

Fig. 59. — Crochet du professeur Guyon pour retirer de la vessie les bougies fines.

Fig. 60. — Instrument de Collin pour l'extraction des corps étrangers de la vessie chez l'homme.

les voies naturelles seront inutiles et même dangereuses, faites l'extraction par les voies artificielles ; c'est la *taille hypogastrique* qui est la méthode de choix.

§ 4. — Corps étrangers chez la femme.

Les conditions d'extraction sont plus simples : les manœuvres seront les mêmes que chez l'homme ; pour quelques-uns des corps étrangers, vous pourrez, en raison de la brièveté du canal et de sa rectitude, employer n'importe quelle pince ou crochet pour le corps étranger, le lithotriteur est encore pourtant le meilleur instrument. Mais, chez la femme l'*épingle à cheveux* est le plus ordinaire des corps étrangers de la vessie. Comme l'épingle se présente souvent par la pointe, il faut la retourner : chose facile si elle n'est pas fichée dans les parois de la vessie. Mais il vaut mieux faire la *cystoscopie*. Avec l'éclairage du cystoscope, vous introduisez le crochet à épingles à cheveux de Collin (fig. 61), vous saisissez la boucle de l'épingle, et vous faites facilement l'extraction par la portion non dangereuse, après avoir retiré le cystoscope. Vous pourriez aussi opérer à l'aide de l'urétroscope à lumière

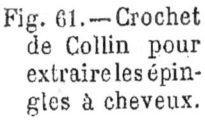

Fig. 61.—Crochet de Collin pour extraire les épingles à cheveux.

externe, le tube de l'instrument protégerait l'urètre
pendant l'extraction.

Article II. — CORPS ÉTRANGERS ANCIENS.

Les corps étrangers anciens sont souvent incrus-
tés, ils deviennent de véritables calculs, formés
autour du corps étranger comme noyaux. Dans ces
cas, broyez avec le lithotriteur, les concrétions calculeuses, et comportez-vous, quant au noyau (corps
étranger), suivant les indications que nous venons
d'énumérer.

Mais dans ces cas les manœuvres peuvent être plus
dangereuses, de sorte que, bien souvent, c'est la *taille
hypogastrique* que vous devez faire.

Il restera souvent à traiter les suites : cystites et
fistules.

CHAPITRE VI

TAILLE PÉRINÉALE.

La taille périnéale a pour but d'aborder la vessie
par une voie aussi large que possible, à travers les
plans du périnée, en ménageant le bulbe de l'urètre
en avant, le rectum en arrière.

L'histoire de la taille périnéale est riche en procédés,
dont beaucoup n'ont plus d'applications. Ces procédés se classaient en tailles par le *petit appareil* ou
taille de Celse (*taille latérale*) et tailles par le *grand
appareil*, avec des sous-variétés nombreuses : taille
médiane (Jean des Romains, Collot), taille *médio-*

bilatérale (Dolbeau), taille *latéralisée* (frère Jacques), taille *bilatéralisée* (Dupuytren), taille *prérectale* (Nélaton). Nous ne décrirons que la taille médiane, la taille latéralisée et la taille prérectale.

Article Ier. — TAILLE MÉDIANE.

§ 1er. — Instruments.

Outre les bistouris, pinces ordinaires, pinces hémostatiques, écarteurs, etc., les instruments nécessaires seront le cathéter cannelé, le lithotome simple (fig. 62) (le lithotome double (fig. 63), si vous faites la taille médiobilatérale), la curette-bouton à crête médiane, le gorgeret mousse, les tenettes droites et courbes, pour extraire la pierre, les brise-pierre, enfin les sondes, les seringues et les instruments divers de la chirurgie urinaire.

§ 2. — Opération.

1° **Position du malade, des aides et du chirurgien.** — Le périnée ayant été rasé, nettoyé, antiseptisé, placez le malade dans la *position de la taille périnéale*, sur une table assez élevée, bien éclairée par une fenêtre ; couchez le malade, le siège relevé par un coussin, et *débordant* la table : les cuisses sont fléchies sur le ventre, les jambes fléchies sur les cuisses ; un aide, placé de chaque côté, soutient le membre inférieur, en plaçant son coude sous le jarret de l'opéré et en maintenant le pied de l'autre main : les aides des jambes écartent symétriquement les cuisses, pour bien présenter le périnée, exposé en

pleine lumière. Vous pouvez vous passer de ces deux
aides, si vous avez la table de Trendelenburg, sur

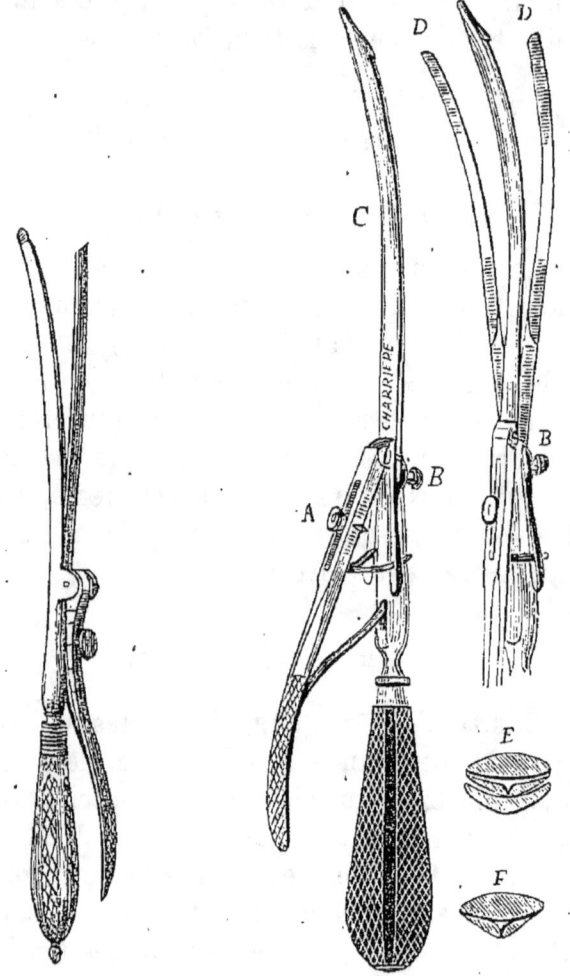

Fig. 62. — Lithotome simple. Fig. 63. — Lithotome double.

laquelle vous installez le malade comme nous l'avons
dit au chapitre de l'urétrotomie externe.

L'aide *indispensable* ou *aide de confiance* est celui

auquel vous confierez le soin de maintenir le cathéter cannelé. Cet aide, placé sur le côté du malade, *près de l'un des flancs*, tiendra le cathéter d'une main, par-dessus le ventre du malade, et de l'autre main relè-vera les bourses.

Un dernier aide vous passera les instruments et épongera le champ opératoire.

Vous vous *asseyez* sur une chaise ou un tabouret, devant le périnée du malade, et par conséquent, vous tournez le dos à la fenêtre qui vous éclaire lar-gement.

Avant de commencer, assurez-vous du bon fonc-tionnement de vos instruments et *faites armer le lithotome* : pour cela, réglez, avec la vis, le maximum d'écartement que vous voudrez donner au lithotome ouvert.

2° **Placement du cathéter cannelé.** — Avant d'opé-rer, avant même de mettre le malade en position, prenez le soin de laver sa vessie ; introduisez ensuite dans l'urètre le cathéter, soit directement, soit conduit par une bougie armée, comme un béniqué. Redoublez de précautions dans la traversée du périnée ; assurez-vous que le cathéter est bien en place ; faites-le jouer dans l'urètre, en le relevant et l'abaissant. Il est bien ; remettez le malade dans la position de la taille, et *faites tenir* le cathéter par *l'aide de confiance* : Celui-ci, prenant le pavillon de l'instrument, comme nous l'avons vu plus haut, le ramène un peu vers l'abdomen ; il couche le manche du cathéter sur le ventre du malade, et fait saillir au périnée la partie convexe.

Il maintient l'instrument immobile *sur la ligne mé-diane* ; vous voyez déjà, si le périnée est maigre, que la saillie du cathéter, très appréciable, correspond à la ligne brune ou crête médiane du périnée.

Repérez-vous encore, *en touchant du doigt* la saillie de votre cathéter, et incisez.

3° **Incision de la peau et des plans profonds, sauf l'urètre.** — Avec le bistouri, faites, *sur la ligne médiane* (fig. 64), une incision, commençant à 5 centimètres et finissant à 1 centimètre en avant de l'anus;

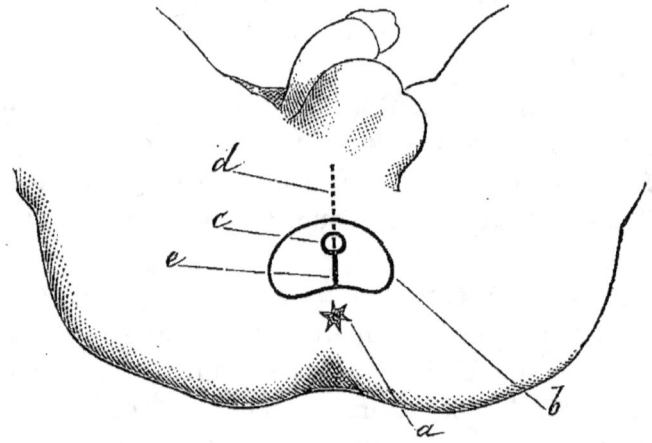

Fig. 64. — Taille médiane: *a*, anus ; *b*, prostate ; *c*, urètre ; *d*, incision cutanée ; *e*, section de la prostate.

pour éviter toute déchirure dans la région anale, terminez votre incision longitudinale par deux petites amorces latérales, en χ comme le conseille Guyon.

Incisez couche par couche, toujours sur la ligne médiane; à travers les plans d'entre-croisement du sphincter anal, du bulbo-caverneux et du transverse superficiel du périnée, vous arrivez vers le bulbe et vers l'urètre. Chemin faisant, *sentez le cathéter, avec l'index gauche*; placez, s'il le faut, des écarteurs. Reconnaissez le *bulbe*, qui est en avant et se présente sous forme d'un renflement violacé noirâtre; *dégagez légèrement le bulbe*, pour le reporter en avant.

4° **Incision de l'urètre.** — L'index gauche recherche la cannelure du cathéter, que l'aide de confiance a maintenu sur la ligne médiane. Touchez les *deux berges* de la gouttière du cathéter, sentez aussi la dépression qui les sépare; il est nécessaire de bien percevoir *les deux* bords pour ne pas dévier en dehors. L'ongle de l'index gauche sur la gouttière et la pulpe sur les bords, prenez le bistouri de la main droite; présentez-le, la pointe en arrière et le tranchant en bas; évitez le bulbe, et avec le bistouri glissant presque sur l'ongle, ponctionnez l'urètre sur la gouttière, entre les deux bords. La pointe du bistouri heurte et sent le fer de la gouttière du cathéter; incisez l'urètre sur 8 à 10 millimètres, en relevant le manche du couteau vers le pubis.

5° **Engagement du lithotome sur le cathéter.** — Laissez votre index gauche dans la plaie; sur lui, guidez le lithotome. (Vous pouvez aussi le guider sur le flanc du bistouri laissé en place.)

De la main droite, prenez le lithotome armé antérieurement et maintenu fermé : introduisez-le dans la plaie, en *tournant en haut sa concavité*. Le conduisant sur l'ongle, amenez le bec de l'instrument au fond de la gouttière du cathéter, assurez-vous, par un petit frottement antéro-postérieur, qu'il y est bien, entre les deux bords, fer contre fer; retirez l'index gauche et préparez-vous à faire l'introduction du lithotome dans la vessie.

6° **Introduction du lithotome dans la vessie.** — *Le lithotome et le cathéter étant bien solidaires, de la main gauche* prenez le manche du cathéter, *de la main* *droite* tenez le lithotome ; relevez le manche du cathéter, faites-lui décrire la courbe nécessaire pour les troisième et quatrième temps du cathétérisme métallique, pendant que vous maintenez la pointe du lithotome toujours dans la gouttière ; poussez cet instrument vers la vessie, à mesure que le cathéter cannelé finit sa course. Ne poussez pas le lithotome trop à fond dans le cul-de-sac de la gouttière du cathéter, car vous auriez quelque peine à dégager celui-ci. Enfin les deux instruments ont pénétré dans la vessie (l'urine coule souvent), *dégagez le cathéter devenu inutile et retirez-le.*

7° **Débridement du col vésical et de l'urètre prostatique.** — Si vous avez introduit le *lithotome simple* et que vous n'ayez à faire que la taille médiane, tournez l'instrument, de façon à placer la lame tranchante en arrière ; ouvrez-le, sortez-le ouvert, en *tirant lentement.*

Si vous avez introduit le *lithotome double* pour faire la taille *médiobilatérale* de Dolbeau, *retournez le lithotome* (que vous aviez introduit la concavité en haut), *pour présenter sa concavité en bas du côté du rectum ; ouvrez-le,* en pressant la bascule, qui fait saillir les lames coupantes, dans la proportion que vous aviez réglée à l'avance. *Appliquez et maintenez contre le pubis la convexité* du lithotome, à mesure que vous le retirez (lames ouvertes). Vous évitez ainsi de trop couper du côté du rectum.

Retirez l'instrument *lentement,* pour lui permettre de bien couper les tissus, qui tendent à fuir devant les lames. Quand le col de la vessie et la prostate sont incisés et que le lithotome est prêt à sortir par le périnée, protégez, avec des écarteurs, les lèvres de l'incision cutanée et sortez-le complètement.

**8° Introduction du gorgeret mousse ou de la cu-
rette-bouton à crête.** — Dans la plaie, qui vient
d'être faite, introduisez l'index gauche huilé, pour
vous assurer que le col vésical a été bien incisé, et
pour sentir la pierre. Sur le doigt, introduisez la
curette bouton, jusque dans la vessie.

9° Introduction des tenettes. — Le doigt est
retiré ; de la main droite, prenez les tenettes, engagez
leurs mors *placés de champ*, et *légèrement entr'ouverts* ;
sur la crête de la curette-bouton, faites-les glisser et
conduisez-les jusque dans la vessie.

10° Prise de la pierre. — Lorsque les tenettes sont
arrivées dans la vessie, tournez-les de face, de sorte
qu'un mors regarde le pubis, l'autre le rectum en
déprimant le bas-fond vésical ; la pierre est engagée :
rapprochez le mors supérieur, la pierre est prise.

Si les tenettes droites sont insuffisantes, introduisez les tenettes courbes.

11° Extraction de la pierre. — Par de petits mouvements de va-et-vient dans la vessie, assurez-vous
que vous n'avez pas saisi la muqueuse vésicale avec
le calcul. Retirez les tenettes et la pierre qu'elles
prennent. *Tirez lentement*, pour laisser aux parties le
temps de se distendre ; si la résistance des tissus est
trop forte et que vous ne puissiez pas morceler la
pierre, faites aux parties molles de petits débride-
ments, avec le bistouri boutonné.

En général, avec des *efforts bien soutenus, doux
et progressifs*, vous arrivez à *accoucher* de gros
calculs.

Vérifiez s'il n'y a pas d'autres pierres ou des fragments dont vous ferez l'extraction, s'il y a lieu.

12° Soins consécutifs. — Irriguez largement la vessie, laissez le malade uriner par la plaie ; en cas d'hémorragie, tamponnez à la gaze iodoformée.

Article II. — TAILLE LATÉRALISÉE.

La taille latéralisée ne diffère de la taille médiane que par le siège de l'incision (Voy. fig. 65).

1° Incision de la peau. — Commencez l'incision

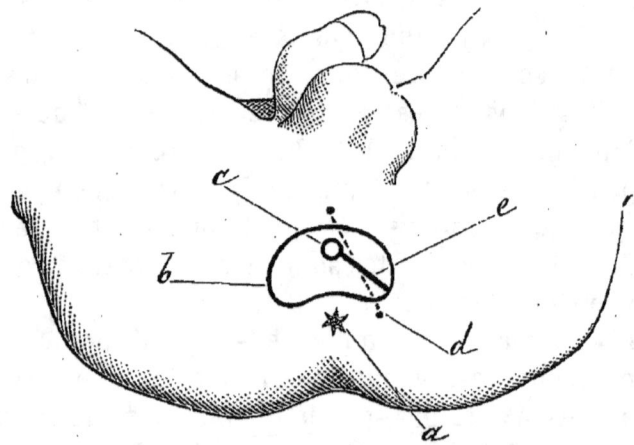

Fig. 65. — Taille latéralisée : *a*, anus ; *b*, prostate ; *c*, urètre ; *d*, incision cutanée ; *e*, section de la prostate.

sur le raphé, à *deux travers de doigt au-devant de l'anus*, menez-la jusqu'*au milieu de la ligne ano-ischiatique* (de l'anus à l'ischion) ; *oblique en bas et en dehors*, sur une longueur de 5 à 6 centimètres.

2° Incision des plans profonds. — Arrivez dans le triangle ischio-bulbaire, isolez de l'ischio-caverneux la partie latérale du bulbe, pour apercevoir le flanc de l'urètre.

3° Recherche du cathéter. — De l'index gauche

cherchez le cathéter sur les parties latérales de l'urètre, tandis que votre aide vous présente la cannelure,
en inclinant le manche du côté opposé.

4° **Ponction de l'urètre.** — Protégez le bulbe avec
la pulpe de l'index gauche et ponctionnez l'urètre un
peu latéralement, suivant les règles indiquées plus
haut.

5° **Introduction du lithotome.** — Introduisez un lithotome simple.

*Tout le reste de l'opération se fait comme pour la
taille médiane.* Orientez seulement la lame de votre
lithotome, de façon à la faire sortir obliquement
dans le triangle ischio-bulbaire où vous avez fait l'incision.

Article III. — TAILLE PRÉRECTALE.

La taille prérectale de Nélaton, modification de la
taille bilatéralisée de Dupuytren, diffère des deux
autres, en ce que les repères sont donnés au bistouri
par le doigt introduit dans le rectum, et non plus par
le cathéter; et dans les plans profonds *par le bec de la
prostate* au lieu du bulbe.

Tout est disposé comme pour la taille médiane (le
rectum bien antiseptisé), le cathéter est mis en place.

1° **Incision de la peau et des parties molles.** —
Introduisez l'index gauche dans l'anus (phalangette
et moitié de la phalangine) la pulpe en haut; allez
sentir le cathéter à travers le rectum et le triangle
bulbo-urétral. Tendez légèrement les tissus préanaux.
Avec le bistouri, faites une incision *en croissant à concavité postérieure* (Voy. fig. 66), à un petit travers
de doigt en avant de l'anus, concentrique à lui, et

se terminant latéralement à 2 centimètres de l'anus sur la ligne ano-ischiatique.

A mesure que vous incisez, l'index gauche tend le rectum, le pouce gauche accroche la lèvre posté-rieure de l'incision, et un aide écarte la lèvre supé-rieure. Incisez le raphé antérieur du sphincter anal ; arrivez vite dans le triangle recto-bulbaire ; dégagez

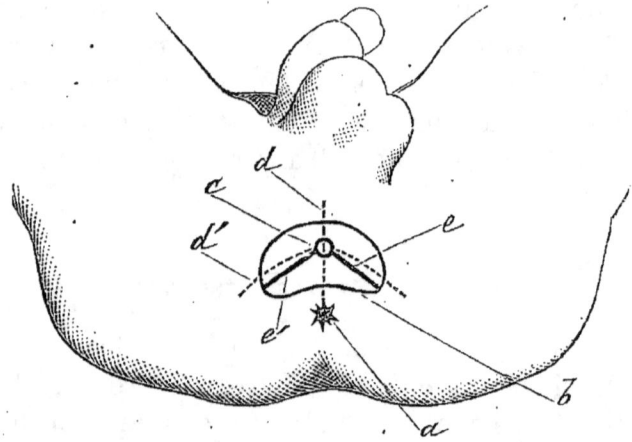

Fig. 66. — Tailles prérectale, bilatérale et médiobilatérale : *a*, anus ; *b*, prostate ; *c*, urètre ; *d*, incision cutanée de la taille médiobilatérale ; *d'*, incision cutanée de la taille bila-térale ; *e'e*, incision de la prostate.

avec la sonde cannelée les tissus qui vous séparent de la prostate ; vous arrivez au *bec de la prostate* : reti-rez le doigt du rectum.

2° **Incision de l'urètre.** — *Reconnaissez la cannelure du cathéter* ; avec le bistouri *dont vous dirigez la pointe en avant* (inverse de la taille médiane), au niveau et un peu en avant du bec de la prostate, *ponctionnez l'urètre* dans la cannelure du cathéter, incisez sur 1 centimètre à peu près, en marchant en avant.

3° **Introduction du lithotome double.** — Introduisez
dans la plaie urétrale le lithotome double, et terminez, comme pour la taille médiane (médiobilatérale).

___

CHAPITRE VII

BOUTONNIÈRE PÉRINÉALE.

La boutonnière périnéale permet de faire la *dilata-*
tion du col vésical et d'établir un *drainage prolongé*
par le périnée, pour le traitement des cystites rebelles ; elle permet aussi le *curettage de la vessie*, et
l'extirpation des *tumeurs vésicales*.

§ 1ᵉʳ — **Instruments**.

Les instruments sont ceux de la taille périnéale,

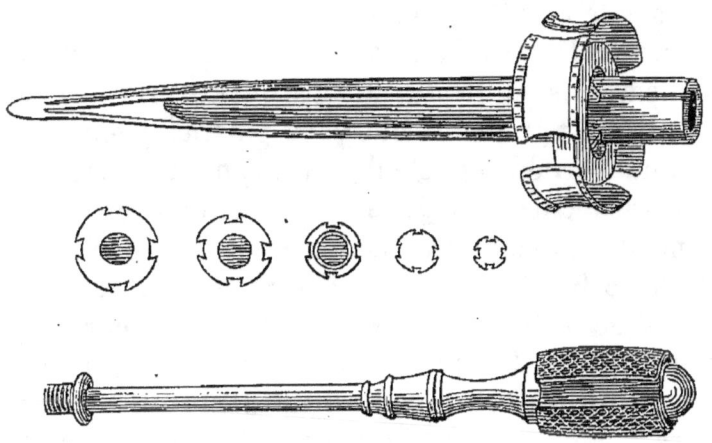

Fig. 67. — Dilatateur Guyon.

moins les lithotomes, curettes, etc., qui sont rem-
placés par le dilatateur Guyon, encore appelé dilatateur Guyon-Duplay (fig. 67).

Ce DILATATEUR DE GUYON comprend un conducteur à quatre branches conductrices reliées à une sorte d'anneau brisé, et cinq mandrins qu'on visse sur un manche ; ces mandrins ont des cannelures pour glisser sur les branches du conducteur.

§ 2. — Opération.

Toute l'opération se fait comme la taille périnéale médiane, sauf que l'incision est un peu plus restreinte, et n'a que 3 centimètres environ. La ponction de l'urètre se fait de la même manière.

1° **Introduction du conducteur**. — Par une manœuvre identique à celle que nous avons décrite pour l'introduction du lithotome, introduisez jusque dans la vessie le dilatateur muni du mandrin le plus faible et du manche, en le conduisant, comme vous le savez, sur le cathéter cannelé.

Enlevez le cathétèr, tenez dans la main gauche l'anneau brisé du conducteur à quatre branches. Si la vessie est grande et que vous puissiez y enfoncer sans danger le conducteur, tenez l'anneau brisé seulement avec deux doigts et laissez le talon de l'instrument approcher des plans profonds : au contraire, comme cela est plus fréquent, *si la vessie est rétractée* et risque d'être blessée par le conducteur trop enfoncé, tenez l'anneau brisé à pleine main, le talon de la main appuyant sur les plans profonds empêchera que l'instrument ne s'enfonce trop au cours de la dilatation.

2° **Dilatation**. — Retirez le premier mandrin, introduisez le deuxième, laissez-le un petit instant ; introduisez ensuite le troisième, le quatrième, et enfin le cinquième. Pour les derniers, comme vous devez y mettre une certaine force, tenez fermement l'anneau brisé du conducteur.

Laissez quelques instants le dernier mandrin ; puis retirez ensemble le mandrin et le conducteur.

3° **Exploration.** — Avec l'index gauche, explorez le trajet urétro-prostatique que vous avez dilaté ; le doigt est un peu serré ; avec ce doigt, complétez un peu la dilatation. Constatez l'état de la vessie pour savoir s'il suffira d'une dilatation et d'un drainage, ou s'il ne faudra pas un curettage.

4° **Drainage.** — Pour le drainage, introduisez, avec une pince, une sonde de de Pezzer à large pavillon ; conduisez-la dans la vessie, enlevez la pince pour laisser le pavillon s'épanouir, attirez légèrement la sonde vers le col vésical, dont vous sentez la résistance.

Faites une large irrigation et pansez.

5° **Soins consécutifs.** — Quand le malade est reporté dans son lit, assurez-vous que *la sonde péri-néale ne s'est pas coudée* (ce qui drainerait mal et ferait souffrir le malade) ; pour éviter cet inconvénient, coupez la sonde à quelques centimètres du périnée, engagez dans sa cavité un tube de verre de quelques centimètres de long, et de large calibre ; à l'autre extrémité de ce tube, adaptez le bout de caoutchouc que vous avez détaché de la sonde.

Faites dans la suite des irrigations fréquentes.

CHAPITRE VIII

TAILLE HYPOGASTRIQUE.

La taille hypogastrique (taille de Franco), ou cysto-tomie hypogastrique, permet de faire l'exploration directe de la vessie, l'extraction des calculs ou des corps étrangers,. l'exérèse des tumeurs, le drainage hypogastrique de la vessie. Nous allons d'abord exposer la taille hypogastrique pour calculs qui est la même, à peu de chose près, que la taille explora-trice ; nous verrons ensuite les modifications que comportent les autres interventions hypogastriques sur la vessie.

Article Ier. — TAILLE HYPOGASTRIQUE POUR CALCUL ET CORPS ÉTRANGER.

Sauf l'extraction du corps étranger, la technique est la même pour la taille exploratrice.

§ 1er. — Instruments.

Les principaux instruments nécessaires sont des bistouris, des ciseaux, des pinces à disséquer et à griffes, des pinces hémostatiques, une sonde canne-lée forte, une aiguille de Reverdin, des aiguilles de Hagedorn, des aiguilles de Collin (modification de l'aiguille de Reverdin), une sonde d'argent à robi-net, des seringues à anneaux, des tubes à drainage, le tube double de Guyon (dit tube Perier-Guyon), le ballon de Petersen (de 250 à 300 gr. de capacité),

les écarteurs concaves de Bazy, des tenettes droites
et courbes, une curette mousse, du crin de Florence
et du catgut.

Comme table d'opération, prenez une table ordinaire, ou mieux une table à renversement (de Trendelenburg ou d'autres).

§ 2. — Opération.

1° **Préparation du malade**. — *Le matin de la
veille* de l'opération, purgez le malade; *le soir*, faites-
lui raser l'hypogastre et le pubis, laver et désinfecter
toute la région hypogastrique, et faire un pansement
antiseptique qui sera gardé la nuit.

Le matin du jour de l'opération, faites débarrasser
le rectum, par un grand lavement.

Au moment de l'opération, faites coucher le malade
sur la table, dans le décubitus dorsal; faites à nouveau
la toilette antiseptique de la région. Placez-vous à
droite, mettez un aide en face de vous et un autre à
votre droite.

2° **Lavage et remplissage de la vessie**. — Sondez
le malade avec la sonde métallique à robinet; avec
une solution boriquée tiède, additionnée d'un dixième
de sublimé à 1 p. 1000, lavez la vessie à grande eau,
jusqu'à ce que le liquide revienne bien propre; injectez alors 150 grammes de liquide, fermez le robinet
et faites placer le ballon de Petersen.

3° **Introduction et remplissage du ballon de
Petersen**. — Le ballon de Petersen (fig. 68) aura
l'avantage de vous soulever la vessie; vous pouvez,
à la rigueur, faire l'opération sans cet adjuvant; il
est plus commode de s'en servir, bien qu'il ait l'in-

convénient d'immobiliser un de vos aides (celui qui l'aura placé dans le rectum ne doit plus toucher à rien).

Cet aide prend le ballon vide, l'enroule en forme de tube, l'allonge dans le creux de sa main, le graisse fortement, graisse aussi le pourtour de l'orifice anal. Pendant qu'un autre aide écarte une des cuisses du malade, il introduit le ballon dans l'anus et le conduit dans le rectum *jusqu'au-dessus du sphincter*.

Lorsque le ballon est en place, dans le rectum, au-dessus du sphincter, faites-le remplir modérément

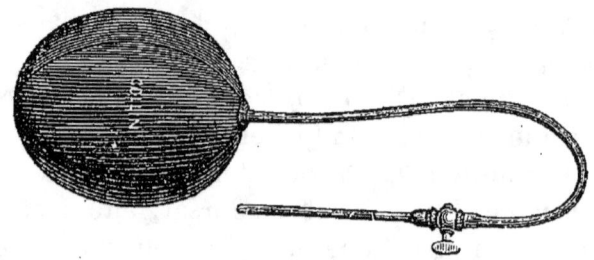

Fig. 68. — Ballon de Petersen.

(on a vu, mais exceptionnellement, des ruptures du rectum); 180 à 250 grammes de liquide suffisent. Une pince hémostatique, laissée à demeure, ferme le tuyau d'écoulement du ballon.

4° **Fin du garnissage de la vessie.** — La vessie bombe déjà en partie à l'hypogastre, mais pas assez encore ; augmentez la quantité de liquide qu'elle contient, jusqu'à concurrence de 300 grammes au plus. Fermez le robinet de la sonde métallique ; avec un tube de caoutchouc (drain ou sonde de Nélaton), entourez la verge, pour la lier sur la sonde, faites deux tours et arrêtez le lien, en le prenant dans une

12.

pince hémostatique. Abaissez la verge et la sonde
entre les cuisses du malade.

Assurez-vous que *la vessie bombe à l'hypogastre* :
si elle ne fait qu'un relief insuffisant, vous compléterez son contenu au moment de faire la ponction ;
incisez maintenant la paroi abdominale.

5° **Incision de la paroi abdominale.** — Faites
l'incision *sur la ligne médiane*. Sentez avec le doigt
la symphyse des pubis ; suivez la ligne réunissant
l'ombilic à la symphyse pubienne ; reconnaissez-la,
en tendant d'une main la peau, et en explorant de

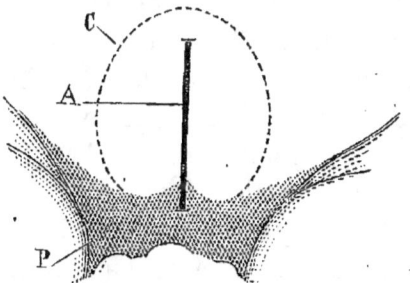

Fig. 69. — Taille hypogastrique : A, incision de la paroi
abdominale ; C, vessie ; P, pubis.

l'autre main, pour sentir, tendue sous la peau, la
corde de la ligne blanche aponévrotique. Faites une
incision verticale, commençant à 9 centimètres
environ au-dessus du pubis, et finissant à 1 *centimètre au-dessous* du bord supérieur du pubis (par
conséquent au devant du pubis) (fig. 69).

Coupez, en repassant au besoin dans l'incision, la
peau et le tissu cellulaire sous-cutané jusqu'à l'aponévrose. En bas il y a une certaine épaisseur à traverser, en haut il y a beaucoup moins de tissus.

Avec la pointe du bistouri, incisez l'*aponévrose*, sur

la ligne médiane autant que possible ; souvent vous déviez à droite ou à gauche ; dans ce cas, vous apercevez les fibres rouges verticales des muscles grands droits de l'abdomen, et tout en bas les fibres obliques des pyramidaux. *Donnez à peine un petit coup de bistouri sur les muscles.*

6° **Recherche de la graisse jaune prévésicale.** — *Tout à fait en bas* de l'incision, au-dessus du pubis, que vous sentez, en dedans du tendon nacré du muscle grand droit, faites, avec le bistouri, entre les muscles pyramidaux, au besoin à travers l'un d'eux, de préférence sur la ligne médiane exactement, une incision prudente, de 2 à 3 centimètres de hauteur. Marchez à petits coups, bientôt vous déchirez une petite toile celluleuse et vous apercevez des *tissus graisseux de couleur jaune clair* : c'est la couche graisseuse sous-péritonéale et prévésicale.

7° **Refoulement du péritoine avec le doigt qui achève l'ouverture de la paroi abdominale.** — *Laissez le bistouri,* insinuez l'index gauche dans la plaie sus-pubienne que vous venez de faire, sentez dans le fond quelque chose qui bombe(la vessie), tournez en haut la pulpe de l'index, *accrochez tous les plans* qui sont sur elle et refoulez le doigt et ce qu'il tient, dans toute l'étendue de l'incision cutanéo-aponévrotique.

Vous refoulez ainsi tout le cul-de-sac péritonéal, en même temps que vous achevez de séparer les muscles droits.

Devant vous se présente la vessie.

Quelquefois le refoulement du péritoine se fait mal ; surtout quand on n'a pas mis le ballon rectal ; reprenez la manœuvre ; parfois le péritoine adhère

un peu au pubis ; avec quelques précautions vous le
détacherez (cela se produit surtout quand le sujet a
déjà subi antérieurement la taille hypogastrique).

Placez de chaque côté un écarteur Farabeuf pour
faire exposer les plans profonds, et voyez la vessie.

8° **Incision de la vessie.** — Reconnaissez la vessie ; elle se présente à vous comme *un globe charnu
strié verticalement de rose et de gris, parcouru par
de grosses veines verticales* surtout près de la ligne
médiane. Sentez-la avec le doigt, et si vous doutez
encore, dites à un aide d'injecter un peu de liquide
par la sonde métallique; vous sentez votre doigt soulevé par cette petite injection, c'est bien la vessie.

Passez sur le champ opératoire une éponge imbi-
bée d'un peu de solution phéniquée forte, étanchez,
et préparez-vous à ponctionner la vessie.

Prenez le bistouri de la main droite, tâtez encore
la vessie de la main gauche; sur la ligne médiane, à
la partie moyenne de la vessie, en évitant les grosses
veines (mais sans trop les craindre, car elles s'affais-
seront d'elles-mêmes une fois la vessie ouverte),
ponctionnez la vessie, d'un seul coup, et agrandissez
l'incision, assez pour pouvoir y passer l'index gauche; un flot de liquide jaillit. Soulevez, avec l'index
gauche, l'une des lèvres de l'incision; passez à travers toute la paroi vésicale un fil de soie, monté
sur une aiguille de Hagedorn ; passez sur la lèvre
opposée un autre fil : ce sont les *fils suspenseurs*
(Guyon); nouez-les à anse large, et confiez-les, sur
des pinces hémostatiques, ou directement, à un
aide qui, les soutenant légèrement, écartera ainsi les
deux lèvres de la vessie et vous mettra l'incision sous
les yeux.

9° **Enlèvement de la sonde métallique et du ballon.** — Faites détacher le lien de caoutchouc de la verge et enlever la sonde métallique; *faites vider le ballon*; si vous craignez de souiller la région, laissez-le vide, dans le rectum (vous l'enlèverez à la fin), sinon faites-le enlever de suite.

10° **Extraction du calcul ou du corps étranger.** — Avec l'index gauche, explorez la cavité vésicale, agrandissez au besoin l'incision de la vessie; dans ce cas, placez deux autres fils suspenseurs. Vous avez reconnu le calcul ou le corps étranger. Introduisez, par la plaie, les tenettes; ouvrez-les, saisissez le calcul dans son petit diamètre; faites l'extraction, en le présentant en longueur; tirez doucement, en inclinant les manches des tenettes à droite et à gauche; *accouchez la pierre.*

Placez les écarteurs de Bazy, regardez dans la vessie s'il ne reste rien; explorez encore avec le doigt.

Terminez l'opération par la suture partielle de la vessie, avec drainage hypogastrique, ou la suture totale, avec la sonde à demeure. Si la vessie est fortement infectée, faites le drainage hypogastrique; si elle est saine, faites la suture totale.

11° **Suture partielle de la vessie avec drainage hypogastrique.** — Prenez des aiguilles de Hagedorn, chargées de catgut moyen, ou des aiguilles de Collin; regardez si la vessie ne saigne pas. *En bas d'abord,* faites un ou plusieurs points de suture de la vessie: prenez toute l'épaisseur de la paroi, avec ou sans la muqueuse, sortez ou rentrez dans la tranche. L'aide, chargé des fils suspenseurs, facilite vos manœuvres, en vous présentant successivement les

deux lèvres de l'incision vésicale. Il sous-tend ensuite
la vessie par ces fils, pour vous permettre de placer
le tube double. Placez le tube double de Guyon (*tube-
siphon dit de Perier-Guyon*) (fig. 70).

Les *tubes-siphons* sont formés de deux tubes de
caoutchouc de 4 millimètres de diamètre, longs de
50 centimètres, indépendants sur une grande partie
de leur longueur, mais réunis, superposés et soudés
sur une étendue de quelques centimètres, dans leur
portion vésicale : cette portion présente une courbure

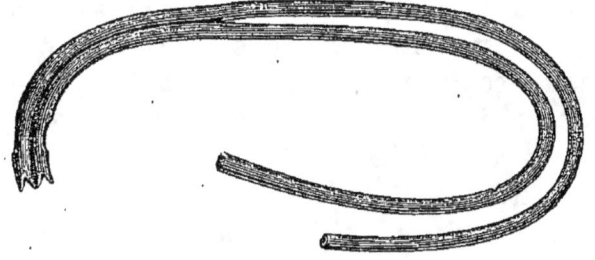

Fig. 70. — Tube double du professeur Guyon.

fixe, pour plonger presque perpendiculairement dans
la vessie.

Les tubes étant placés, fermez la vessie par des
sutures, au-dessus et au-dessous de leur point de passage, de façon que les tubes soient serrés dans la
boutonnière vésicale.

Il faut vous assurer du *bon fonctionnement des tubes* ;
placez une éponge sur la plaie vésicale suturée, soulevez l'une des deux branches des tubes ; avec une
seringue, injectez-y *très doucement* de l'eau boriquée.
Si le siphon est bien placé, le liquide s'écoule aussitôt
par l'autre tube : sinon il y a interruption de l'écoulement, ou bien des intermittences. Retirez ou en-

foncez la partie vésicale du siphon, jusqu'à ce que
vous ayez obtenu un écoulement parfait. Répétez
l'injection sur l'autre tuyau du siphon. Souvent, l'un
des deux tubes fonctionne mieux que l'autre ; mar-
quez-le d'une encoche, pour le reconnaître dans les
pansements.

12° **Suture totale**. — Si la vessie vous paraît bonne,
au lieu du drainage hypogastrique et de la suture
partielle, employez la sonde de Pezzer et faites la suture totale.

Commencez par *placer la sonde de Pezzer*. Par le
méat et l'urètre, introduisez une bougie n° 17 ou 18 ;
l'extrémité conique olivaire apparaît dans la plaie
vésicale ; saisissez-la. Prenez une sonde Pezzer à pavillon ouvert ; sur l'extrémite vésicale de la bougie,
entrez à frottement l'extrémité libre de la sonde
Pezzer, *huilez bien l'ensemble formé par la sonde et la
bougie*, tirez doucement la bougie par le méat ; elle
entraîne la sonde de Pezzer, dont l'extrémité apparaît
au méat ; tirez sur cette sonde, doucement, avec
une main, pendant que, avec l'autre, vous suivez les
mouvements du pavillon de la sonde attiré vers le
col. Quand la sonde est arrêtée au col, cessez de
tirer ; coupez la partie rétrécie qui terminait la sonde
de Pezzer ; la bougie tombe ; la sonde est ouverte ; il
ne reste plus qu'à faire les sutures.

Pour la *suture totale*, faites un premier plan de suture, à points séparés, distants de 8 à 10 millimètres.
Avec l'aiguille de Hagedorn ou de Collin, enfoncez
chaque *fil à 3 ou 4 millimètres de la tranche*, traversez sans crainte toutes les couches, même la muqueuse. Quand tous vos points sont serrés, vérifiez
si la suture tient bien. Injectez doucement une demi-

seringue de liquide par la sonde de Pezzer, épongez la plaie, surveillez s'il y a des parties où le liquide s'échappe, au niveau de la plaie vésicale et de la suture. S'il y en a, mettez de nouveaux points de suture, jusqu'à ce que la suture soit étanche. *En général ce premier plan suffira.* Faites-le au catgut.

Dans toutes ces manœuvres, la présence des fils suspenseurs vous permet de vous faire présenter successivement les deux lèvres de l'incision.

Si vous voulez être plus sûr de votre suture, *faites par-dessus le premier plan un second plan,* comme dans la suture de Lembert pour l'intestin ; passez vos fils sur chaque côté du premier plan de suture, en évitant de comprendre la ligne du premier plan ; vous doublez ainsi d'un plan superficiel le premier plan de suture, qui devient profond ; faites ce second plan avec du catgut ou de la soie.

Assurez-vous de nouveau que la suture est étanche, que la sonde de Pezzer fonctionne bien, et suturez la paroi.

13° **Sutures de la paroi abdominale.** — Faites, sur la paroi abdominale, une suture *sur trois plans,* rendez-les solidaires.

Dans un premier plan, fait avec du catgut, et à points séparés, prenez les muscles droits : dans le point le plus élevé, au niveau de la vessie, intéressez un peu la graisse prévésicale : cela vous permettra de maintenir, fixé en haut, le cul-de-sac péritonéal, qui, s'il descendait en bas, risquerait de contracter des adhérences avec la symphyse ; il gênerait beaucoup, s'il fallait, plus tard, recommencer une taille hypogastrique. La petite précaution, recommandée par Guyon, évite cet inconvénient.

Le *second plan de suture,* au catgut également, comprend l'aponévrose des muscles droits ; il pénètre dans le premier plan musculaire, qu'il solidarise avec lui.

Le *troisième plan est cutané* ; faites-le avec du crin de Florence ; pénétrez, avec l'aiguille, dans le plan sous-jacent. En solidarisant ces plans étagés, vous éviterez des clapiers.

Si vous avez établi le drainage hypogastrique, faites la suture de la paroi abdominale dans *toute l'étendue de la plaie qui est au-dessus des tubes-siphons,* mais *ne suturez pas la partie de la plaie qui est au-dessous.* Drainez-la simplement avec un peu de gaze antiseptique. C'est votre sauvegarde contre les infiltrations possibles d'urine ou d'autres liquides. *Fixez* à la peau, par deux points lâches au crin de Florence, les *deux tubes-siphons,* après avoir une fois de plus vérifié leur bon fonctionnement. Mettez un petit rouleau de gaze au-dessous des tubes, pour qu'ils ne compriment pas l'angle inférieur de la plaie.

Si vous avez fait la suture totale de la vessie, faites sur les trois plans indiqués, la suture totale de la paroi. Gardez en bas un petit espace, où vous mettrez un drain debout. Ce drain est souvent nécessaire, plutôt il est vrai dans les tailles pour tumeurs, dans lesquelles il est souvent difficile d'éviter, derrière la symphyse pubienne, un petit décollement, quand on découvre ou incise la vessie.

La cicatrisation d'ailleurs marche aussi vite.

14° **Soins consécutifs.** — Après un pansement compressif, reportez le malade dans son lit ; placez, entre ses jambes, un urinal, dans lequel vous faites plonger les tubes ou la sonde. Toutes les trois ou quatre heures, assurez-vous du bon fonctionnement des tubes ou de la sonde ; faites un petit lavage vésical par le tube marqué d'une encoche ; puis espacez les lavages.

Au quatrième ou sixième jour, faites le pansement, à moins qu'il n'ait été mouillé avant ; *enlevez les tubes-siphons* et les points de suture profonds, *mettez une sonde à demeure* ; la plaie demande en moyenne une vingtaine de jours pour se fermer. Parfois, en douze ou quinze jours, la guérison est complète.

Article II. — TAILLE HYPOGASTRIQUE POUR TUMEURS DE LA VESSIE.

§ 1er. — Instruments.

Il vous faut d'abord les instruments de la taille hypogastrique ordinaire, et en plus les pinces de Guyon coudées, les pinces courbées, de longs tenaculums, des pinces en cœur, en T, des pinces coupantes, des curettes mousses et tranchantes, le thermocautère, le galvanocautère, la lampe électrique, le grand écarteur de Legueu.

§ 2. — Opération.

1° **Premiers temps de l'opération.** — Tous les premiers temps de l'opération, jusqu'à l'incision de la vessie, sont ceux que nous venons de décrire dans la taille hypogastrique pour calculs (taille longitudinale).

2° **Incision de la vessie.** — Au moment de l'incision de la vessie, faites, si votre table s'y prête, le renversement du malade, dans l'attitude de Trendelenburg (tête et thorax plus bas que le bassin).

Ponctionnez la vessie, comme dans la taille pour calcul, en commençant un peu plus haut : mettez les deux fils suspenseurs latéraux, et en outre, à la partie supérieure de la plaie vésicale, un troisième fil suspenseur médian, que vous fixerez à l'angle supérieur de la plaie cutanée. Continuez vers le bas l'incision de la vessie ; placez, au fur et à mesure, de nouveaux fils suspenseurs latéraux ; arrivez jusqu'auprès du col vésical. Si vous n'avez pas assez de place, agrandissez vers le haut.

Enlevez la sonde métallique, faites vider et enlever le ballon rectal.

3° **Inspection dans la vessie.** — Un aide fait largement bâiller la plaie de la vessie, en tirant sur

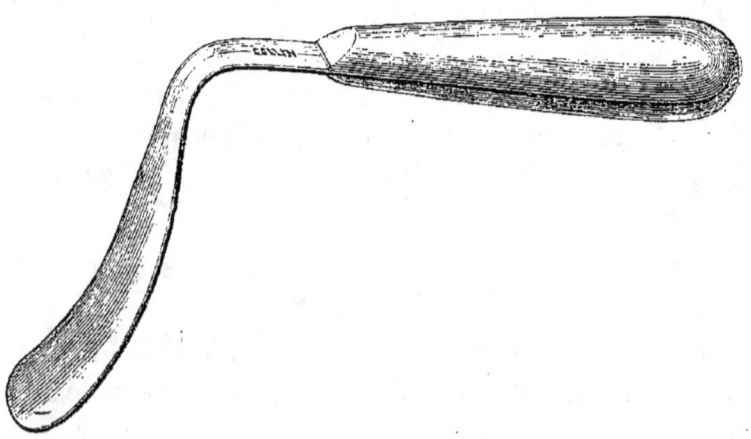

Fig. 71. — Écarteur du Dr Legueu.

les fils suspenseurs de chaque côté. Placez à la partie supérieure de la plaie l'écarteur de Legueu (fig. 71) : épongez bien la vessie avec des éponges montées. Si vous ne voyez pas nettement, placez de grands écarteurs latéraux, éclairez-vous avec la lampe électrique, changez les écarteurs de place, jusqu'à ce que vous ayez une vue très nette de l'intérieur de la vessie.

Cherchez surtout dans les environs du trigone vésical : c'est le lieu d'élection ; plus rarement vous trouverez une tumeur insérée sur la face antérieure.

Vous avez bien vu la cavité de la vessie : confiez à un aide le soin de maintenir l'éclairage électrique, faites bien exposer, avec les écarteurs, le point d'implantation de la vessie et faites l'extirpation.

4° **Extirpation d'une tumeur pédiculée.** — Si la tumeur est *bien pédiculée*, attirez-la, avec une pince longue ; à la base du pédicule, légèrement tendu *pour attirer une portion de la muqueuse de la vessie*, autour du point d'implantation (zone d'infiltration larvée), placez une pince de Guyon (coudée ou courbée et à dents). Protégez bien toute la paroi vésicale qui est de ce côté, prenez le couteau du thermocautère et détachez le pédicule au-dessous de la pince. La tumeur étant enlevée, inspectez le point d'implantation ; cautérisez-le, s'il saigne.

Vous pouvez aussi, dans le cas de tumeur moyenne avec pédicule petit, circonscrire avec le bistouri le point d'implantation pour faire l'exérèse ; afin d'arrêter l'hémorragie en nappe, toujours assez forte, faites, sur cette tranche de *résection partielle* de la muqueuse, un ou *deux points de suture au catgut*.

Si le pédicule de la tumeur est large, vous pouvez faire, avec le bistouri, la résection du point d'implantation ; mais, à mesure que vous coupez sur la muqueuse, mettez des points de suture au catgut, pour n'avoir pas à la fois une trop grande surface saignante.

Il vaudra mieux d'ailleurs enlever, avec l'anse galvanique, les tumeurs largement pédiculées. Placez, autour du pédicule, une première pince Guyon, coudée ou courbée, placez une seconde pince du côté opposé, pour prendre tout le pédicule. Passez l'*anse du galvanocautère*, sur la tumeur et le pédicule, au delà des pinces ; serrez l'anse, en vous assurant qu'elle n'accroche pas les pinces ; serrez à fond ; établissez alors le contact électrique, et doucement, *très doucement*, faites augmenter la striction de l'anse par de petits tours de manivelle ; vous coupez ainsi, *avec un feu assez doux*, le pédicule : vous avez du même coup fait l'hémostase. Si, malgré tout, il y a de l'hémorragie, retouchez au thermocautère.

Regardez s'il y a des tumeurs secondaires, traitez-les de la même manière.

5° **Extirpation d'une tumeur sessile, mais pédiculisable.** — Si vous traitez une tumeur *sessile*, *mais pédiculisable en partie*, servez-vous des *grands tenaculums*. Passez un premier tenaculum dans la base de la tumeur, attirez-la en avant ; à la base du pseudo-pédicule formé, passez un nouveau tenaculum ; tirez encore un peu plus ; essayez de circonscrire, avec des pinces à tumeurs coudées ou courbées, le pédicule créé, passez l'anse galvanique ; sectionnez comme plus haut.

6° **Extirpation d'une tumeur sessile non pédiculisable.** — Si la tumeur sessile ne peut être pédiculisée, vous êtes en face des alternatives suivantes : une résection partielle de la vessie, l'extirpation totale de la vessie, ou une opération purement palliative.

Réservons pour le moment l'extirpation totale de la vessie et examinons les deux autres hypothèses.

Recherchez quelles sont les connexions des uretères

avec la tumeur ; *si le méat urétéral est dans la zone de la tumeur*, faites le cathétérisme de l'uretère, avec une sonde *ad hoc*. En vous aidant de la sensation dure que donne l'uretère, garni de la sonde, *disséquez le pourtour du méat urétéral*, puis 5 à 6 centimètres d'uretère ; isolez ainsi l'uretère, placez un fil sur son bout inférieur pour le retrouver ; *faites la résection partielle de la vessie*, comme nous l'allons dire. Pratiquez ensuite un nouvel abouchement de l'uretère dans la vessie (comme l'urétéro-cysto-néostomie); maintenez au besoin une sonde urétérale à demeure, qui passera par la plaie ou par l'urètre.

Si l'uretère n'est pas dans la zone de la tumeur, ou s'il a été déjà isolé, attaquez le néoplasme.

7° **Résection partielle de la vessie.** — Si la tumeur siège sur la partie de la vessie *dépourvue de péritoine ou dont le péritoine peut être décollé*, enlevez aux ciseaux toute l'épaisseur de la paroi vésicale malade et suturez les lèvres de la plaie.

Si la tumeur est dans une zone où le péritoine ne peut être décollé, faites la *résection de dedans en dehors*, comme le conseille Guyon. Circonscrivez la tumeur, au delà de ses limites, par une incision au bistouri ; maintenez avec des pinces à dents de souris la muqueuse, que vous laissez en place ; extirpez toute l'épaisseur infiltrée, jusqu'à ce que vous soyez arrivé sur la graisse jaune périvésicale qui limite votre action ; placez plusieurs points séparés de suture au catgut, pour réunir la tranche de la plaie que vous venez de faire : l'hémostase est du coup assurée. Vous pouvez aussi placer les fils de suture, avant de faire l'exérèse.

8° **Opération purement palliative.** — Dans quelques

cas, l'état des tumeurs ne permet pas l'exérèse, et l'état du malade empêche l'extirpation totale de la vessie : faites une opération palliative. Sur ces tumeurs, appliquez le *gros bouton du thermocautère* chauffé au *rouge sombre* (protégez bien le reste de la vessie pendant l'introduction de ce gros cautère) ; après une première cautérisation, *grattez, avec une curette mousse ou tranchante,* les tissus calcinés ; cautérisez la nouvelle surface cruentée, grattez à la curette ; cautérisez encore, et jusqu'à ce que vous ayez atteint, très profondément, les lésions ; *terminez par une dernière cautérisation.*

Dans d'autres cas, vous êtes en face de *tumeurs en choux-fleurs très développées,* qui, dès l'ouverture de la vessie, *saignent* tellement que vous ne voyez rien, et que la vie du malade court un grave danger immédiat ; rien ne paraît arrêter les hémorragies. *Sans perdre de temps, enlevez rapidement avec les doigts les parties de la tumeur qui sont vers vous,* faites *tamponner,* continuez à enlever ; les

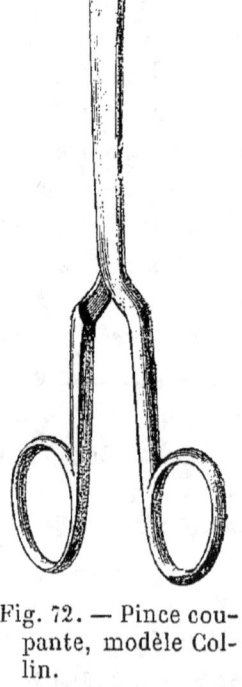

Fig. 72. — Pince coupante, modèle Collin.

masses molles végétantes étant extraites, vous voyez alors la base des tumeurs ; traitez-les comme plus haut, ou bien enlevez-en des morceaux avec des pinces-gouges (fig. 72), puis *cautérisez et grattez*.

Rappelez-vous que, contre l'hémorragie, rien ne vaut mieux que de *débarrasser rapidement la vessie* des parties végétantes exubérantes et de *marcher vers le pédicule au plus vite.*

9° **Sutures**. — Lorsque l'extirpation de la tumeur est faite, examinez tous les points de la vessie, en vous éclairant avec la lampe électrique.

Assurez-vous qu'il ne reste plus de parties malades non traitées, que l'hémostase est suffisante, et terminez l'opération, comme pour les calculs, soit en faisant une suture partielle et un drainage hypogastrique, soit en faisant une suture totale, après avoir placé la sonde de Pezzer. La suture totale est préférable, *car elle évite la propagation du néoplasme par la plaie.*

10° **Soins consécutifs**. — Ce sont ceux que nous avons vus dans la taille hypogastrique pour calculs.

Article III. — MODIFICATIONS APPORTÉES AUX INCISIONS DE LA PAROI ABDOMINALE ET DE LA VESSIE.

Plusieurs modifications ont été apportées aux tracés des incisions, dans le but d'aborder la vessie ; nous n'en donnerons ici que quelques-unes.

§ 1ᵉʳ. — Détachement des muscles droits.

On peut détacher, avec une rugine, la moitié de la surface d'insertion des muscles droits sur le pubis (Desnos) et faire ainsi plus largement exposer la vessie.

§ 2. — Incision transversale de la paroi abdominale et de la vessie (taille transversale de Trendelenburg).

Tous les préparatifs sont les mêmes que pour la taille hypogastrique longitudinale ; le malade est couché sur la table de Trendelenburg, ou simplement sur une table permettant le renversement de la tête et du tronc. Mettez-le en position renversée.

Faites à la peau, immédiatement au-dessus du pubis, une *incision transversale* de 6 à 8 centimètres, à extrémités recourbées en haut, pour éviter la blessure des canaux inguinaux. Coupez successivement jusqu'aux muscles droits de l'abdomen ; prenez les muscles *droits* avec la main gauche pour tendre leur insertion ; avec le bistouri, par petits coups de va-et-vient, et par pression, *coupez-les* au ras de l'os, comme si vous vouliez faire une désinsertion périostée. En rasant l'os et en allant à petits coups, vous évitez le péritoine (surtout dangereux s'il est adhérent et si la vessie n'a pu être garnie de liquide).

Les muscles coupés, vous voyez la *graisse jaune sous-péritonéale* ; refoulez-la un peu en haut avec l'index gauche ; la vessie s'offre à vous. Faites à la *vessie une incision transversale*, un peu au-dessus du pubis ; introduisez l'index gauche ; passez, à travers les parois de la vessie, un fil de soie, comme vous l'aviez fait à la taille longitudinale ; mais au lieu de faire tenir ce fil supérieur par un aide, servez-vous-en pour *suturer la lèvre de l'incision vésicale à la lèvre de l'incision cutanée* ; suturez tous les bords de la

13.

vessie aux bords de la plaie cutanée. La cavité
vésicale se trouve largement exposée à vos yeux.

Enlevez la tumeur, comme plus haut.

Pour terminer, coupez les fils qui réunissaient la
vessie à la peau, faites la suture totale ou partielle
de la vessie.

*Suturez ensuite, avec le plus grand soin, les muscles
droits aux tissus fibreux du pubis*; fermez la plaie
cutanée.

L'écueil de la taille transversale est dans la suture
des muscles droits, qui peut lâcher et exposer à des
éventrations.

§ 3. — Taille hypogastrique combinée à la symphyséotomie.

Vous pouvez encore, pour les tumeurs difficiles à
extirper, faire la *résection du pubis* (enlevé en partie)
(Helferich) ou la *symphyséotomie*, telle que Farabeuf,
Tuffier et Albarran l'ont étudiée.

Faites l'incision de la taille hypogastrique longitudinale, *en l'amenant très bas, presque sur la racine de
la verge*; incisez toutes les parties molles en avant
de la symphyse jusqu'à l'os : incisez la paroi abdominale et refoulez le cul-de-sac péritonéal.

Introduisez le doigt *derrière la symphyse, jusqu'à
son extrémité inférieure* ; reconnaissez la *crête longitudinale* postérieure de l'articulation ; mettez, à la place
du doigt, un écarteur coudé, à bec très court; essayez
d'en insinuer le bec au-dessous de la symphyse. Coupez la symphyse, avec un fort bistouri boutonné: en
bas, redoublez de précautions. Faites-vous aider
par l'écartement des cuisses du malade ; maintenez

les cuisses en abduction; sectionnez ou déchirez à ciel ouvert le ligament sous-pubien. Vous obtenez 6 centimètres d'écartement.

Vous pouvez encore commencer l'incision en bas, avec le bistouri boutonné courbe de Farabeuf, après avoir placé l'écarteur.

Incisez la vessie, dans l'étendue qui vous est nécessaire; extirpez la tumeur comme vous savez.

Ébarbez le cartilage de la symphyse; remettez les jambes du malade en position normale; faites, avec un perforateur à os, la suture osseuse; complétez l'hémostase, et suturez les parties molles.

Article IV. — EXTIRPATION TOTALE DE LA VESSIE POUR TUMEURS.

L'extirpation totale de la vessie pour tumeurs est exceptionnelle.

CHEZ L'HOMME. — Voici le procédé exécuté avec succès par Tuffier. Mettez le sujet dans la position de la taille hypogastrique, faites l'incision longitudinale de la taille; prolongez-la en ⅃ par deux petites incisions latérales, empiétant jusqu'à l'orifice du canal inguinal, *relevez les deux lambeaux*; décollez et isolez *toute la face rétropubienne de la vessie, jusqu'au col et jusqu'au voisinage des uretères.* Prenez la vessie *avec deux pinces à abaisser l'utérus*; tirez sur la vessie, pour l'amener à travers la plaie (comme dans une hystérectomie on attire l'utérus), pendant que *votre doigt décolle et libère* prudemment les faces latérales de la vessie; au fur et à mesure, placez de nouvelles pinces sur les parois de la vessie, de plus en plus bas: tirez; *incisez le col de la vessie*, que vous dénudez le plus loin possible et coupez sur un clamp courbe;

formez *deux pédicules latéraux avec les uretères et les artères vésicales inférieures,* mettez sur chaque pédicule un clamp courbe, et coupez-le.

Disséquez avec soin l'extrémité supérieure et péritonéale de la vessie : décollez et disséquez; faites toujours la traction, la vessie est enfin libérée et extraite.

Placez deux grandes valves, pour exposer le champ opératoire; *cautérisez le canal de l'urètre*; reprenez chaque pédicule uretéro-artériel, liez l'artère; *cathétérisez l'uretère, fixez par un point de suture la sonde à l'uretère*; pratiquez sur le rectum deux boutonnières, faites-y passer les sondes uretérales, avec les fils qui les rendent solidaires aux uretères; faites-les sortir par l'anus; tirez sur les fils, pour amener la paroi uretérale au contact de la paroi rectale; nouez les fils au dehors sur une pince, pour les empêcher de remonter et maintenir ainsi l'uretère.

Tamponnez la plaie avec de la gaze antiseptique, et fermez-la, en laissant un large orifice sus-pubien.

CHEZ LA FEMME. — Le procédé suivant réussit à Pawlick; l'opération se fit en deux séances.

Dans une première séance : création d'une double fistule uretéro-vaginale, après cathétérisme des uretères : au dessous de la fistule ainsi établie, l'uretère est sectionné, et l'orifice de la fistule est parfaitement ourlé.

Dans une seconde séance : extirpation de la vessie; remplissage de la vessie avec une émulsion iodoformée; par une *incision hypogastrique, la vessie est abordée, et disséquée,* décortiquée du péritoine et isolée jusqu'à l'urètre; elle est vidée, et la plaie tamponnée. *L'opération est continuée par le vagin*; incision du vagin au-dessus de l'urètre, pour amener la vessie dans l'intérieur du vagin ; section du col de la vessie ; *la vessie est enlevée par le vagin* ; *des sondes, placées dans les uretères, sortent par l'urètre* sectionné et vont au dehors ; la *paroi antérieure du vagin est suturée à la paroi antérieure de l'utérus*, la *paroi postérieure* du vagin à la *paroi postérieure* de l'urètre ; le vagin s'ouvre donc à l'extérieur par l'urètre : il remplace la vessie et fait réservoir.

CHAPITRE IX

OPÉRATIONS PALLIATIVES CONTRE LA RÉTENTION D'URINE.

Article Ier. — PONCTION HYPOGASTRIQUE OU SUS-PUBIENNE.

§ 1er. — Instruments.

Vous n'avez besoin que de l'aspirateur de Potain ou de Dieulafoy : il vaut mieux faire la ponction *aspiratrice* que la ponction simple.

§ 2. — Position de l'opéré et de l'opérateur.

Le malade est dans le décubitus dorsal, *placez-vous à droite*, avec un aide en face de vous, si cela est possible.

Faites le vide dans un litre, comme pour toute ponction aspiratrice.

§ 3. — Opération.

Reconnaissez la vessie, qui bombe à l'hypogastre ;
placez l'index gauche, immédiatement au-dessus de
la symphyse et sur la ligne médiane ; de la main
droite, tenez fermement l'aiguille-trocart n° 2 de
l'aspirateur, appliquez-en la pointe, sur la peau de
l'hypogastre, près de l'ongle de l'index gauche qui
vous sert de jalon, au-dessus de la symphyse : poussez vivement et vigoureusement, en obliquant en bas
et en arrière, sans raser de trop près le pubis pour
ne pas casser l'aiguille.

Vous sentez bientôt que l'extrémité de l'aiguille
est libre ; adaptez l'aiguille au tuyau du récipient,
où le vide est fait ; ouvrez le robinet de commande,
l'urine coule. *Ne laissez couler que très lentement* ;
maintenez toujours l'aiguille, et *suivez avec elle* le
retrait de la vessie et de la paroi abdominale, qui augmente avec l'évacuation.

Quand vous jugerez l'évacuation suffisante (*ne la
faites jamais complète*, de peur de l'hémorragie *ex
vacuo*), retirez vivement l'aiguille ; mettez le doigt
sur l'orifice, obturez avec du collodion et un peu de
gaze ou d'ouate.

Article II. — CYSTO-DRAINAGE HYPOGASTRIQUE.

Le cysto-drainage hypogastrique (Méry) est une
opération d'exception, qui peut cependant être
utile.

Les préparatifs sont les mêmes que plus haut.
Prenez un *gros trocart courbe*, faites la ponction sus-

pubienne comme vous l'aviez faite avec l'aiguille.;
retirez le dard du trocart, l'urine s'écoule ; *glissez
dans l'intérieur du trocart* une *sonde en caoutchouc
rouge*, laissez-la en place, en retirant doucement le
trocart. La sonde draine ainsi la vessie par l'hypogastre : laissez-la plusieurs jours, et faites plusieurs
fois par jour, par cette sonde, des lavages de la
vessie.

Article III. — CYSTOSTOMIE SUS-PUBIENNE.

La cystostomie sus-pubienne a été surtout préconisée par Poncet.

Voici le procédé le plus simple pour l'exécuter.

Les instruments sont les mêmes que pour la taille
hypogastrique.

L'opération est conduite, jusqu'à l'ouverture de la
vessie, comme la taille hypogastrique ; sauf qu'il n'y
a pas à garnir la vessie (le cathétérisme est impossible), que le ballon rectal n'est pas employé.

Redoublez d'attention dans l'incision, pour ne pas
blesser le péritoine (il y a quelquefois de vieilles
lésions de péricystite), quand vous faites la ponction
de la vessie avec le bistouri. Incisez la vessie, plutôt
en bas du côté du col, juste assez pour introduire
l'index gauche : passez un fil suspenseur de Guyon
sur chaque lèvre ; agrandissez un peu l'ouverture.

*Suturez méthodiquement les bords de l'ouverture
vésicale avec les bords de la plaie abdominale* : prenez
des fils *métalliques* (argent) de moyenne grosseur;
traversez *de part en part la paroi de la vessie, à 4 ou
6 millimètres du bord* de l'incision; traversez l'aponévrose, le bord interne de chaque muscle droit, le

tissu cellulaire, la peau, pour venir sortir à *5 ou 6 millimètres des bords*. Parfois vous ne pourrez suturer que la vessie et la peau, sans comprendre les portions intermédiaires de l'épaisseur de la paroi, surtout quand la vessie est friable : les bords cutanés glisseront pour aller vers la vessie.

Placez environ six points de suture : serrez-les modérément, et seulement quand ils seront tous en place. *Faites un affrontement aussi parfait que possible* de la peau et de la muqueuse vésicale.

Rétrécissez la plaie abdominale, ne mettez pas de drains, ni de sonde.

Lavez la vessie.

Pansez avec des chiffons de gaze stérilisée ou de l'ouate hydrophile lâchement appliquée.

Ne touchez aux malades que pour les soins de propreté extérieurs.

Article IV. — QUELQUES ACCIDENTS DES OPÉRATIONS HYPOGASTRIQUES SUR LA VESSIE.

La *blessure du péritoine*, faite au cours de la taille hypogastrique, n'a pas beaucoup de gravité, si elle est reconnue à temps et suturée.

L'*infiltration d'urine* peut se produire, surtout après les fermetures totales de la vessie et de la paroi ; c'est pour l'éviter que, dans les premières opérations de suture totale de la vessie après la taille hypogastrique, on ne fermait pas la paroi abdominale.

Un petit drain, mis dans l'angle inférieur de la plaie cutanée, nous paraît prévenir suffisamment cet inconvénient. Au besoin, s'il se produisait, désunissez la plaie cutanée et pansez à plat.

Les *fistules* consécutives sont de plus en plus rares ; elles se traitent comme nous le verrons pour les fistules de la vessie.

CHAPITRE X

TAILLE DE LA VESSIE CHEZ LA FEMME.

Les principales opérations sur la vessie de la femme sont : la taille hypogastrique, la taille vésico-vaginale, le curettage, et les diverses interventions que nécessitent les fistules vésicales.

Article Iᵉʳ. — TAILLE HYPOGASTRIQUE CHEZ LA FEMME.

Pour l'extirpation des tumeurs, le traitement de certaines formes de cystite tuberculeuse, ou douloureuse, la cure de certaines formes de fistules vésicales rebelles (vésico-vaginales, vésico-utérines, vésico-intestinales), on est obligé de faire la taille hypogastrique.

Opération.

Les règles et le manuel opératoire, que nous avons indiqués pour la taille hypogastrique chez l'homme, conviennent ici avec quelques particularités.

a) **Remplissage de la vessie.** — Il est souvent très difficile, quelquefois impossible, de maintenir la vessie remplie, à cause de la brièveté de l'urètre, de l'état douloureux de la vessie, de l'existence d'une fistule vésico-vaginale.

Il faut opérer sur une vessie vide, ce qui n'est pas impossible, mais ce qui oblige à beaucoup plus de précautions ; ou bien il faut introduire dans la vessie des sondes, comme celles que Guyon a fait construire, qui présentent, du côté de leur extrémité vésicale, une partie en caoutchouc dilatable, dans laquelle on peut injecter le liquide ; en mettant une pince sur le tube de la sonde, on peut maintenir la vessie distendue.

On peut encore, comme nous l'avons fait, introduire, dans la vessie, le fond d'un sac de baudruche, dont l'extrémité fait saillie hors de l'urètre, injecter de l'eau boriquée dans ce sac, pincer le conduit qui sort de l'urètre, et opérer sur une vessie artificiellement distendue.

b) Le **ballon rectal** peut être employé ou remplacé par un ballon vaginal.

Article II. — TAILLE VÉSICO-VAGINALE POUR CALCUL (COLPO-CYSTOTOMIE).

§ 1er. — Instruments.

Les instruments sont les valves vaginales, les bistouris, ciseaux, aiguilles, pinces, et surtout un cathéter cannelé, comme celui de l'urétrotomie externe (ou encore le cathéter d'Hartmann, peu employé aujourd'hui).

§ 2. — Opération.

1° **Attitude de l'opérée et soins préalables.** — La malade est dans la position de la taille périnéale ou de l'examen gynécologique, dans le décubitus dorsal, le siège relevé par un coussin et dépassant un peu le bord de la table.

Faites exposer largement le vagin, par une *valve de Sims*, qui déprime la fourchette, et par *deux écarteurs latéraux*, qui rétractent les grandes et les petites lèvres.

Lavez la vessie avec une solution boriquée, ou un mélange de solution boriquée et bichlorurée ; si vous voulez provoquer une exfoliation de la muqueuse, injectez dans la vessie une solution de nitrate d'argent à 5 p. 100.

2° **Placement du cathéter.** — Introduisez, par l'urètre, le *cathéter cannelé*, confiez-le à un aide qui le maintiendra *sur la ligne médiane* exactement (toute déviation latérale pourrait vous exposer à blesser les uretères). Renversant le manche du cathéter vers le bas-ventre, l'aide fait saillir la partie cannelée, qui tend devant vous la cloison vésico-vaginale.

3° **Incision de la paroi vésico-vaginale.** — L'incision va porter sur la région du trigone ; sentez le cathéter avec l'index gauche, assurez-vous qu'il est bien sur la ligne médiane, reconnaissez les deux bords de la gouttière ; ponctionnez la cloison vésico-vaginale, jusqu'à ce que le bistouri sente le contact métallique du cathéter ; agrandissez l'ouverture, juste assez pour passer le doigt ; enlevez le cathéter.

4° **Exploration de la vessie et extraction du calcul.** — Explorez la vessie avec le doigt ; sentez les calculs ou les corps étrangers ; faites-en l'extraction, en agrandissant l'ouverture s'il le faut, et terminez par la suture.

5º **Suture**. — Suturez, comme toutes les fistules vésico-vaginales, en avivant largement le pourtour vaginal et en suturant *des surfaces plutôt que des bords* (Bozemann). Mettez une sonde à demeure.

Article III. — TAILLE VÉSICO-VAGINALE POUR CYSTITE DOULOUREUSE (COLPO-CYSTOSTOMIE).

La taille vésico-vaginale pour cystite douloureuse est destinée à faire un drainage vésico-vaginal permanent.

1º **Instruments**. — Comme plus haut.

2º **Attitude de l'opérée et soins préalables**. — Comme plus haut.

3º **Placement du cathéter**. — Le cathéter se place comme précédemment, mais en faisant saillir un peu *la région du col vésical et l'origine de l'urètre, en même temps que le trigone*.

4º **Incision de la paroi urétro-vésico-vaginale**. — Assurez-vous que le cathéter est bien sur la ligne médiane ; sentez ses bords ; ponctionnez la cloison vésico-vaginale au bistouri, comme plus haut ; introduisez l'index gauche ; enlevez le cathéter ; avec l'index gauche, *accrochez la cloison vésico-vaginale*, rendez-la saillante ; sur le doigt, avec des ciseaux droits, agrandissez l'ouverture en arrière, agrandissez-la aussi en avant, dans la région du col vésical et un peu sur l'urètre, pour atténuer les douleurs.

5º **Création de la fistule**. — *Ourlez* maintenant les bords de l'incision. Prenez, avec une pince à griffes, les bords de l'ouverture *vésicale*, *éversez la muqueuse* vésicale pour l'adapter à la tranche de la muqueuse vaginale, et suturez ensemble les deux muqueuses, avec du catgut moyen (aiguille de Hagedorn ou de Collin), en mettant deux points séparés de chaque côté et un point à chacune des extrémités de l'incision ; *placez en tout six fils.*

Irriguez largement la vessie, avec un tube en caoutchouc et une seringue.

6° **Drainage.** — Il est ordinairement inutile de placer une sonde à demeure dans la fistule. Si vous craignez que la plaie ne se ferme trop vite, mettez un tube de caoutchouc en U, qui passera par l'urètre et la fistule.

Mais il faut *drainer le vagin* ; en effet, par suite du contact incessant de l'urine, le constricteur de la vulve se contracture dans les premiers temps ; il retient l'urine dans le vagin ; la malade souffre. Pour éviter cet inconvénient, mettez, *dans le vagin*, deux tubes de caoutchouc ou une sonde de Pezzer sortant par la vulve; faites de fréquentes irrigations.

7° **Suites.** — Surveillez la fistule, de peur qu'elle ne se referme trop vite ; si la malade souffre, faites le toucher vaginal, introduisez le doigt dans l'orifice fistuleux, pour en décoller les bords et agrandir le trajet.

Pour pansement, une simple garniture, comme pour les menstrues.

CHAPITRE XI

CURETTAGE DE LA VESSIE.

Au cours de la taille hypogastrique, vous avez souvent l'occasion de pratiquer le curettage de la vessie, pour les lésions néoplasiques disséminées, pour des lésions tuberculeuses ou pour des lésions de cystite ancienne.

Le curettage peut constituer, par lui-même, une opération, quand il se pratique par l'urètre : directement chez la femme, au moyen de la boutonnière périnéale chez l'homme.

Article Ier.—CURETTAGE VÉSICAL PAR L'URÈTRE CHEZ LA FEMME.

Le manuel opératoire du professeur Guyon, tel que je l'ai fait exposer dans la thèse de mon élève Camero, comporte une combinaison des grands lavages de la vessie et du curettage.

§ 1er. — Instruments.

Prenez les instruments des grands lavages (voy. *Lithotritie*, p. 178) et une curette de Volkmann.

§ 2. — Opération.

1° Soins préparatoires. — La malade est dans l'attitude de la taille vésico-vaginale ; elle est endormie avec le chloroforme, après avoir reçu une injection sous-cutanée de 2 centigrammes de morphine, car vous avez affaire à des *cystites douloureuses*.

2° Grand lavage. — Introduisez dans la vessie, par l'urètre, une sonde métallique de lithotritie ; avec une seringue, injectez dans la vessie de l'eau boriquée tiède, additionnée d'un dixième de solution de sublimé sans alcool à 1/1000 ; injectez vivement 50 à 60 grammes du mélange, laissez sortir, injectez de nouveau ;

répétez plusieurs fois de suite l'entrée et la sortie du liquide pour nettoyer la vessie sans la distendre ; faites passer le contenu de plusieurs seringues.

3° **Curettage.** — *a*) CURETTAGE DU TRIGONE ET DE LA PARTIE INFÉRO-LATÉRALE DU COL. — Par l'urètre, introduisez dans la vessie une curette de Volkmann, de dimension moyenne ; prenez-la de la main droite ; placez dans le vagin l'index gauche, en portant la pulpe sur la cloison vésico-vaginale ; tournez *le tranchant de votre curette du côté de cette cloison* ; soutenez celle-ci avec l'index gauche, et avec votre curette raclez la muqueuse vésicale. Vous sentez parfaitement le travail de l'instrument, vous entendez le *cri* du tissu vésical (moins fort que le cri du tissu utérin dans le curettage de l'utérus, mais appréciable pourtant).

Curettez surtout sur la région du trigone et le pourtour du col vésical ; pour le corps de la vessie, le curettage n'est pas praticable, mais les lésions y sont exceptionnelles, tandis qu'au trigone et au col elles sont fréquentes ; curettez d'abord sur la ligne médiane, les parties voisines du col ; suivez, avec votre index gauche, la marche de la curette, pour soustendre la cloison vésico-vaginale au fur et à mesure et gagner un peu les parties latérales.

Sortez la curette, recueillez dans un verre les débris qu'elle ramène ; faites un lavage de la vessie.

Introduisez encore la curette, terminez le curettage du plan inféro-latéral de l'organe.

b) CURETTAGE DES PARTIES SUPÉRIEURES DU COL. — Faites un autre lavage de la vessie, laissez sortir tout le liquide, pour opérer *à sec*, et curettez la *région supérieure du col*.

Introduisez la curette, abaissez le manche fortement, pour relever la cuiller, tournez le tranchant
en avant vers le pubis. Pressez, avec la main gauche,
sur l'hypogastre pour refouler la vessie vers la curette ; mais le *pubis* sera votre meilleur point d'appui.

Orientez la curette, le manche très abaissé, le tranchant en avant, pour gratter le pourtour supérieur
du col, en appuyant les tissus sur le pubis. Vous pouvez, chaque fois que vous sortez la curette de la
vessie, *gratter un peu sur l'urètre*, ou bien, dans un
temps spécial, curetter l'urètre seul.

c) SONDE A DEMEURE. — Terminez par un dernier
grand lavage, mettez à demeure une sonde de Pezzer.
Quelquefois la sonde de Pezzer n'est pas tolérée ;
mettez alors une large sonde en caoutchouc rouge
sans chapeau, ou une sonde de gomme et fixez-la à
demeure. *Pour fixer la sonde à demeure chez la femme,*
il suffit de placer deux doubles liens, comme chez
l'homme ; ramenez deux des chefs en avant, pour
les fixer aux poils du pubis ou au bandage de pansement ; les deux autres chefs passent sous les cuisses
pour être fixés au pansement, un peu en arrière et latéralement.

Attendez quelques jours pour commencer les
lavages quotidiens de la vessie ; laissez le drainage
pendant quinze à vingt jours.

Article II. — CURETTAGE VÉSICAL, CHEZ L'HOMME, PAR LA BOU-TONNIÈRE PÉRINÉALE.

Chez l'homme, après la boutonnière périnéale (voy.
Boutonnière périnéale, p. 204), il est souvent utile de
pratiquer un curettage de la vessie. Après avoir intro-

duit dans la vessie, par la boutonnière, une curette de Volkmann, placez l'index gauche dans le rectum, sous-tendez la région inférieure de la vessie, curettez, comme plus haut chez la femme, en tournant le tranchant en bas et tenant le manche horizontal ; alternez les curettages et les lavages de la vessie, puis, avec la curette, manche en bas, tranchant en avant, grattez, sur la muqueuse des régions sus-jacentes au col, sous-tendues par le pubis, au besoin par la main gauche placée sur l'hypogastre.

Terminez par grand lavage, et installez une sonde de Pezzer, comme nous l'avons dit dans la boutonnière périnéale.

Article III. — ÉCOUVILLONNAGE DE LA VESSIE.

Quelquefois vous pouvez remplacer cette opération par un écouvillonnage (frottement énergique) de la vessie, avec un tampon de gaze iodoformée, porté sur une pince, par l'urètre chez la femme, par la boutonnière périnéale chez l'homme, ou encore par la taille hypogastrique.

CHAPITRE XII

TRAITEMENT CHIRURGICAL DES PLAIES, DES RUPTURES ET DES FISTULES DE LA VESSIE.

Article Ier. — PLAIES CHIRURGICALES.

Les plaies de la vessie, faites au cours d'une opération sur un autre organe, doivent être suturées immédiatement.

CHEVALIER. — *Voies urinaires.*   14

§ 1ᵉʳ. — Plaies et ruptures intrapéritonéales.

Il n'y a qu'une règle, c'est de faire la *laparotomie* sous-ombilicale, la *suture immédiate et hermétique de la vessie*, et le drainage par l'urètre, avec une sonde à demeure de large calibre.

§ 2. — Plaies et ruptures extrapéritonéales.

1° **Plaies.** — *a*) Il n'y a pas trace d'infiltration uro-purulente.

α) *Si la plaie est large*, assurez l'écoulement de l'urine par un gros drain, et bourrez le reste de la plaie avec de la gaze iodoformée.

Plus tard, vous pourrez supprimer le drainage et mettre une grosse sonde à demeure.

β) *Si la plaie est étroite*, vous pouvez essayer de mettre d'emblée une sonde à demeure ; surveillez seulement s'il ne se fait pas d'infiltration.

b) Il y a de l'infiltration.

Débridez largement la région infiltrée, en commençant au *niveau de la plaie*, et drainez ; placez une sonde à demeure pour dériver l'urine.

2° **Ruptures.** — Appliquez une *sonde à demeure*, surveillez-la minutieusement ; s'il survient des accidents, faites la taille hypogastrique, suturez la perforation et drainez avec le siphon Guyon-Périer.

S'il y a infiltration au périnée, faites l'incision à ce niveau, puis établissez un drainage périnéal de la vessie.

§ 3. — Complications principales.

1° **Hémorragies.** — S'il s'agit de petits vaisseaux, tamponnez; mais, si l'hémorragie est abondante, débridez la plaie, pour aller lier le vaisseau.

Si, en outre, il y a rétention de caillots dans la vessie, faites-en l'aspiration (voy. *Aspiration*, p. 134), ou, par la taille hypogastrique, allez évacuer la vessie, arrêter l'hémorragie et faire la suture de la perforation.

2° **Corps étrangers.** — S'ils ne donnent pas d'accident immédiat, vous pouvez attendre avant de les enlever; mais si une autre cause vous invitait déjà à une intervention immédiate, enlevez-les de suite.

3° **Fistules consécutives.** — Rétablissez l'écoulement facile des urines (sonde à demeure) et au besoin traitez chirurgicalement la fistule.

Article III. — FISTULES DE LA VESSIE.

§ 1ᵉʳ. — Fistules vésico-cutanées.

Levez d'abord tous les obstacles qui peuvent s'opposer à l'écoulement facile de l'urine; traitez, s'il y a lieu, l'urètre, la prostate, les lésions inflammatoires péricystiques (simples, tuberculeuses, etc.) qui peuvent exister, et, lorsque vous aurez pu, par une sonde à demeure dans l'urètre, enlever temporairement à la vessie ses fonctions de réservoir, attaquez directement la fistule.

Après des cautérisations du trajet fistuleux, ou un avivement superficiel, si vous avez échoué, *disséquez le trajet fistuleux* (congénital comme l'ouraque, ou acquis) *jusqu'à la vessie*, découvrez l'orifice vésical de la fistule, *avivez cet orifice*, et, après *avoir réséqué* le trajet fistuleux, *suturez hermétiquement* la vessie, sur un ou deux plans.

Maintenez la sonde à demeure ; établissez un petit drainage de la face externe de la vessie jusqu'à la peau, pour prévenir l'infiltration.

§ 2. — Fistules vésico-intestinales.

1° **Fistules vésico-rectales.** — *a*) Fistules traumatiques et fistules récentes. — La sonde à demeure, les lavages vésicaux, les lavements répétés suffiront souvent.

b) Fistules anciennes. — Le procédé de choix est la *périnéotomie* ; par le périnée, *isolez le rectum, de l'urètre, de la prostate et de la vessie*, jusqu'à ce que vous soyez en face des *deux orifices fistuleux* ; *avivez chacun d'eux, suturez-les séparément* ; tordez ou abaissez le rectum, pour ne plus laisser les deux orifices en face l'un de l'autre. Interposez, entre le rectum et la vessie, de longues mèches de gaze antiseptique et pansez, après avoir mis une sonde à demeure dans la vessie. Maintenez la vacuité du rectum.

Quand ce procédé de choix est inexécutable, vous pouvez essayer l'avivement direct par le rectum, la section du rectum jusqu'à la fistule, enfin l'anus iliaque.

2° **Fistules vésico-intestinales proprement dites.** — Si elles ont résisté aux moyens palliatifs habituels (sonde à demeure, etc.), il faut traiter ces fistules soit par la *taille hypogastrique* (Le Dentu, Pousson), soit mieux par la *laparotomie*, qui vous permettra de *reconnaître les orifices fistuleux*, de *fermer la vessie* et de *traiter l'intestin* suivant les lésions (fistules traumatiques, inflammatoires, tuberculeuses, néoplasiques, etc).

§ 3. — Fistules vésico-génitales.

Les fistules vésico-vaginales, vésico-utérines, etc., sont du domaine de la gynécologie (1).

En principe, la méthode de choix est la méthode *américaine* (avivement par le vagin et suture de la muqueuse vaginale surtout).

On a aussi essayé, contre les fistules rebelles, la suture de l'orifice fistuleux, en l'abordant par la taille hypogastrique.

CHAPITRE XIII

TRAITEMENT CHIRURGICAL DE L'EXSTROPHIE DE LA VESSIE.

Les nombreux procédés opératoires, destinés à réparer la malformation congénitale, qui constitue l'exstrophie de la vessie, rentrent dans trois grandes méthodes principales :

1° La méthode autoplastique à lambeaux cutanés (Roux, Wood, Le Fort).

2° La méthode de reconstitution de la vessie aux dépens de sa muqueuse propre (Segond).

(1) Voy. S. Bonnet et P. Petit, *Traité pratique de gynécologie*. Paris, 1894.

3° La méthode de dérivation de l'urine par abouchement des uretères dans l'intestin (Simon).

Article Ier. — MÉTHODE AUTOPLASTIQUE.
OPÉRATION AUTOPLASTIQUE PAR LE PROCÉDÉ WOOD-LE FORT.

La méthode autoplastique a un but palliatif : cacher la déformation : employée d'abord à un plan (Roux), puis à double plan (Wood), elle est actuellement pratiquée suivant le manuel Wood-Le Fort.

Les instruments n'ont rien de particulier.

§ 1er. — Tracé des lambeaux.

1° Lambeau pris sur la paroi abdominale (fig. 73). — a) AU-DESSUS de la surface muqueuse, qui représente le fond de la vessie exstrophiée, tracez un premier lambeau *rectangulaire*, assez grand pour que, après sa rétraction, il puisse recouvrir la vessie; la *base du lambeau* (sur laquelle vous ne faites aucune incision) est en bas *au bord supérieur de l'exstrophie*. Tracez les trois côtés supérieurs et latéraux du lambeau, par une incision au bistouri, *allant jusqu'à l'aponévrose abdominale antérieure exclusivement*.

b) LATÉRALEMENT, de chaque côté de la vessie, tracez deux lambeaux rectangulaires à *base inguinale* laissée adhérente. Donc, ne faites pas d'incision en bas du côté de l'aine, incisez les trois côtés, supérieur et latéraux, des lambeaux, en pénétrant jusqu'à l'aponévrose exclusivement.

2° Lambeau préputial. — La peau du prépuce est toujours large, flasque, pendante au-dessous du gland : faites sur le prépuce une incision, au niveau de l'insertion réfléchie du prépuce à la couronne du gland épispade; disséquez l'épaisseur de ce prépuce, en le dédoublant (aidez-vous, s'il le faut, de deux

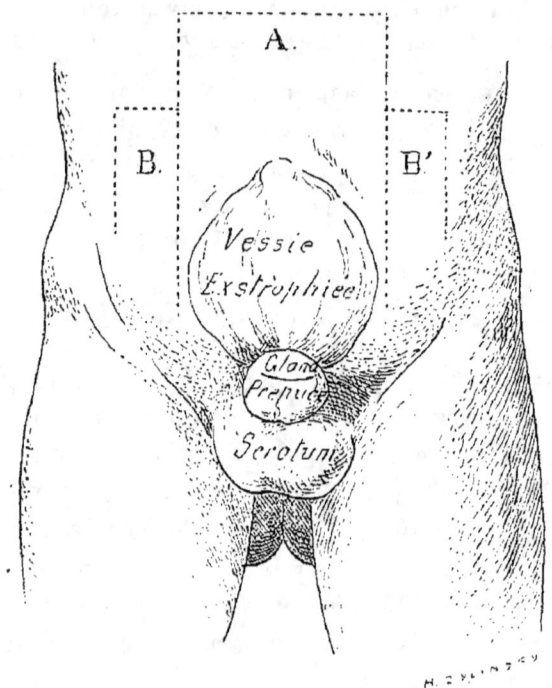

Fig. 73. — Tracé des lambeaux Wood-Le Fort. — A, lambeau supérieur; BB', lambeaux latéraux.

petites incisions de dégagement); étalez ainsi le prépuce au-devant du gland, de façon à l'amener au contact des lambeaux cutanés rabattus comme nous le dirons. A travers le prépuce étalé, vous sentez que le gland tend à faire hernie; à ce niveau, incisez le prépuce, juste assez pour laisser passer le gland sans l'étrangler; vous avez ainsi rendu la liberté au gland et amené le prépuce au-devant et au-dessus de la racine épispadienne.

§ 2. — Marche de l'opération.

Tracez d'abord le lambeau abdominal supérieur, disséquez-le, dans toute son étendue, jusqu'à sa base, au bord supérieur de l'exstrophie ; prenez tous les tissus, jusqu'à l'aponévrose exclusivement. Quand il est complètement disséqué, *rabattez-le au-devant de l'exstrophie* : il se présente alors, la *surface cruentée en avant* : la surface cutanée recouvre l'exstrophie.

Tracez et disséquez vos lambeaux cutanés latéraux jusqu'au niveau de leur base ; donnez-leur également toute l'épaisseur des tissus, jusqu'à l'aponévrose exclusivement ; faites exécuter à chacun des lambeaux un petit mouvement de *rotation en dedans* ; leur bord supérieur devient interne, leur bord externe devient supérieur, leur bord interne devient inférieur. Amenez les deux lambeaux latéraux, sur la ligne médiane, au contact par leur bord supérieur devenu interne ; *leur surface cutanée reste en avant, leur surface cruentée, restée en arrière, s'applique sur la surface cruentée du lambeau abdominal supérieur renversé.* Suturez ensemble, par leurs bords adhérents, sur la ligne médiane, les lambeaux latéraux ; suturez les bords supérieurs et inférieurs de ces lambeaux latéraux à la partie réfléchie du lambeau supérieur. Vous avez ainsi, au-devant de la vessie, deux plans : 1° *un plan profond*, formé par le lambeau abdominal supérieur réfléchi, face cutanée sur la vessie, face cruentée en avant ; 2° *un plan superficiel* (les deux lambeaux latéraux), adhérent au premier par sa face cruentée profonde et présentant au dehors sa face cutanée. Il ne reste plus qu'à disséquer le lambeau préputial.

Tracez et disséquez le lambeau préputial ; amenez-le comme nous l'avons dit au-devant, puis au-dessus du gland et de la verge, perforez-le pour le gland, et

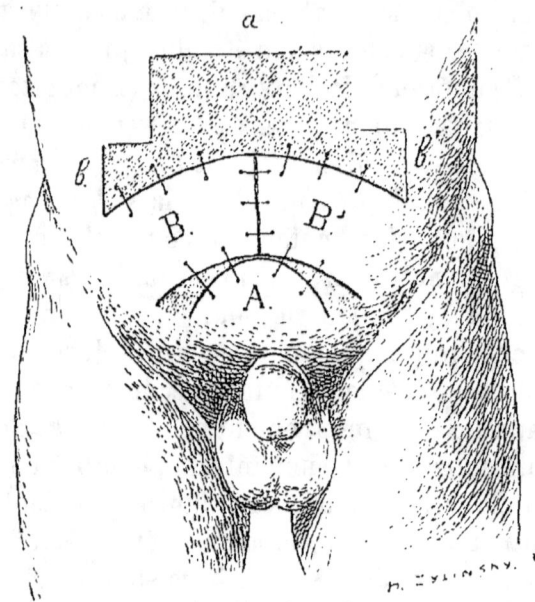

Fig. 74. — Lambeaux suturés. — BB', lambeaux latéraux ; A, lambeau préputial; *abb'*, surfaces cruentées des lambeaux abdominaux.

suturez son bord cruenté au bord inférieur de l'ensemble formé par les trois lambeaux cutanés (fig. 74).

Rétrécissez le plus possible sur l'abdomen les surfaces saignantes qui résultent de la dissection des lambeaux.

Drainez et pansez.

Ultérieurement, vous compléterez, dans les angles inférieurs, les points qui n'ont pu être parfaitement réunis.

Article II. — MÉTHODE DE SUTURE DIRECTE DES DEUX MARGES DE LA VESSIE.

Cette méthode a été perfectionnée par Segond, dont voici le mode opératoire.

1er temps. **Dissection de la vessie, et excision de ses bords, pour l'adapter à la gouttière pénienne (fig. 75).**

Reconnaissez d'abord les *uretères*, toujours *gros et dilatés*, surtout au point où ils abordent la vessie. Regardez bien les petits jets d'urine qui indiquent le méat uretéral, cathétérisez l'uretère avec une petite sonde métallique ou en gomme, pour vous donner un repère.

Incisez prudemment, mais assez profondément, le *pourtour de l'insertion de la vessie sur la paroi cutanée*, dans le tissu cicatriciel qui les réunit. Disséquez toute la face profonde de la vessie, *en tournant le tranchant du bistouri du côté de la paroi vésicale*, pour ne pas faire d'échappée sur le péritoine. En haut, la dissection est simple; *en bas il y a les uretères*, redoublez d'attention; les uretères vous sont jalonnés par les sondes; *arrêtez la dissection juste au point où les uretères pénètrent dans la vessie*.

Le lambeau vésical est trop large pour s'adapter à la gouttière pénienne : *réséquez une partie de ses bords latéraux* (*sauf au niveau des uretères et du méat uretéral*, où vous avez besoin d'un peu plus de vessie).

2° temps. **Avivement des bords de la gouttière pénienne, adaptation et suture de la vessie.** — Avec un bistouri coupant bien, *avivez*, sur une moyenne largeur, les *deux bords de la gouttière du pénis* épispade (gouttière et peau) (fig. 76); *rabattez sur* cette gouttière la vessie disséquée : la face muqueuse de la

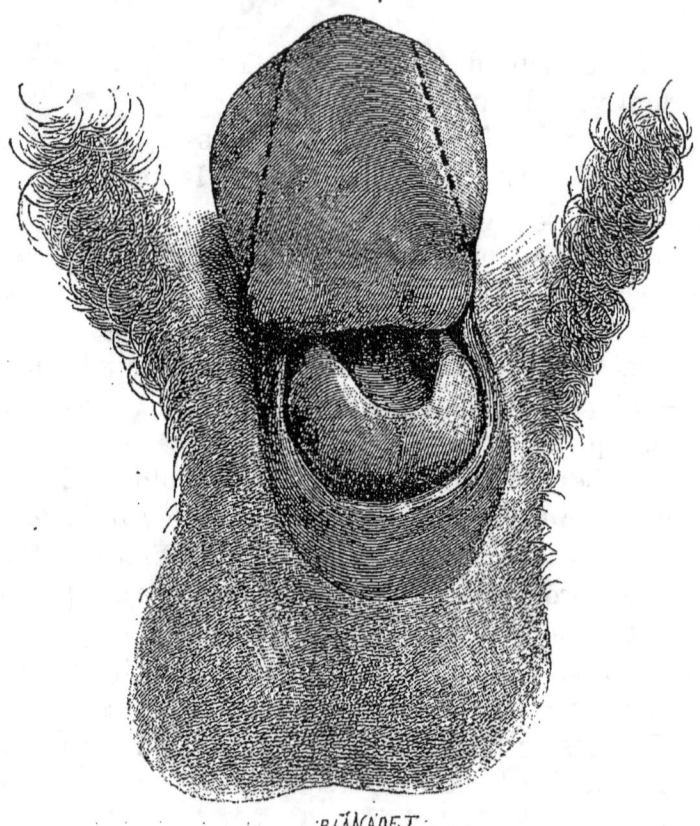

Fig. 75. — Exstrophie de la vessie. — La paroi vésicale postérieure repoussée en avant sera disséquée, puis rétrécie suivant les lignes pointillées avant d'être rabattue sur la gouttière pénienne (d'après Segond).

vessie regarde, en arrière et en bas, la face muqueuse du canal épispade ; la face cruentée de la vessie regarde en avant et en haut ; *suturez, par quatre points* (deux de chaque côté) séparés *au fil d'argent*, les bords du

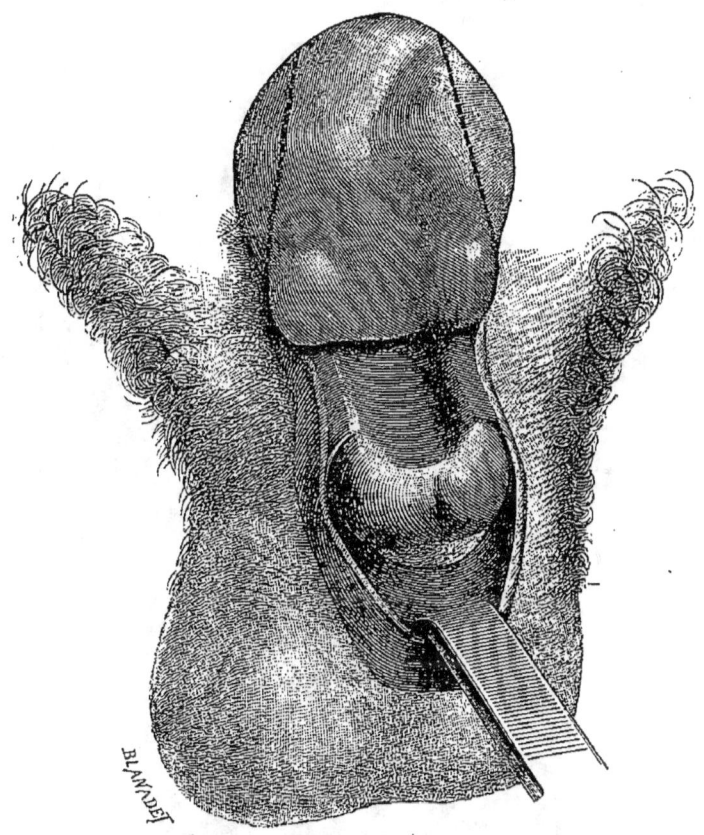

Fig. 76. — Exstrophie de la vessie. — Les bords de la gouttière pénienne sont avivés ainsi que la peau adjacente. —
En outre, le feuillet cutané antérieur du prépuce a été détaché sur tout le pourtour sous-pénien, et son feuillet postérieur a été ponctionné en travers. L'écarteur n'est là que
pour montrer le prépuce ainsi traité et développé en capuchon étoffé (d'après Segond).

lambeau vésical rabattu aux lèvres avivées de la
gouttière (vous n'avez encore suturé que la partie

antérieure de la gouttière et de la vessie ; le reste se
fera au 4ᵉ temps).

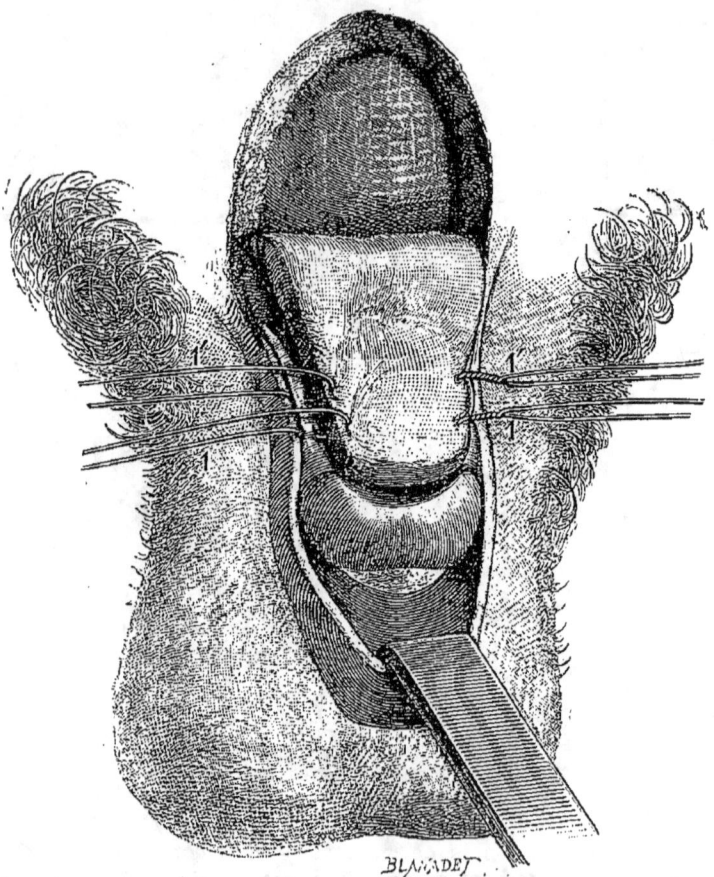

Fig. 77. — Exstrophie de la vessie. — L'avivement des bords
de la gouttière pénienne et de la peau adjacente est fait ;
le prépuce préparé est montré en capuchon par l'écarteur.
— La vessie rétrécie est rabattue sur la gouttière et les deux
premiers fils (1 et 1′) sont placés de chaque côté. — Ils ont
gardé assez de longueur après torsion pour pouvoir être passés
tout à l'heure au travers de la peau préputiale, lorsqu'elle
sera étalée au-dessus du lambeau vésical (d'après Segond).

3ᵉ *temps*. **Taille du lambeau préputial.** — *Inci-*

sez le feuillet cutané antérieur du prépuce (feuillet réfléchi), sur tout le *pourtour sous-pénien* (couronne du gland); dédoublez légèrement l'épaisseur du prépuce; faites, sur son feuillet cutané postérieur (feuillet cutané proprement dit), une *boutonnière* assez grande pour laisser passer le gland; relevez tout le capuchon préputial par-dessus le gland et la verge; *étalez-le sur la surface cruentée du lambeau vésical* rabattu, et *fixez-le* par des sutures métalliques.

Commencez par *ajuster, en avant et en bas*, le bord supérieur de la boutonnière, où le gland a passé, au bord inférieur du lambeau vésical rabattu et aux deux berges de la gouttière du gland (3 points).

Faites traverser le lambeau préputial, qui s'étale au-devant d'eux, par les quatre premiers fils latéraux métalliques, qui, au deuxième temps, ont fixé le pénis et la vessie.

Placez, au-dessus, un fil latéral, suturant le lambeau préputial, les bords de la vessie repliés et le bord avivé de la gouttière épispade.

Au-dessus, au niveau des uretères, placez le fil latéral, qui ourle la vessie réfléchie (le prépuce ne peut pas toujours remonter jusque-là). Il n'est pas toujours facile de placer ce point. Il faut quelquefois réserver, pour une petite autoplastie complémentaire, la fermeture de cette région.

4° *temps*. **Dernières sutures.** — *Terminez en suturant*, dans la mesure du possible, par approche s'il le faut, le bord supérieur du lambeau préputial aux lignes d'incision abdominale, qui vous ont permis de disséquer la vessie. Si vous le pouvez, mobilisez deux petits lambeaux cutanés latéraux, comme dans la méthode Wood-Le Fort, pour recouvrir la plaie

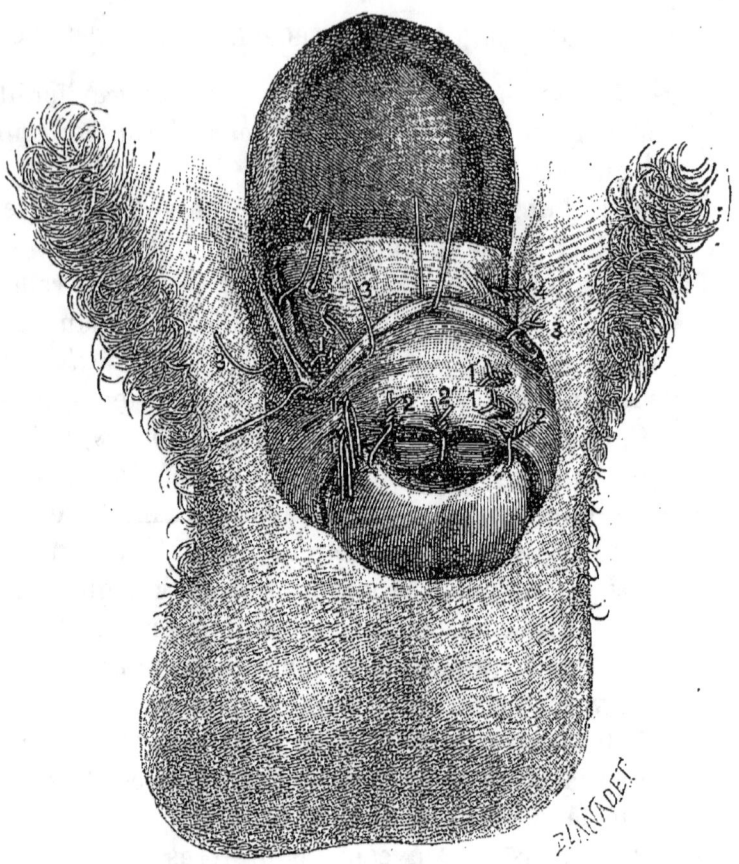

Fig. 78. — Exstrophie de la vessie. — Le lambeau vésical
ayant été disséqué, rétréci, rabattu et fixé de chaque côté
par les fils 1 et 1', le capuchon préputial préparé a été
relevé par-dessus la verge et la face cruentée du lambeau
vésical. — Les fils 2 et 2' ajustent le pourtour du méat. —
Les fils 1 et 1' ont traversé la peau préputiale pour pouvoir être ultérieurement rétrécis. — Un crochet soulève la
peau préputiale pour montrer la marche du fil 1' du côté
droit. — Le fil 3 réunit la peau de la verge, le bord avivé
de la gouttière pénienne, le lambeau vésical et le capuchon
préputial. — Le fil 4 ferme avec précaution le repli vésical,
près de l'uretère. — Le fil 5 étalera le prépuce en le tirant
en haut et l'unissant, soit à quelque lambeau de peau
abdominale, soit à la face cruentée du lambeau vésical (1).

(1) Paul Segond, Note sur un nouveau procédé opératoire
applicable au traitement chirurgical de l'exstrophie de la vessie.
Congrès de chirurgie, 1889.

de dissection; suturez alors le bord supérieur du prépuce à ces deux lambeaux.

Laissez, s'il le faut, un petit passage pour un drain, au niveau des uretères, afin d'éviter l'infiltration.

Après la cicatrisation, faites les petites opérations complémentaires qui pourront être utiles.

Article III. — DÉRIVATION DU COURS DES URINES DANS L'INTESTIN.

C'est l'abouchement de l'uretère dans l'intestin (voy. *Uretère*, p. 272).

Article IV. — AUTRES MÉTHODES.

Parmi les autres opérations complémentaires qui ont été proposées, signalons la *méthode de Trende-lenburg*, réservée aux cas graves; elle a pour but d'obtenir un rapprochement des pubis en disloquant les symphyses sacro-iliaques.

Signalons encore la *méthode de Sonnenburg*, qui extirpe la vessie et suture les uretères à la base de la gouttière épispadienne.

TROISIÈME PARTIE

URETÈRE

CHAPITRE PREMIER

EXPLORATION DE L'URETÈRE.

Article Ier. — PALPATION.

La palpation de l'uretère ne donne de renseignements que *si le conduit est malade, douloureux, augmenté de volume.*

§ 1er. — **Portion abdominale**.

Explorez sur une ligne *verticale*, parallèle à la ligne
médiane, *à l'union du tiers interne et des 2/3 externes
de l'arcade de Fallope.*

DANS SA PARTIE SUPÉRIEURE, sa recherche ne peut
être séparée de celle du rein, avec laquelle elle se
confond.

AU DÉTROIT SUPÉRIEUR DU BASSIN, vous le sentirez,
chez l'homme et la femme, de la manière suivante
(Hallé). Faites coucher le sujet sur le dos; prenez
horizontalement la ligne *bi-iliaque* (qui réunit les

deux épines iliaques antérieure et supérieure), prenez *verticalement* la ligne passant par l'épine du pubis. A l'*entre-croisement* de ces deux lignes, appliquez la pulpe des doigts des deux mains, en appuyant profondément, et en vous aidant du relâchement produit quand le malade respire largement. Commencez à appuyer un peu en dedans de l'entre-croisement ; ramenez vers vous les doigts : la pulpe, qui appuie sur le détroit supérieur, passe bientôt sur l'entre-croisement indiqué (c'est la *symphyse sacro-iliaque* à peu près) ; si l'uretère est malade, vous provoquez de la douleur ; vous sentez aussi parfois un cordon épaissi, qu'il ne faut pas confondre avec une anse intestinale remplie, *c'est l'uretère malade.*

§ 2. — **Portion pelvienne.**

1° **Chez l'homme.** — Faites le toucher rectal ; tournez la pulpe de l'index latéralement, du côté de la concavité osseuse du bassin, *appuyez sur l'os* en faisant glisser le doigt ; si l'uretère est malade, vous provoquerez de la douleur ; s'il est gros, s'il est distendu par un calcul, vous pourrez le sentir.

2° **Chez la femme.** — Faites le toucher vaginal ; portez votre index *dans le cul-de-sac antérieur du vagin* ; déprimez, avec l'autre main, la paroi abdominale ; si l'uretère est malade, vous sentirez son cordon épaissi, et vous provoquerez de la douleur.

Article II. — CATHÉTÉRISME.

Le cathétérisme de l'uretère se fait par la vessie, ou par le rein (cathétérisme rétrograde).

§ 1er. — Cathétérisme de l'uretère par la vessie.

Le cathétérisme de l'uretère par le procédé de Pawlick, applicable à la femme, est, à l'heure présente, remplacé par le cathétérisme cystoscopique (voy. *Cystoscopie*, p. 147).

§ 2. — Cathétérisme rétrograde par le rein.

Au cours d'une néphrotomie ou néphrolithotomie, il est souvent utile de faire le cathétérisme de l'uretère ; avec une bougie ou une sonde urétrale fine, *explorez en tâtonnant*, pour chercher l'orifice urétral ; il est bien difficile de le faire. Il faudrait essayer par une incision du bassinet, nous ne le conseillons pas. Ne vous attardez pas trop à la recherche de la possibilité de ce cathétérisme rétrograde.

Article III. — INCISION EXPLORATRICE POUR LA DÉCOUVERTE DE L'URETÈRE.

Deux voies principales permettent d'arriver sur l'uretère : la voie transpéritonéale ou péritonéale, la voie extrapéritonéale.

§ 1er. — Voie abdominale ou péritonéale.

Faites la *laparotomie*, et suivez les préceptes généraux que nous donnons, dans la quatrième partie, p. 280, pour l'exploration du rein : les mêmes serviront à reconnaître l'*uretère sur le psoas, au-dessous du rein.* A gauche, vous pourrez le sentir ; à droite, cela est presque impossible.

Pour l'URETÈRE PELVIEN, reconnaissez-le, à son entrée dans le bassin, *au niveau du croisement des vaisseaux iliaques* ; il n'a plus ensuite de points de repère. A gauche, faites *relever fortement le côlon,* par un aide. Quand vous êtes sur l'uretère, au détroit supérieur, continuez à descendre vers son extrémité vésicale, *sans quitter le contact du conduit* que vous tenez.

§ 2. — Voie mixte.

Si vous avez fait une laparotomie latérale, iliaque, faites comme Chaput ; découvrez le côlon, *sectionnez le péritoine pariétal postérieur,* en dehors du mésocôlon descendant, *refoulez en dedans tout le paquet intestinal* ; à la face profonde de la séreuse décollée, cherchez l'uretère.

§ 3. — Voie extrapéritonéale.

C'est la *voie d'élection* : ses applications varient, selon les portions de l'uretère que vous voulez découvrir.

1° **Uretère lombaire.** — Rappelez-vous que le point de repère indispensable à trouver (comme le biceps est le point de repère pour la ligature de l'artère humérale à la partie moyenne du bras) est la *corne inférieure du rein* (Guyon).

a) INCISION. — Le malade est *couché sur le côté sain,* dans l'attitude des opérations sur le rein par la voie lombaire (voy. *Rein,* p. 282) ; faites l'incision de

Guyon (*incision courbe*). Commencez *sur la douzième
côte*, au bord externe du relief de la masse sacro-
lombaire, une incision verticale, longue de 5 à 6 centimètres ; recourbez-la en avant, jusqu'au voisinage
de l'épine iliaque antérieure et supérieure.

Coupez successivement les muscles superficiels,
l'aponévrose du transverse, le petit oblique, le transverse ; arrivez sur le carré lombaire.

b) RECHERCHE DE L'URETÈRE. — Dégagez la *corne
inférieure du rein*, comme nous l'indiquerons à l'exploration du rein, p. 288. *Cette corne inférieure du
rein est votre repère le plus sûr* : c'est le point où les
lésions sont toujours les moins prononcées, dans
les affections périnéales et périuretérales.

Attirez l'extrémité inférieure du rein dans la plaie,
soulevez-la *en haut et en dehors* ; le rein pivote autour
de son pédicule. Vous rendez accessible la partie du
bord interne, sous-jacente au hile ; décollez légèrement le tissu graisseux ; *insinuez votre doigt, en remontant le long du bord interne du rein* ; *sentez l'angle* que
forme le *pédicule du rein avec l'urètre tendu* ; tournez
la pulpe du doigt *sur le côté interne de cet angle* ; *vous
sentez l'uretère* ; ce ne peut être que lui. *L'uretère est
toujours le premier cordon en venant du rein* (Glantenay).

Au besoin, *dénudez* un peu l'uretère, avec la sonde
cannelée ; parmi les veines, qui pourraient le masquer, *vous le reconnaîtrez à sa coloration blanc grisâtre*.

Rien ne vous empêche d'explorer, au-dessus, le
bassinet.

2° **Uretère pelvien chez l'homme.** — Pour
aborder l'uretère pelvien, on a proposé les voies
rectale, périnéale, sacrée (pararectale et avec résec-

15.

tion sacro-coccygienne), mais la *voie iliaque* est plus
facile et plus sûre.

a) Incision iliaque proprement dite (Israël). —
Le sujet étant dans le décubitus dorsal, faites une
incision, *commençant au-dessus du niveau de l'épine
iliaque antérieure et supérieure, à un doigt en dedans*

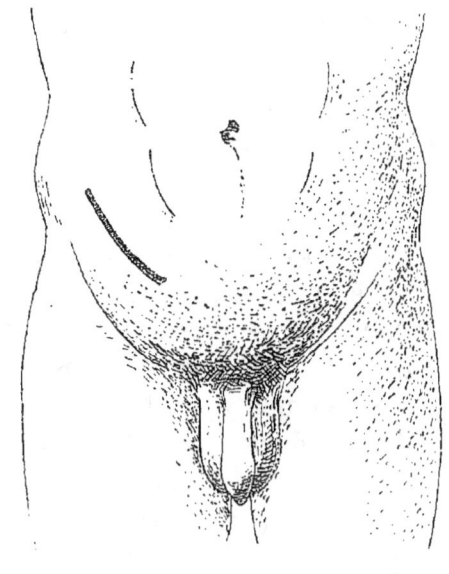

Fig. 79. — Incision iliaque de l'urétérotomie.

*d'elle, et se dirigeant vers le milieu de l'arcade crurale ;
prolongez-la vers le grand droit en la recourbant,* si le
jour obtenu est insuffisant (fig. 79). Coupez la peau,
le tissu cellulaire, l'aponévrose du grand oblique,
les muscles oblique et transverse, avec soin, *pour
éviter le péritoine ;* vous pouvez *relever un large lambeau* et découvrir la région iliaque jusqu'à sa limite
postérieure.

Arrivé sur le péritoine, *décollez la séreuse,* la graisse

abondante vous aide ; faites écarter par un large écarteur et marchez *vers la bifurcation des vaisseaux iliaques primitifs* : suivez d'abord l'artère iliaque externe,
dont votre doigt sent le relief et les battements ; remontez le long de cette artère, jusqu'à la bifurcation
de l'iliaque primitive. Au besoin, sentez le *promon-
toire* ; à un travers de doigt en dehors de lui, vous
trouverez l'uretère ; *il ne vous reste plus qu'à le suivre
vers la vessie, en décollant le péritoine de très près.*

b) INCISION INGUINALE (Reynier). — L'incision
inguinale passe dans le canal inguinal, pour rejoin-
dre le *canal déférent*, et le suivre, dans le ventre,
jusqu'à son croisement avec l'uretère, sur lequel il
conduit. Mais cette incision et le repère, fourni par
le canal déférent, sont moins sûrs que l'incision
iliaque et le repère des vaisseaux iliaques primitifs.

3° **Uretère pelvien chez la femme.** — La *voie
sacrée* peut être employée ; il vous sera plus facile
d'inciser le cul-de-sac antérieur du vagin, après
avoir placé une sonde dans l'uretère, pour le répérer.

Enfin, vous pouvez aborder encore l'uretère, chez
l'homme comme chez la femme, par la *taille hypogastrique*, ou par la *laparotomie médiane*, en le cher-
chant près de la vessie.

CHAPITRE II

URETÉROTOMIE.

C'est le plus souvent un *calcul urétéral* que vous
chercherez à enlever par l'uretérotomie (*uretéroli-
thotomie*).

§ 1er. — Incision.

Pour la recherche de l'uretère, faites l'*incision lombaire*, si le calcul est dans la partie *supérieure*; l'*incision iliaque*, si vous le croyez au commencement de la partie pelvienne; si le calcul est dans la partie terminale de l'organe, faites, chez la femme, l'*incision du cul-de-sac antérieur du vagin*, et même l'incision *du premier temps de l'hystérectomie vaginale* (Doyen); vous découvrez ainsi l'uretère.

Chez l'homme, faites l'incision transpéritonéale.

Il est même quelquefois utile de recourir à la voie sacrée (Delbet, Ferria), mais l'*incision iliaque est toujours préférable.*

§ 2. — Recherche du calcul.

La *palpation directe* de l'uretère, au besoin le cathétérisme rétrograde, vous ont montré le *siège* du calcul ; faites, s'il le faut, l'*acupuncture*, tout en ne comptant pas beaucoup sur elle.

§ 3. — Incision de l'uretère. — Extraction du calcul.

1° Le calcul est situé à l'extrémité supérieure de l'uretère. — Tâchez de *le refouler vers le bassinet* (au cours d'une néphrotomie) et de l'extraire.

2° Le calcul est situé dans l'extrémité vésicale de l'uretère. — Faites la *taille hypogastrique*; mobilisez la pierre de sa niche urétéro-vésicale, avec des tenettes, des pinces, des curettes mousses.

3° Le calcul est dans la continuité du conduit. —
C'est la *taille de l'uretère qu'il faut faire*; surtout si le
cheminement du calcul, vers le *haut*, ou vers le bas
de son trajet, est impossible, et si l'*écrasement* (calcul friable) ne peut se faire.

Mobilisez un peu l'uretère; *isolez-le* avec soin des
vaisseaux voisins, surtout des veines spermatiques,
et, en haut, du plexus veineux péri-uretéral sous-
rénal ; *gardez*, si possible, autour de l'uretère, *sa
gaine celluleuse. Attirez au dehors, dans la plaie*, l'uretère entouré de sa gaine celluleuse; *chargez le conduit sur une sonde cannelée*, qui le *maintient dans
la plaie*, *dénudez un peu l'uretère*, dans l'étendue de
l'incision que vous allez faire.

Siège de l'incision de l'uretère. — *Si le calcul est
fixe*, impossible à mobiliser, *incisez l'uretère sur lui*,
faites une incision *longitudinale* ; enlevez le calcul
avec des pinces, après l'avoir ébranlé par de petites
pesées.

Si le calcul est un peu mobilisable, faites l'*incision
en tissu sain, au-dessus de lui*. Pour cela, *placez un
fil sur le bout supérieur*, en le serrant légèrement,
pour arrêter temporairement le cours de l'urine.
Incisez longitudinalement, avec précaution, la paroi
de l'uretère qui est vers vous (*ne traversez pas de
part en part*) ; introduisez de *petites pinces* dans la
lumière du conduit; dans le bas, allez chercher le
calcul, faites-lui faire au besoin un *petit cheminement*;
enlevez-le.

Explorez avec soin le reste du conduit, pour voir
s'il n'y a pas d'autres pierres, que vous enlè-
veriez.

§ 4. — Sutures de l'uretère.

Si les urines sont purulentes, si les *parois* de l'uretère ont été *très contusionnées, ne faites pas de sutures* ; contentez-vous d'un bon *drainage* avec des tubes ; ou bien faites le *cathétérisme permanent*, qui vous permettra la suture.

Hormis ces contre-indications, il vaudra mieux faire, comme Tuffier, une *suture de l'incision uretérale.* Prenez les aiguilles rondes, très fines, de la soie phéniquée n° 0 détriplée : placez un crayon mou d'iodoforme dans l'uretère, faites *une suture de Lembert* ; passez chaque fil à 2 millimètres de la lèvre de la plaie ; traversez l'épaisseur de la paroi, sans aller dans la cavité ; remontez, à la limite même du bord sectionné. Ne laissez, entre chaque point, que 2 à 3 millimètres ; *placez-en 6 ou 7. Enlevez ensuite le fil d'attente*, qui arrêtait l'urine dans le segment supérieur de l'uretère ; *enlevez la sonde cannelée* qui tenait l'uretère dans la plaie. L'urine descend dans l'uretère, distend la cicatrice, et balaie le crayon d'iodoforme, qui va se dissoudre dans la vessie.

Faites les sutures superficielles de la plaie opératoire et drainez.

§ 5. — Résection de l'uretère.

La résection de l'uretère est une opération qui permet d'enlever une portion limitée de l'uretère rétréci, de suturer, bout à bout, les deux tronçons d'uretère et de faire une *uretéro-anastomose* (procédés et expériences de Poggi, Tuffier, van Hook, Reynier ét Paulesco). Exécutée avec succès, chez l'homme, cette intervention est trop peu dans la pratique pour que nous la décrivions ici.

CHAPITRE III

URETÉRECTOMIE.

Article Iᵉʳ. — URETÉRECTOMIE PRIMITIVE.

Au cours d'une néphrectomie, si vous trouvez l'uretère malade, si ses lésions vous paraissent limitées à la portion lombaire, enlevez cette partie de l'uretère (*urétérectomie partielle*); mais il peut être très dangereux de chercher à enlever tout l'uretère (*urétérectomie totale*); c'est une opération longue, qui vient compliquer le traumatisme déjà *produit par la néphrectomie.*

Article II. — URETÉRECTOMIE SECONDAIRE.

Ce que vous aurez plutôt à faire, c'est l'*urétérectomie secondaire*, quand, longtemps après une néphrectomie, il reste une fistule lombaire persistante.

§ 1ᵉʳ. — Uretérectomie partielle.

L'uretérectomie partielle n'est que le complément d'une autre intervention (néphrectomie ou résection de la vessie): c'est au cours et à la fin de celle-ci que l'extirpation de l'uretère se fera.

§ 2. — Urétérectomie totale.

Il faut opérer par la *voie sous-péritonéale.*

1° **Incision.** — *Chez l'homme*, faites *l'incision iliaque d'Israël* (voy. p. 262), qui vous permettra d'extirper d'un seul coup tout l'uretère ; ou bien *l'incision inguinale.*

Chez la femme, faites d'abord *l'incision iliaque*, puis une *incision vaginale.*

Portez votre incision sur des tissus sains, en vous éloignant, autant que possible, des tissus épaissis et sclérosés.

2° **Isolement de l'uretère.** — Vous êtes arrivé, par les moyens que nous avons indiqués p. 262, sur l'uretère ; disséquez-le, avec le plus grand soin, *pour l'isoler du péritoine; dénudez contre la paroi du conduit*, assez pour ne pas blesser les organes voisins, auxquels des *adhérences pathologiques* multiples l'unissent, pas trop pourtant, de peur de déchirer l'uretère lui-même ; ce cas, d'ailleurs, vaudrait encore mieux que de blesser un gros vaisseau.

Exposez bien le champ opératoire, en plaçant de larges valves pour écarter; *commencez par mobiliser l'uretère au niveau du détroit supérieur.* Attirez et *disséquez le bout lombaire de bas en haut.* Isolez ensuite et *disséquez l'uretère pelvien de haut en bas*, en suivant toujours la paroi urétérale. Chez l'homme, vous pouvez le faire sans hémorragie; chez la femme, cela est plus difficile, à cause de toutes les branches vasculaires ; quelques pinces vous rendront service. Quelquefois vous aurez à sectionner, entre deux ligatures, l'artère utérine, près du col utérin. Poursuivez l'isolement, *jusqu'à ce que vous* aperceviez les *fibres musculaires rougeâtres de la vessie.*

3° **Ablation de l'uretère.** — *Isolez bien le champ opératoire,* avec des compresses antiseptiques; *placez sur l'uretère deux pinces,* à petite distance l'une de l'autre ; *coupez l'uretère entre ces deux pinces.* Avec un tampon, imbibé de solution phéniquée forte, étanchez l'extrémité du bout vésical qui dépasse la pince (*l'uretère est infecté,* ne l'oubliez pas) ; grattez même la muqueuse de la portion intravésicale ; *cautérisez-la* avec la pointe du thermocautère. Terminez en mettant sur le petit moignon uretéral, qui reste adhérent à la vessie, *une ligature à la soie,* dont vous attirez et fixez un des chefs dans la plaie, pour en faire l'extraction facilement, si cela devient nécessaire.

4° **Soins consécutifs.** — Drainez la plaie ; suturez, plan par plan, si vous avez suivi la voie inguinale ; simplement, si vous avez pris la voie iliaque.

Traitez, par la suture, les *déchirures du péritoine,* que vous auriez pu faire, et dans ce cas drainez à la Mikulicz.

CHAPITRE IV

GREFFES DE L'URETÈRE.

Lorsque l'uretère a été sectionné, dans une intervention chirurgicale, accidentellement ou volontairement, il peut être bon, pour éviter une fistule, et aussi pour conserver le rein, d'aboucher le conduit uretéral autre part qu'à son méat normal. C'est la greffe de l'uretère.

Article Iᵉʳ. — GREFFE DE L'URETÈRE A LA PEAU.
(LE DENTU, POZZI).

Après isolement et section de l'uretère entre deux pinces, amenez, dans la plaie, le bout supérieur ; fixez-le, par quatre points de suture au crin de Florence, à la partie supérieure de la plaie. Maintenez un bout de tube en caoutchouc dans la lumière du canal, pour amener l'urine à l'extérieur, hors du pansement.

Article II. — GREFFE DE L'URETÈRE DANS LA VESSIE
(URETÉRO-CYSTO-NÉOSTOMIE).

Vous pouvez, comme l'indique Bazy, pratiquer cette opération de deux façons :

1° **Par la taille hypogastrique.** — Si l'oblitération se trouve *très près de la vessie*, opérez ainsi :

a) Faites la *taille hypogastrique* ;

b) Introduisez un *stylet* cannelé dans l'*uretère*.

c) *Incisez la vessie sur ce stylet*, jusqu'au niveau du point oblitéré ; continuez l'incision de la vessie dans la direction de cet uretère, jusqu'à ce que vous arriviez dans la portion d'uretère située au-dessus du nodus cicatriciel.

d) *Incisez l'uretère, sur 1 centimètre d'étendue, suturez* les lèvres de l'incision urétérale aux lèvres de l'incision vésicale, après *avoir réséqué l'orifice fistuleux.*

2° **Par la laparotomie.** — Si l'oblitération ou la fistule est *assez loin de la vessie*, opérez ainsi :

a) Faites la *laparotomie* médiane sous-ombilicale.

b) Recherchez l'*uretère* ; évacuez par ponction

toute l'urine contenue dans le bout supérieur ; *incisez l'uretère.*

c) Incisez la vessie, en face et le plus près de l'extrémité inférieure de l'uretère.

d) Suturez, par deux ou trois étages de sutures, l'orifice uretéral à l'orifice vésical.

Dans les deux cas, mettez une *sonde à demeure* dans la vessie.

Article III. — GREFFE DE L'URETÈRE DANS LE BASSINET (URETÉRO-PYÉLO-NÉOSTOMIE).

Voici le procédé de Bazy :

Au cours d'une laparotomie, pour hydronéphrose, après s'être assuré que l'uretère est perméable, mais qu'il ne s'insère pas à l'extrémité déclive de la poche du bassinet (il s'insérait près de l'équateur de la tumeur), *agrandir l'incision du bassinet,* en se dirigeant en bas et en arrière ; *réséquer 4 centimètres d'uretère ; fendre,* longitudinalement, *1 centimètre et demi d'uretère ; fixer les lèvres de l'incision urétrale à celle de l'incision du bassinet,* à la partie la plus *déclive* et vers la *face postérieure* du bassinet.

Article IV. — GREFFE DES URETÈRES SUR L'URÈTRE.

C'est la méthode de Sonnenburg, dans le traitement de l'exstrophie de la vessie (p. 256). La vessie exstrophiée est extirpée dans sa totalité, sauf la petite portion qui porte les uretères ; ceux-ci sont suturés sur la base de la gouttière urétrale épispadienne.

Article V. — GREFFE DE L'URETÈRE DANS LE VAGIN.

Nous avons décrit cette méthode à propos de la cystectomie chez la femme (p. 228).

Article VI. — GREFFE DE L'URETÈRE DANS L'INTESTIN.

§ 1er. — Greffe par suture directe de l'uretère à l'intestin.

Pour faire la greffe de l'uretère sur l'intestin, *il est préférable de ne pas s'adresser au rectum*, mais de choisir le *côlon* ascendant ou descendant (Chaput).

1° Faites la *laparotomie*, à 8 centimètres de la ligne médiane; incisez ensuite, en dehors du côlon, le *péritoine pariétal postérieur, décollez-le,* relevez-le, et *marchez à l'uretère sous le péritoine : coupez l'uretère entre deux pinces, liez le bout inférieur,* réduisez-le; *prenez le bout supérieur, approchez-le du côlon.*

2° Appliquez l'orifice de l'*uretère contre la paroi intestinale; fixez-le,* par trois points de suture *séro-musculeuse,* embrassant la *lèvre postérieure de l'uretère* (moins la muqueuse) et la tunique *séreuse et musculeuse de l'intestin.*

3° *Incisez l'intestin,* au-dessous de l'orifice de l'uretère, parallèlement à l'axe de cet orifice; faites une incision de 1 centimètre.

4° *Suturez la muqueuse de l'intestin à la muqueuse de l'uretère,* d'abord sur la *lèvre postérieure,* puis sur la *lèvre antérieure* de l incision et de l'uretère.

5° *Suturez enfin la séreuse de l'intestin à la musculeuse de l'uretère* pour compléter la suture de l'orifice.

PLICATURE DE L'INTESTIN. — Si l'uretère n'est pas

d'un calibre assez fort pour permettre l'exécution de ce procédé, faites d'abord la *suture muco-muqueuse* comme plus haut; puis, au moyen d'une *plicature de la face externe de l'intestin*, faites une sorte de fossé, ramenez-en les bords au-dessus de l'uretère, et suturez-les par des points séro-séreux.

Le même procédé peut servir à aboucher l'uretère *dans le rectum* (résultats mauvais); prenez la précaution de garder *un petit morceau de la vessie, pour conserver le sphincter urétral.*

§ 2. — Greffe avec un bouton anastomotique.

Un procédé, qui paraît également d'une exécution simple, est celui de Boari, qui greffe l'uretère dans l'intestin au moyen d'un bouton spécial.

Amenez le côlon et l'uretère *hors de la cavité abdominale*, comme plus haut, *liez sur la tige du bouton l'extrémité coupée de l'uretère*, ou le trigone avec les deux uretères; *fermez le bouton*, avec une longue et fine aiguille ou un stylet d'acier.

Pratiquez, *sur l'intestin, une fente*, que vous circonscrirez par *un fil de suture en bourse*, à la soie; *insinuez dans la fente la partie renflée et fermée du bouton*; serrez la suture en bourse; retirez le stylet d'acier; le ressort se détend, les deux plaques du bouton se séparent; la *plaque supérieure applique l'intestin à l'uretère*; achevez de nouer par un second nœud.

Boari a fait aussi des boutons qui permettent de faire une *greffe latérale de l'uretère*.

QUATRIÈME PARTIE

REIN

CHAPITRE PREMIER

EXPLORATION MÉDIATE DU REIN.

Article Ier. — INSPECTION.

L'inspection de la région du rein, *surtout du côté lombaire*, peut vous donner quelques renseignements, vagues il est vrai. Comme l'indique Le Dentu, sur un lit ferme, placez le sujet à quatre pattes (sur les genoux et les coudes), le derrière tourné vers la fenêtre ; placez-vous vous-même du côté de la tête, bien en face du jour ; regardez si les deux méplats lombaires sont semblables.

Article II. — PERCUSSION.

1° **Région lombaire.** — La percussion lombaire ne vous fournit aucun renseignement positif.

2° **Région antérieure de l'abdomen.** — La percussion de la région antérieure de l'abdomen fournit un signe de la plus grande importance, pour le diagnostic des augmentations de volume du rein. *Il y a toujours, au-devant de la matité profonde des tuméfactions du rein, une zone de sonorité*, soit totale (tumeur petite n'ayant pas repoussé les anses intestinales), soit partielle, sous forme de *bande transversale de sonorité* (le côlon, si la tumeur est grosse).

Article III. — PALPATION.

La palpation, est le plus important des modes d'exploration du rein. *Elle ne donne rien à l'état normal*, car le rein ne peut être senti. Elle est prépondérante à l'état pathologique.

§ 1er. — Position du malade et du chirurgien.

Placez le malade dans l'attitude du repos absolu, *étendu à plat sur le dos*, les jambes allongées.

Placez-vous du côté que vous voulez explorer, en vous mettant du côté du membre inférieur et du bassin.

§ 2. — Placement des mains.

1° **Rein droit**. — *Placez-vous à droite*; glissez votre *main gauche*, à plat sous le flanc droit du malade, en évitant qu'il ne se cambre à ce moment (il croit faciliter ainsi votre examen et le gêne au contraire); passez votre main en déprimant le plan du lit, allez sentir la colonne vertébrale et l'angle costo-vertébral. Insinuez, *dans le sommet de cet angle costo-vertébral*, la pulpe de vos quatre derniers doigts.

Mettez *votre main droite* sur la paroi antérieure de l'abdomen, immédiatement au-dessous des cartilages costaux, sur le muscle droit, et parallèlement à la ligne médiane, qu'affleure presque le bord cubital de votre main ; la pulpe de vos doigts déprime la paroi abdominale *au-dessous* des *cartilages costaux* (fig. 80).

2° **Rein gauche**. — Placez-vous à *gauche*, glissez votre main *droite*, à plat sous le flanc gauche du

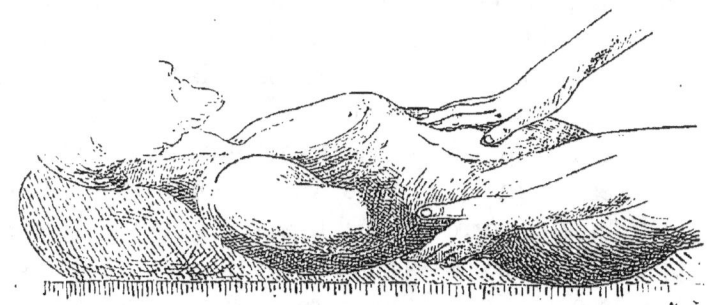

Fig. 80. — Palpation bimanuelle du rein.

malade, et faites comme pour le rein droit ; placez votre main *gauche*, sur la paroi antérieure de l'abdomen, au-dessous des *cartilages costaux*, comme pour le rein droit, mais en *essayant d'insinuer*, *en les faisant remonter*, *vos doigts au-dessous des côtes*, car le rein gauche est plus élevé que le rein droit.

§ 3. — **Exploration**.

Si le malade est dans un état douloureux trop prononcé, et si vous n'obtenez pas un relâchement parfait de la paroi abdominale, donnez du chloroforme.

1° **Recherche de la sensibilité**. — Insensible à l'état normal, le rein devient douloureux à l'état pathologique.

Pressez *doucement*, *mais fortement*, dans l'angle costo-vertébral, en maintenant la pression antérieure par la main placée sur l'abdomen.

2° **Recherche de l'augmentation de volume.** — **Ballottement.** — Le malade est couché, comme plus haut, la bouche ouverte ; il respire largement.

Vous êtes en place, comme vous savez ; cherchez, en tâtonnant, dans l'angle costo-vertébral, quel est le point le plus dépressible : dites au malade de bien se laisser aller, pour bien reposer dans votre main.

Déprimez *un peu* les plans de la paroi abdominale antérieure : profitez des larges mouvements respiratoires du malade. Avec un ou deux doigts de la main postérieure, en fléchissant les deux dernières phalanges sur les premières, donnez de petites secousses à la paroi lombaire. Vous soulevez le rein ; s'il est augmenté de volume, il vient frôler la main antérieure (ballottement).

Cherchez dans quelle étendue vous sentez le ballottement, reconnaissez la forme en haricot du rein ou sa corne inférieure, les bosselures de la face antérieure.

Le rein gauche est toujours plus difficile à aborder que le rein droit.

3° **Recherche de la mobilité.** — Mobilité lombo-abdominale. — C'est le ballottement.

Mobilité abdomino-lombaire. — Saisissez, entre vos deux mains, l'organe déplacé ; pressez sur lui ; laissez-le s'échapper brusquement vers l'hypocondre, comme un noyau de cerise pris entre deux doigts.

Mobilité abdominale. — Celle-ci est *verticale* ou *transversale*. Recherchez-la, en faisant mettre le

malade dans les positions : demi-assise, debout, et
couchée sur le côté sain ; placez une main en arrière,
l'autre en avant de l'abdomen, comme tout à l'heure ;
donnez les secousses ou impulsions.

§ 4. — Palpation néphroleptique.

Glénard a donné un procédé excellent, appelé par
lui *palpation néphroleptique*, qui permet la recherche
du rein, en trois temps.

1er *temps*. AFFUT. — Servez-vous de la main gauche pour le rein droit, et de la main droite pour le
rein gauche.

Avec la main, pouce en avant, médius en
arrière, au-dessous du rebord costal, saisissez les
parties molles du flanc. En dedans du pouce, appliquez la main libre. Dites au malade de faire des inspirations profondes : bientôt (rein mobile) vous sentez
glisser entre vos doigts une masse rénitente, du
volume d'une mandarine.

2e *temps*. CAPTURE. — Tâtonnez, pour bien reconnaître le chemin qu'adopte le rein en ptose ; après
deux ou trois inspirations, vous l'avez reconnu ;
remontez le pouce de votre main, aussi haut que
possible, au-dessous du rebord costal ; sentez la ptose
descendre ; serrez-la fortement, quand vous la croyez
au maximum d'abaissement ; avec la main libre, empêchez la ptose d'échapper, en déviant vers la ligne
médiane.

3e *temps*. ÉCHAPPEMENT. — Écartez légèrement et
abaissez un peu le pouce et le médius ; vous sentez
la ptose remonter entre vos doigts ; vous en appré-
ciez les inégalités ; terminez par une compression

brusque sur la corne inférieure du rein, pour l'énu-
cléer comme un noyau de cerise.

§ 5. — Palpation en décubitus latéral.

Vous pouvez encore, comme Israël, faire coucher
le malade sur le côté sain, les cuisses fléchies, et
respirant largement. Placez vos mains, comme pour
le palper dans le décubitus dorsal; appuyez, au moment où commence l'expiration.

Vous gagnez petit à petit du terrain ; vous enfoncez
progressivement vos doigts dans la région antérieure
de l'abdomen, jusqu'à ce que vous atteigniez la face
antérieure du rein (d'abord la corne inférieure, puis
le reste).

Article IV. — PONCTION EXPLORATRICE.

Soyez très réservé dans cette exploration. Prenez
un gros trocart de l'aspirateur Potain ou Dieulafoy.

Faites la ponction au point le plus saillant de la
tumeur ; rarement vous aurez à passer par la voie
lombaire ; le plus souvent, c'est par la voie abdominale que vous ferez la ponction. Au point le
plus saillant, assurez-vous que *la tumeur est mate*,
qu'il n'y a pas d'anse intestinale. Enfoncez le trocart,
juste assez pour entrer dans la cavité de la poche que
vous ponctionnez, et pour éviter les vaisseaux importants. Le reste est d'une ponction aspiratrice quelconque.

CHAPITRE II

EXPLORATION DIRECTE DU REIN.

Article Ier. — INCISION EXPLORATRICE POUR DÉCOUVRIR LE REIN.

Pour aller palper le rein, deux voies principales vous sont offertes : la voie abdominale, la voie lombaire.

§ 1er. — Voie abdominale.

C'est la voie préférée des gynécologistes.

1°. Incision. — Faites l'incision ordinaire de la *laparotomie*, soit sur la ligne médiane, soit sur le bord externe du muscle droit (Langenbuch). Dans les deux cas, l'incision n'a rien de spécial ; vous ouvrez le péritoine, après l'avoir soulevé avec deux pinces, vous agrandissez l'incision en évitant de blesser l'intestin ; il ne vous reste qu'à introduire la main et explorer le rein.

2° Exploration du rein (J. Récamier). — a) REIN GAUCHE. — Placez-vous à *droite* du malade ; introduisez la *main droite*, la face dorsale appuyée contre la paroi abdominale ; en la sentant toujours, contournez la paroi antérieure, puis la paroi externe. En arrivant vers la face postérieure, vous êtes arrêté par le *mésocôlon descendant*, qui forme un voile tendu (côlon vide ou distendu) ; contournez le côlon du bout des doigts ; *immédiatement en dedans de lui*, dans l'angle des côlons transverse et descendant,

vous sentez le rein, que vous faites glisser légèrement derrière le péritoine. Au-dessus et en dehors,
vous sentez la rate. De ce côté, vous pouvez facilement explorer le hile du rein et l'uretère.

b) REIN DROIT. — Placez-vous à *gauche*, introduisez
la main *gauche*, mais, sans chercher le méso-côlon
ascendant, glissez la main, *sous la face inférieure du
foie*, en dehors de la vésicule biliaire (la face dorsale
de la main en contact avec la surface hépatique) ; si
l'angle du côlon n'est pas adhérent au foie, vous
sentez bien le rein.

Si le rein est gros et abaissé, la manœuvre semblable à celle du côté gauche vous rendra service ;
vous ne sentirez guère l'uretère droit, à cause du
cæcum et du côlon ascendant.

§ 2. — Voie mixte. — Méthode latérale.

Vous pouvez encore, comme Kœnig, faire une
incision, allant d'abord verticalement, sur le bord
externe de la masse sacro-lombaire, de la 12e côte
à quelques centimètres de la crête iliaque, puis se
recourbant vers l'ombilic, jusqu'au bord externe du
muscle droit.

Incisez, couche par couche, toute l'épaisseur de
la paroi jusqu'au péritoine, en mettant des *anses de
catgut sur chaque tranche de muscle*.

INCISION LOMBAIRE RÉTROPÉRITONÉALE. — Décollez le
péritoine jusqu'au rein (*incision lombaire rétropéritonéale* avec décollement du péritoine).

INCISION RÉTRO-INTRAPÉRITONÉALE. — Si l'exploration vous semble insuffisante, *ouvrez le péritoine* à
la partie antérieure de l'incision ; faites une incision

16.

rétrointra-péritonéale, qui permet l'exploration extra-péritonéale. Vous pourrez d'ailleurs refermer la plaie péritonéale, avant d'ouvrir le rein, que *vous inciserez par la voie lombaire déjà créée.*

§ 3. — Voie lombaire.

C'est la *voie d'élection*, pour l'exploration directe du rein.

1° **Position du malade, du chirurgien et des aides.**

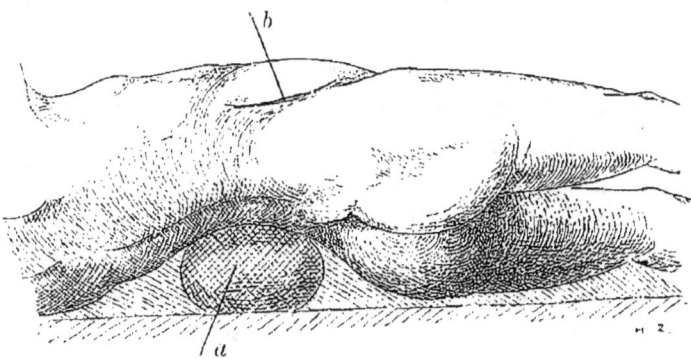

Fig. 81. — Attitude du malade dans le décubitus dorsal latéral pour l'incision exploratrice et les opérations sur le rein par la voie lombaire ; *a*, coussin ; *b*, incision lombaire.

MALADE. — Placez le malade, sur la table d'opération, couché sur le côté sain, légèrement incliné en avant. Sous le flanc, de ce côté sain, placez un billot, un coussin dur roulé (l'oreiller roulé et maintenu roulé par une serviette, ou un litre de verre entouré de serviettes feront bien l'affaire). Faites fléchir légèrement le tronc du sujet (fig. 81).

CHIRURGIEN. — Placez-vous du côté du dos du malade.

AIDES. — *Devant vous*, du côté de l'abdomen du malade, placez *un aide*. Celui-ci ferme la main droite, place son poing au niveau du rein à explorer, déprime le flanc et repousse solidement en arrière le rein : il place sa main gauche sur l'épine iliaque antéro-supérieure du côté à opérer.

Pendant cette manœuvre, il faut veiller à ce que le sujet ne bascule ni en avant ni en arrière. La main gauche de l'aide maintient l'équilibre du sujet, que le refoulement par la main droite risque de détruire.

D'autres aides, à côté de vous, épongeront ou écarteront.

2° **Points de repère pour tracer l'incision.** — *a*) POINTS DE REPÈRE OSSEUX. — Reconnaissez la saillie de la ligne des *apophyses épineuses* des vertèbres lombaires, la saillie des *deux dernières côtes* (côtes flottantes). Il y a, du côté de la douzième côte, des variations d'une importance extrême. La douzième côte est *longue ou courte*. Si elle est courte, il faut vous rappeler que la *plèvre* la recouvre entièrement ; si elle est longue, son 1/3 externe n'est pas en contact avec la plèvre.

En bas, sentez la *crête iliaque* et suivez-la pour reconnaître l'épine iliaque antérieure et supérieure.

b) AUTRES POINTS DE REPÈRE. — Le *relief de la masse sacro-lombaire*, appréciable si le sujet n'est pas trop gras, dont le bord, un peu au-dessous des côtes, est éloigné de la ligne médiane d'environ 8 centimètres et demi, sera un repère utile. Sentez-le, sentez, en dehors de lui, la dépression, qui marque la région des reins.

3° **Tracé de l'incision.** — Parmi les très nombreux tracés que chaque chirurgien a proposés, il nous

paraît que l'incision de Guyon répond aux principaux
desiderata.

A 4 travers de doigt de la crête épineuse, sur le bord

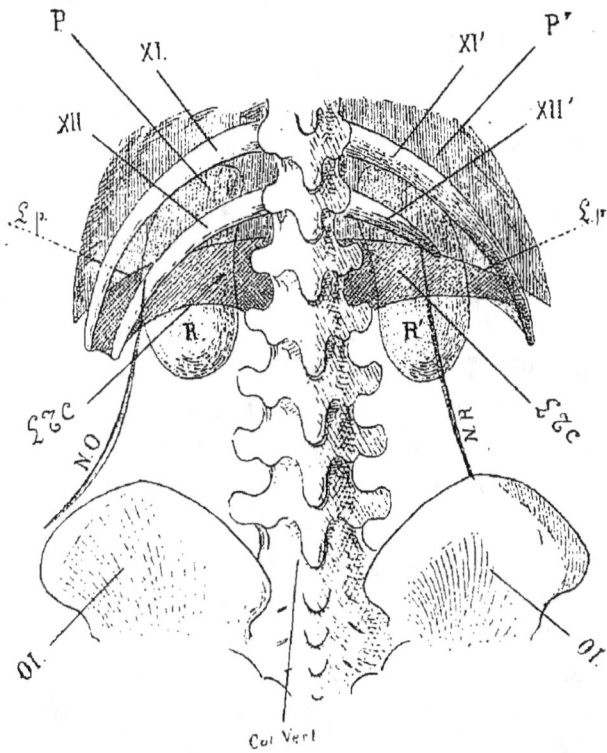

Fig. 82. — Rapports du rein avec le squelette, la plèvre, le
ligament transverso-costal. Lignes d'incisions des opérations
lombaires : LTC, ligament transverso-costal ; XI, XI', 11° côte ;
XII, 12° côte longue ; XII', 12° côte courte ; PP', plèvre ;
Lp, Lp', ligne du cul-de-sac inférieur de la plèvre ; R, R', le
rein ; OI, os iliaque ; *col. vert.*, colonne vertébrale ; NR, ligne
d'incision de néphrorraphie ; NO, ligne d'incision de néphrotomie et néphrectomie.

externe de la masse sacro-lombaire, au niveau de la
douzième côte, si elle est longue, un peu au-dessous
de la onzième, si la douzième côte est courte, com-

mencez l'incision. Descendez-la *verticalement* pendant
5 ou 6 centimètres, puis *recourbez-la* en avant pour
marcher vers le voisinage de l'épine iliaque antérieure
et supérieure jusqu'à cette épine, s'il faut beaucoup
de jour (fig. 82).

Cette *incision courbe* de Guyon est une légère modification de son *incision oblique*, qui partait en haut, à
8 centimètres de la ligne médiane, pour aboutir, en
bas, à 10 centimètres de cette même ligne. C'est également l'incision qui permet d'aborder l'extrémité
supérieure de l'uretère.

4° Incision des plans cutanéo-musculaires. —
Prenez le bistouri, incisez la *peau* et le *tissu cellulaire*
sur le trajet indiqué, que vous faites jalonner par un
aide ou par un tracé à la teinture. Arrivé sur les
plans musculaires, incisez une aponévrose peu
épaisse, puis les fibres rouges obliques en haut et en
dehors du *muscle grand dorsal*, celles obliques en bas
et en dehors du grand *oblique*. En haut, vous avez
découvert la douzième côte, si elle est longue; en
bas, il n'y a rien. Incisez les plans musculaires profonds, sans remonter jusqu'à la douzième côte, surtout si elle est courte, pour éviter la blessure de la
plèvre; incisez avec précaution l'aponévrose postérieure du *transverse*, les fibres charnues du petit
oblique, et celles du muscle *transverse*. Passez votre
bistouri avec légèreté, chargez au besoin les muscles
sur la sonde cannelée.

Évitez *deux écueils* pendant ce temps.

1) *Ne vous portez pas trop en arrière*, car cela vous
conduirait sur l'aponévrose qui engaine la masse
sacro-lombaire, vous l'ouvririez et vous apercevriez
les fibres presque verticales des muscles de la masse

sacro-lombaire. L'inconvénient en est minime souvent, mais vous vous exposez pourtant, en cas de
suppuration, à des fusées du côté de cette longue
gaine sacro-lombaire. Restez donc bien sur le tracé
de votre incision cutanée, *sans incliner le tranchant
du bistouri vers vous.*

2) *Ne vous portez pas trop en dehors,* car le *péritoine*
et le *côlon* s'offriraient à votre couteau.

CARRÉ LOMBAIRE. — Faites écarter la lèvre externe
de l'incision; déjà vous apercevrez la graisse sous-
péritonéale; en dedans, vers le fond, vous voyez des
fibres charnues rouges, obliques en haut et en dedans,
plus étalées en bas qu'en haut : c'est le carré lombaire. Bien que son incision n'ait qu'une importance
moyenne, évitez-la : passez en dehors du muscle, s'il
n'est pas trop large; s'il est trop large, passez à travers ses fibres.

CUL-DE-SAC PLEURAL. — Si vous n'avez pas assez de
jour, et qu'il faille agrandir par le haut, rappelez-
vous qu'il faut éviter le cul-de-sac inférieur de la
plèvre. Or le champ opératoire est bridé en haut
par le *ligament transverso-costal de Henle*, épaississe-
ment de l'aponévrose du transverse. Une fois en vue
du carré lombaire, insinuez de bas en haut l'index
gauche, grattez avec l'ongle la face profonde du ligament; refoulez le cul-de-sac de la plèvre et la
graisse qui le double : vous pouvez alors inciser,
sur le doigt, le tissu fibreux.

5° **Atmosphère cellulo-adipeuse du rein.** — Placez
deux écarteurs, pour exposer le champ opératoire;
déchirez, avec la sonde cannelée, le *fascia propria*;
reconnaissez le *grand nerf abdomino-génital*, qui,
oblique en dehors et en bas, traverse, accompagné

de deux veines, le champ ; au-dessous, vous avez l'atmosphère cellulo-adipeuse du rein, qui se présente dans des conditions tout à fait différentes, suivant que le rein est sain ou malade.

a) REIN SAIN. — Vous voyez une masse adipeuse, *jaune-beurre*, divisée en gros lobules peu adhérents, sillonnés de quelques vaisseaux. Cette masse *fait hernie dans la plaie*. Insinuez les deux index dans la plaie, travaillez de la pointe des doigts, dissociez la masse adipeuse en y creusant, de haut en bas et de bas en haut, un tunnel : à mesure que vous approchez du rein, les lobules deviennent plus fins et comme rosés.

Bientôt vous sentez la *résistance ferme* d'un corps plus ou moins arrondi : c'est le rein ; si la sensation n'est pas nette, faites le palper bimanuel, avec une main dans la plaie, et une autre sur l'abdomen, à la place de la main de votre aide. Cherchez toujours *en haut et en dedans*, sans vous laisser illusionner par le côlon, qui fait quelquefois saillie dans la plaie.

Vous avez senti le rein ; votre aide reprend sa pression sur le flanc ; vous-même reprenez la dissociation de la capsule ; écartez les index ; placez sur les deux lèvres de l'incision et de la capsule deux larges écarteurs ; vous éclairez ainsi le fond, vous voyez le rein, ou tout au moins une portion de l'organe, qui s'offre à vous comme une *surface brun violet rougeâtre*.

Quelquefois, pour trouver le rein, il vous faudra mettre toute la main dans la plaie, aller un peu vers l'abdomen, tourner la pulpe vers la paroi, et comprimer le rein entre la pulpe et les côtes.

La zone dangereuse est toujours en dehors et en bas.

b) Rein malade. — Ce n'est plus de la graisse jaune, plus ou moins fluide, que vous rencontrerez. Vous verrez une *masse décolorée, tassée, condensée.* Prenez deux pinces à disséquer, saisissez la partie superficielle des tissus que vous voyez, dilacérez-les ; reconnaissez, avec le doigt, les plans vers lesquels vous marchez, et continuez à dilacérer. Les tissus, *quelquefois très durs*, peuvent vous obliger à les diviser au bistouri. Sur chaque lèvre de la déchirure de la capsule adipeuse, *placez une pince* à kyste ou une pince en T; confiez ces pinces à un aide, qui s'en servira pour écarter les lèvres, exposer le champ et soutenir le tissu périrénal, en évitant de laisser fuir le rein.

Tâtez dans le fond la résistance ferme du rein ; regardez-le.

Quelquefois vous tombez sur un *abcès périnéphrétique*; vous êtes dans une *cavité* plus ou moins cloisonnée, remplie de pus, entourée d'une *coque lardacée*, tellement épaisse qu'elle en impose quelquefois pour le rein ; vous croirez avoir fait une néphrotomie, alors que vous n'avez pas encore ouvert le rein.

6° **Examen du rein.** — *Dégagez* le *bord convexe* du rein, puis sa *face postérieure*, en promenant les doigts au contact de l'organe, pour le séparer de l'atmosphère graisseuse. Contournez bien la *corne inférieure* du rein ; attirez-la autant que possible dans la plaie ; maintenez, d'une main, si vous le pouvez, cette corne inférieure ; dégagez toute la face postérieure du rein ; insinuez les doigts jusqu'au hile, dont la face postérieure, généralement dépourvue de vaisseaux, vous laissera *explorer le bassinet*.

Dégagez la face antérieure du rein ; marchez jusqu'au hile, par cette face également. Bientôt vous avez dégagé complètement le rein ; attirez-le, si vous le pouvez, du côté de la plaie, en l'abaissant ; faites une traction très légère, pour ne pas léser les organes du pédicule.

Prenez le rein entre le pouce et les autres doigts, ou entre le pouce et l'index seuls ; pressez successivement sur toute la surface, sur le corps, puis sur les cornes inférieure et supérieure. Sentez si toute la surface est unie, s'il n'y a pas de saillie, s'il n'y a pas de points de consistance plus dure.

Arrivés en dedans, au hile du rein, *vos doigts descendent sur le pédicule*, sur le *bassinet* et sur l'*urètre*.

PALPATION INTRASINUSIENNE. — A ce niveau, faites la manœuvre que Legueu a appelée *palpation intrasinusienne*. Tenez le rein de la main gauche, en tirant à peine sur le hile, pour ne pas tendre les vaisseaux ; insinuez l'index droit, en suivant la face postérieure du hile, puis en suivant les vaisseaux, en évitant des efforts brusques.

L'index droit dans le hile, *l'index gauche à l'extérieur*, compriment, entre eux, les calculs qui peuvent s'y rencontrer ; s'il y a un calcul, vous le sentirez.

Pour l'exploration de la partie supérieure de l'urètère, voy. p. 261.

Article II. — EXPLORATION INTRARÉNALE.

§ 1er. — Acupuncture.

Si vous avez rencontré une induration suspecte, si vous recherchez un calcul du rein, faites, méthodiquement (Le Dentu), l'exploration du rein, avec une *fine aiguille*.

Sur le bord convexe du rein, enfoncez l'aiguille à 4 centimètres environ de profondeur, *dans la direction du hile*.

Répétez l'exploration en plusieurs points du bord convexe, en allant toujours vers le hile : espacez les piqûres de 1 à 1 cent. 1/2; mais ne multipliez pas outre mesure ces tentatives. Il vaut mieux recourir à l'incision du rein, pour explorer directement son intérieur.

Ces piqûres de l'aiguille saignent beaucoup, mais un peu de compression arrête facilement l'hémorragie

§ 2. — Incision du bassinet : pyélotomie.

Si vous avez senti un calcul au niveau du bassinet, vous pourrez faire sur lui, par la *face postérieure*, une incision.

Mais ce n'est que dans ce cas exceptionnel que vous ferez la *pyélotomie*.

En règle générale, incisez le rein.

§ 3. — Incision du rein. — Néphrotomie exploratrice.

Attirez, dans la plaie, en l'abaissant et en le tordant légèrement, le rein, que vous avez décortiqué de sa capsule graisseuse : vous l'avez exploré jusqu'au hile, vous n'avez rien trouvé.

1° **Compression du pédicule.** — Priez l'aide, qui est en face de vous, de glisser le pouce et l'index gauches sous la corne inférieure du rein et de les conduire jusqu'au niveau du pédicule vasculaire de la glande; d'essayer aussi de passer le pouce et l'index droits au-dessous de la corne supérieure pour aller au pédicule. En déprimant la paroi abdominale du côté de la lèvre externe de la plaie, votre aide arrive assez bien à *insinuer ses doigts jusqu'au pédicule*. Au niveau du hile, après avoir reconnu les battements des artères rénales, l'aide fait la *compression du pédicule*; le rein, sans être exsangue, saignera moins quand vous l'inciserez.

2° **Incision du bord convexe.** — De votre main gauche, tendez le rein, en saisissant entre le pouce et l'index ses deux faces; avec le bistouri, tenu de la main droite, faites sur le *bord convexe du rein*, dans sa partie moyenne, une incision profonde de 3 centimètres environ, assez longue pour laisser passer librement votre index.

L'hémorragie sera minime, si l'aide comprime bien le pédicule; si la compression de ce pédicule n'a pu être faite (quand le rein ne peut être amené suffisamment dans la plaie), *l'hémorragie est très abondante, mais c'est une pluie d'orage* (Tuffier) qui dure peu; allez vite, terminez votre exploration et faites la suture du rein.

3° **Incision des cornes du rein.** — Si cette exploration est négative, faites, comme l'indique Legueu, avec les mêmes soins, sur le *bord convexe des cornes du rein*, supérieure et inférieure, deux incisions permettant l'introduction de l'index, qui ira explorer les calices à ces extrémités.

4° **Cathétérisme rétrograde de l'uretère.** — Tentez, si vous le voulez, le *cathétérisme rétrograde de l'uretère*.

§ 4. — Sutures du rein.

Avant de faire cesser la compression que l'aide exerce sur le pédicule, placez sur le rein un premier rang de sutures au catgut, à 2 centimètres du bord de la tranche ; ces sutures profondes feront l'hémostase ; faites cesser la compression, placez un rang de sutures superficielles, pour faire la coaptation.

Regardez, avant de réduire le rein, si l'hémorragie a cessé : maintenez au besoin pendant quelques minutes un peu de compression, avec des éponges ; désinfectez la plaie ; réduisez le rein.

Sutures superficielles. — Réunissez, par deux ou trois points de suture, au catgut, les lèvres de la *déchirure de la capsule* adipeuse ; suturez les *muscles sur deux ou trois plans* ; terminez par la *suture de la peau* avec du crin de Florence.

Laissez un *petit drain*, pendant deux à quatre jours.

Faites un bon pansement compressif.

Quelquefois l'urine filtre par la plaie durant quelques jours.

CHAPITRE III

NÉPHRORRAPHIE.

La néphrorraphie ou *néphropexie*, pratiquée contre le rein mobile et ses complications, se fait exceptionnellement par la *voie abdominale* (Rosenberger).

C'est à peu près exclusivement par la *voie lombaire* qu'elle est pratiquée; c'est donc la néphrorraphie lombaire que nous décrirons, telle que la pratique le professeur Guyon.

§ 1er. — Instruments et préparatifs.

Les instruments n'ont rien de spécial : ce sont ceux de toute grande opération chirurgicale ordinaire.

La préparation du malade est la même que pour une opération quelconque.

§ 2. — Position du malade, du chirurgien et des aides.

Le malade, endormi, est couché sur le côté sain, comme nous l'avons indiqué pour l'incision exploratrice lombaire (p. 282). Sous le flanc, entre la crête iliaque et les fausses côtes du côté sain, placez un coussin cylindrique, assez ferme.

Mettez-vous du côté du dos du sujet.

Un aide, en face de vous, se prépare à vous refouler le rein, à l'aide du poing fermé; pendant ce refoulement, il devra, de l'autre main, maintenir, s'il le peut, la crête iliaque, pour éviter de renverser le malade.

D'autres aides sont prêts à éponger.

§ 3. — Opération.

1° **Tracé de l'incision** (fig. 82). — Reconnaissez la onzième et la douzième côte, dont, vous le savez, la longueur est variable ; palpez, à 8 centimètres et demi environ de la ligne épineuse (un peu plus de quatre travers de doigt), le bord externe de la masse sacro-lombaire ; palpez la crête iliaque.

Commencez, au niveau du bord supérieur de la douzième côte et du bord externe de la masse sacro-lombaire, une incision, que vous descendrez *verticalement jusqu'à la crête iliaque*; là, s'il le faut, vous la recourberez légèrement, en avant, sur 2 ou 3 centimètres au plus.

2° **Incision des parties molles.** — Coupez la peau, le tissu cellulaire sous-cutané, les fibres obliques en haut et en dehors du grand dorsal.

Vous tombez sur l'aponévrose sacro-lombaire, que vous incisez.

Si vous êtes un peu trop en dedans, vous apercevez les fibres presque verticales de la masse sacro-lombaire, portez-vous en dehors. Après avoir incisé les divers plans musculo-aponévrotiques (petit oblique, transverse), vous arrivez sur les fibres, obliques en haut et en dedans, du *muscle carré lombaire*.

Si vous étiez bien en place, un peu plus en dehors, sans voir les fibres verticales de la masse sacro-lombaire, vous arrivez sur les fibres obliques du carré. *Dégagez, avec le doigt, le bord externe du carré*; réclinez-le avec un écarteur ; il ne reste plus devant vous qu'un feuillet aponévrotique mince, à travers lequel vous apercevrez la graisse périrénale.

LIGAMENT TRANSVERSO-COSTAL. — Incisez avec prudence le feuillet aponévrotique ; vers la partie supérieure de l'incision, vous sentirez le plan fibreux résistant costo-vertébral, disposé en croissant, que forme le ligament transverso-costal de Henle ; redoublez de précaution à ce niveau et refoulez, avec l'index recourbé en crochet, tout ce qui est au dessous de l'aponévrose ; vous évitez ainsi la blessure de la plèvre, qui descend bas et se trouve exposée, surtout si la douzième côte est courte.

L'aponévrose ouverte, vous apercevez, traversant obliquement le champ opératoire, le *nerf grand abdomino-génital*, flanqué de deux veines ; réclinez-le sous l'écarteur qui tient déjà le carré lombaire.

GRAISSE PÉRIRÉNALE. — Sous la lèvre externe de la plaie, glissez un second écarteur, *saisissez, avec une pince hémostatique, la graisse périrénale*, au niveau de l'écarteur externe; prenez, au niveau de l'écarteur interne, la graisse dans une autre pince hémostatique, faites refouler le rein par l'aide chargé de ce soin. Celui-ci le refoule, avec le poing fermé, appliqué sur l'abdomen, sous les fausses côtes ; il maintient bien sa pression, qui est assez fatigante pour lui au bout d'un certain temps.

3° **Dissociation de la capsule adipeuse et décortication du rein.** — Entre les deux pinces qui tiennent la graisse, dissociez celle-ci avec les deux index; vous sentez le rein ; vers le haut et vers le bas, continuez cette dissociation, cette décortication ; à mesure, placez sur les deux tranches graisseuses de nouvelles pinces hémostatiques, qui tendent la graisse et soutiennent le rein. Placez, dès que la décortication est assez avancée, *un fil suspenseur sur le rein* (fil *double* de catgut n° 2, comme nous l'indiquerons (p. 296). Complétez la décortication, jusqu'à ce que le rein soit tout à fait à découvert. Dégagez complètement de toute la capsule graisseuse les faces antérieure et postérieure de l'organe.

4° **Placement des échelons suspenseurs à travers**

le rein. — A un bon centimètre de profondeur (compté du bord convexe), vers le tiers supérieur de l'organe, placez un *premier fil suspenseur, conduit* par une aiguille de Hagedorn. Ce fil sera de *fort catgut* (n° 2).

Passez-le en anse *double*, de façon à obtenir *deux chefs de chaque côté du rein*. Nouez ensemble les deux chefs internes ou postérieurs, en rapprochant le nœud au contact du rein, faites un double nœud. Nouez ou faites nouer, par un aide, simultanément, les deux chefs externes ou antérieurs, dont le nœud ira au contact du rein. Pour nouer et bien arrêter les fils au contact du rein, vous pouvez pincer légèrement, à leur sortie du parenchyme rénal, les deux chefs de l'échelon, déprimer légèrement la surface du rein, et nouer sur la pince ; enlevez-la ensuite, votre double nœud est alors près du rein. Il vous restera, en dehors et en dedans, deux chefs, que vous traiterez tout à l'heure comme nous le dirons. Le rein est traversé ainsi *par le premier échelon d'une échelle, qui vous laisse deux groupes de cordons flottants*.

Au niveau du tiers moyen, placez, de la même manière, un deuxième échelon ;

Au niveau du tiers inférieur, placez-en un troisième. Ce nombre est généralement suffisant.

5° **Résection de la capsule graisseuse.** — Réséquez toute la partie de la *capsule graisseuse*, qui dépasse les points accessibles du rein ; n'en réséquez pas trop en dehors, pour ne pas intéresser le péritoine : si le péritoine était blessé, faites la suture immédiate de la perforation. Touchez, à l'eau phéniquée forte, ou au nitrate d'argent à 1/25, la surface de la capsule propre du rein ; mettez-vous en devoir de fixer à la paroi abdominale postérieure les doubles fils qui prolongent vos échelons.

6° **Fixation du premier fil suspenseur à la douzième côte.** — Les *fils supérieurs* sont attachés à la *douzième côte*. Vous pouvez faire passer une anse autour de la côte, qu'elle embrasse, avant de se trouver nouée au chef correspondant ; vous pouvez aussi vous contenter de traverser le *périoste de la côte* avant de nouer. Vos deux groupes supérieurs, antérieur et postérieur (externe et interne), sont donc attachés à la côte ou à son périoste.

Avant de nouer, faites soulever, par un aide, le rein, comme si vous vouliez le cacher sous les fausses côtes ; ou bien soulevez-le vous-même, en le poussant vers le haut, sous les côtes, tandis que les aides feront les ligatures.

7° **Fixation des autres fils suspenseurs aux plans musculaires.** — Pour les deuxième et troisième groupes de fil, faites passer, au moyen d'une aiguille de Reverdin, l'un des chefs antérieurs à travers les masses musculo-aponévrotiques de la lèvre antérieure de l'incision ; nouez ce chef avec l'autre chef antérieur, resté libre, ou passé, comme le premier, à travers les muscles, mais à distance.

Votre ligature ne serrera pas jusqu'à couper le rein, car le nœud de l'échelon que vous aviez fait arrête la stricture (fig. 83).

Conduisez de même, à travers les plans musculo-aponévrotiques de la lèvre postérieure, l'un des chefs postérieurs, que vous nouez ensuite avec le chef postérieur du même échelon resté libre ou

17.

passé en un autre point, plus éloigné, dans les masses musculaires.

Pendant la mise en place des fils 2 et 3, vous avez soulevé le rein, comme pour le fil n° 1 ; votre fixation se fait donc à la paroi aussi haut que possible.

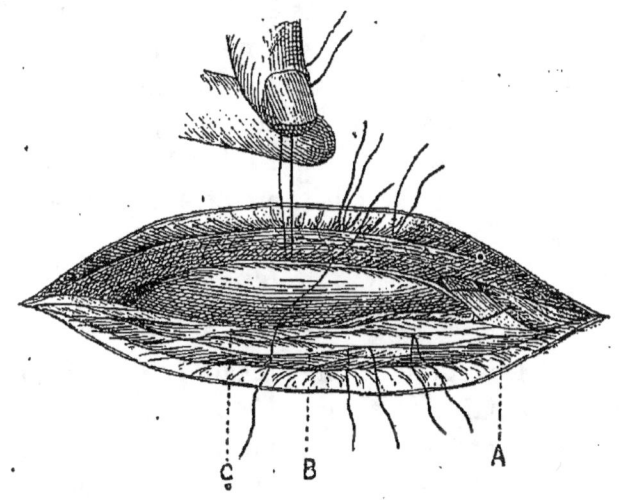

Fig. 83. — Néphropexie. — A, peau et tissu cellulaire sous-cutané; B, couche musculaire; C, capsule graisseuse du rein (Guyon).

Pressez un peu sur le rein, pour vous assurer que la fixation est solide, et si un quatrième échelon parait utile, mettez-le.

8° **Fin de l'opération**. — Coupez ce qui dépasse de vos fils de catgut; faites, au catgut encore, un capitonnage, avec ce qui reste en bas de la graisse périrénale. Suturez, au catgut, les muscles et les aponévroses; drainez en bas, s'il persiste du décollement; suturez la peau au crin de Florence.

§ 4. — Suites et complications.

Le pansement fait, le malade *reste sur le dos au moins pendant trois semaines* : ses fils sont enlevés du huitième au dixième jour.

Quelquefois, après l'opération, survient du collapsus, de l'oligurie, des hématuries (peu abondantes), que vous traiterez par les moyens ordinaires.

La blessure de la plèvre est très rare, elle a quelquefois occasionné de la pleurésie ; la blessure du péritoine est plus fréquente, quoique rare ; comme celle de la plèvre, elle doit être immédiatement suturée.

§ 5. — Variétés.

Parmi les différentes modifications de la néphrorraphie lombaire, je signalerai seulement la manière de faire de Tuffier, qui enlève une partie quadrilatère de la capsule propre du rein, pour mettre à nu son parenchyme et provoquer des adhérences plus solides à la paroi abdominale.

A Necker, on se contente du procédé que j'ai décrit.

CHAPITRE IV

NÉPHROTOMIE.

La néphrotomie est l'ouverture du rein ; l'opération est faite pour explorer le rein (incision exploratrice), pour évacuer une collection rénale (pyoné-

phrose ou hydronéphrose), pour extraire des calculs
(néphrolithotomie).

Elle se pratique par la voie abdominale ou par la
voie lombaire.

Article Iᵉʳ. — NÉPHROTOMIE ABDOMINALE.

La néphrotomie abdominale est peu employée ;
généralement il s'agit du traitement d'une hydronéphrose.

Faites la *laparotomie* ; arrivez sur le rein par le
procédé que nous indiquerons à propos de la
néphrectomie transpéritonéale (voy. p. 321) ; sur le
rein, isolé du péritoine pariétal postérieur, faites
une ponction, avec le trocart ; *saisissez les lèvres* de
la poche hydronéphrotique avec des pinces à kystes ;
agrandissez l'incision ; passez des fils, pour suturer
les lèvres de l'incision du kyste (hydronéphrose ou
rein kystique) aux lèvres de l'incision abdominale,
que vous rétrécirez. Maintenez un drainage pendant
longtemps.

Vous pourrez encore faire la néphrotomie par la
méthode parapéritonéale, qui ressemble à la néphrectomie dans ses temps principaux ; le rein sera
drainé comme ci-dessus.

Mais ces méthodes sont absolument exceptionnelles ; *la voie d'élection est la voie lombaire.*

Article II. — NÉPHROTOMIE LOMBAIRE.

Il s'agit d'évacuer une collection pyonéphrotique
ou hydronéphrotique, avec ou sans calcul : le terme
néphrolithotomie convient à la néphrotomie faite sur
un rein calculeux, peu altéré et peu dilaté.

§ 1er. — Instruments et préparatifs.

Rien de spécial pour les instruments.

Les soins préalables sont ceux de toute opération importante.

§ 2. — Position du malade, du chirurgien et des aides.

Le sujet sera couché sur le côté sain, le flanc reposant sur un coussin cylindrique dur ; il sera légèrement incliné en avant et le tronc légèrement fléchi (voy. fig. 81).

Mettez-vous du *côté du dos* ; un aide, en face de vous, refoulera le rein, pas trop fort pour ne pas le rompre ; d'autres aides sur les côtés épongeront.

D'ailleurs, tout ceci a été exposé à propos de l'incision exploratrice du rein (voy. p. 282).

§ 3. — Opération.

1° **Tracé de l'incision.** — Faites l'incision *courbe* de Guyon, commençant au-dessous du bord inférieur de la douzième côte (côte longue), à quatre travers de doigt de la ligne médiane, descendant verticalement pendant 5 à 6 centimètres, puis se recourbant en avant pour se rapprocher de l'épine iliaque antéro-supérieure (c'est comme l'incision exploratrice du rein) (voy. fig. 82).

2° **Plans superficiels.** — Vous coupez les plans musculo-aponévrotiques, comme dans la néphrorraphie et l'incision exploratrice du rein, et vous arrivez sur la graisse rétrorénale.

3° **Aspect de la capsule adipeuse du rein.** — S'il s'agit de néphrotomie pour *pyonéphrose*, il ne faut pas vous attendre à trouver la graisse jaune beurre, semi-liquide, de l'incision du rein sain. Vous tombez sur du *tissu décoloré, tassé, condensé*, empêchant de sentir le rein. C'est un tissu *fibreux*, un peu *lardacé*, *épais* d'un demi-centimètre environ.

Déchirez ce tissu avec deux pinces, au besoin *incisez-le*, avec le bistouri.

Il pourra même se trouver que la région est le siège d'une *infiltration purulente*, ou d'*abcès* entourés d'une coque épaisse et résistante, quelquefois *cloisonnée*, si bien qu'après l'incision de la coque et l'évacuation du pus, vous *croyez avoir fait d'emblée une néphrotomie*, tandis que vous n'avez pas encore touché le rein, et que *vous n'avez ouvert que des collections périnéphrétiques* (Morris).

Quelquefois il y a une épaisseur considérable de tissus (*fibro-lipome périrénal*), surtout dans les cas de vieille lithiase du rein.

D'autres fois, dans certaines hydronéphroses, l'aspect de la capsule adipeuse du rein est resté à peu près normal.

4° **Incision de la capsule adipeuse du rein.** — **Suture aux plans musculaires.** — Incisez cette capsule plus ou moins modifiée; dégagez le bord convexe, les extrémités et une partie des faces antérieure et postérieure du rein, pour reconnaître l'organe.

Avant d'aller plus loin, pour *éviter que la collection* du rein, que vous allez ouvrir, *n'aille infecter l'atmosphère cellulo-adipeuse*, et produire des diffusions éloignées, longues à guérir, prenez la précaution

indiquée par Guyon : suturez les lèvres de l'incision
capsulaire aux lèvres de l'incision des plans musculo-aponévrotiques de la plaie ; *vous extériorisez
ainsi le champ opératoire* ; le pus n'infectera plus la
zone périnéphrétique.

5° **Aspect du rein ou de la poche rénale.** — Le
rein apparaît au fond de la plaie.

Tantôt il a conservé, quoique plus pâle, un *aspect
à peu près normal* : il vous parait pourtant distendu ;
palpez-le, une zone plus souple est sous vos doigts ;
la paroi y est mince, la *fluctuation nette, c'est là que
vous ponctionnerez.*

D'autres fois, au lieu du rein, vous trouvez une
tumeur molle, fluctuante, un peu bosselée, d'aspect
rosé, et avec des tractus qui ressemblent aux ban-
delettes du côlon. *Percutez cette tumeur, elle est mate* :
ce n'est pas l'intestin. Tout à fait en dedans, faites
une toute petite incision ; vous verrez bientôt sortir
du *pus verdâtre*, d'odeur infecte, rappelant celle de
l'urine altérée. C'est le rein très déformé.

Quelquefois, c'est une série de bosselures plus ou
moins transparentes (kystes).

Dans les cas de collections suppurées périnéphrétiques, il est quelquefois bien difficile de savoir où
est le rein.

6° **Incision du rein.** — **Placement des fils suspenseurs.** — Vous avez plus ou moins reconnu le rein.
Sur le point fluctuant, mat, qui vous semble le *plus
près du bord convexe*, ou tout au moins de la face
postérieure, en vous guidant sur l'ongle, *ponctionnez*.
Si vous doutez, ponctionnez avec un *petit trocart*
ou la *sonde cannelée*, pour agrandir, après, l'ouverture. Si vous êtes sûr, ponctionnez avec le bistouri.

Du pus et de l'urine s'écoulent; garez-vous, car *le jet est quelquefois très violent*. Agrandissez un peu l'ouverture, assez pour introduire l'index gauche.

Placez de suite, sur les lèvres antérieure et postérieure de l'incision, *deux fils suspenseurs* (catgut), comme vous le savez faire dans la taille hypogastrique. Passez-les à une assez grande distance des lèvres de l'incision, en plein tissu solide de la poche, pour que vos fils ne coupent pas. Confiez les fils suspenseurs à un aide, qui soutient ainsi le rein et écarte les lèvres de la plaie néphrétique.

7° **Unification des foyers du rein.** — Avec les ciseaux, conduits sur le doigt, agrandissez l'incision du rein, en suivant le bord convexe. Posez de nouveaux fils suspenseurs de chaque côté.

Évacuez la majeure partie du pus; allez avec le doigt explorer la cavité de la poche rénale. Vous sentez une *série de cloisons*, les unes, peu résistantes, que votre doigt effondre, en ouvrant de nouvelles poches, d'où sort du pus; les autres plus résistantes. Quelques-unes de ces dernières ont des *battements artériels*; toutes peuvent avoir des artérioles. *Il peut être dangereux de couper ces cloisons avec les ciseaux*; il vaudra mieux les serrer dans un fil élastique, dont l'action lente fera la section sans danger. *S'il le faut, incisez-les avec le thermocautère*, au rouge sombre.

Exploration des cornes du rein. — *Explorez bien les extrémités ou cornes du rein* : souvent, recourbées en fer à cheval, elles ont échappé aux recherches, et vous serez exposé à laisser des abcès non ouverts et des calculs, après une large néphrotomie.

Palper bimanuel. — Faites une sorte de palper bimanuel; un doigt dans le rein, l'autre main sur le flanc du malade, explorez les tissus entre les deux mains ; voyez si vous n'avez pas laissé de *portions plus épaisses, mal vidées.*

Ce n'est que quand vous aurez fait cette exploration, *suivie d'un bon éclairage de la cavité* du rein, que vous ferez le drainage.

8° **Extraction des calculs dans le cas d'uro-pyo-néphrose calculeuse.** — Au milieu des cloisons, la recherche des calculs est souvent difficile, surtout lorsque le rein est en fer à cheval (Guyon).

Les calculs, enchâssés au-dessus d'un calice, ne peuvent être enlevés sans débridement, ou bien ils sont entre des colonnes ; sectionnez celles-ci. Prenez les *pinces courbes* ou les *petites curettes spéciales de Le Dentu* ; tâchez de faire l'extraction du calcul entier ; voyez si, sur le calcul, n'apparaît pas une trace de fracture récente ; c'est l'indice qu'une portion est restée. Au besoin, fragmentez le calcul pour l'extraire.

9° **Fixation du rein.** — Pour éviter l'inoculation secondaire de la capsule cellulo-adipeuse, fixez le rein à la paroi. Traversez, avec l'aiguille de Reverdin, les feuillets profonds de l'incision lombaire (la peau au besoin) et la capsule du rein. Prenez un des chefs des fils suspenseurs, menez-le à travers ces plans : nouez-le avec le chef correspondant. Placez ensuite, de la même manière, les autres fils suspenseurs. Nouez-les, sans serrer trop fort, pour ne pas couper le rein.

Ce temps peut être évité, s'il y a déjà une forte périnéphrite adhésive.

10° **Nettoyage de la cavité et drainage.** — Avec des éponges montées, des tampons de gaze antisep-

tique, montés sur des pinces, *nettoyez toutes les anfractuosités* du foyer, tapissé de *pus filant, gélatineux,
agglutiné.*

Irriguez avec un mélange d'eau boriquée et de
sublimé.

Placez *deux gros drains*, dans le fond de la plaie du
rein; placez-en davantage même, si vous croyez qu'il
y a des anfractuosités éloignées ; bourrez de gaze le
reste de la cavité rénale, que vous ne réunirez pas.

Fixez vos drains à la peau, par un point de suture
au crin de Florence.

Drainez la loge périrénale, si elle était suppurée.

§ 4. — Cathétérisme rétrograde de l'uretère.

Avant de placer vos drains, vous pouvez, si l'opération n'a pas trop duré, essayer, avec une sonde
ad hoc ou une petite bougie, de faire le cathétérisme
rétrograde de l'uretère, mais nous avons vu (p. 259)
qu'il né fallait pas trop y insister.

§ 5. — Pansement et soins consécutifs.

L'opération terminée, faites le pansement, avec
un peu de gaze chiffonnée, autour des drains; par-
dessus, de l'ouate hydrophile en couche très épaisse;
au-dessus, de l'ouate ordinaire et un bandage de
corps.

Le lendemain, changez le pansement; car il est vite,
abondamment mouillé de pus et surtout d'urine.

Raccourcissez ultérieurement vos drains; traitez,
plus tard, la fistule, qui suit ordinairement la néphrotomie.

Article III. — DÉBRIDEMENT DE LA CAPSULE PROPRE DU REIN.

Appliquée au traitement de certaines névralgies rénales, cette opération consiste à aborder le rein, comme pour l'incision exploratrice, à *inciser la capsule propre du rein* (sur le bord convexe ou la face postérieure), au bistouri, *en intéressant un peu le parenchyme* de l'organe.

La plaie du rein n'est pas réunie.

La suture des téguments peut être faite.

Article IV. — NÉPHROLITHOTOMIE.

La néphrolithotomie est l'*extraction des calculs d'un rein sain* et de *dimensions normales*.

Elle se fait par la *voie lombaire*.

Toute la technique est celle de l'incision exploratrice (voy. p. 282 et suivantes).

Une fois que vous avez amené le rein dans le champ opératoire, deux conditions peuvent se rencontrer.

§ 1er. — Pyélolithotomie.

En explorant le rein, son sinus et son hile, vous trouvez un calcul dans le bassinet.

Il vaut mieux faire l'incision du rein lui-même; mais quelquefois le calcul est si bien sous votre main que vous faites l'*incision du bassinet*. Incisez sur la *face postérieure*, en vous guidant sur le relief et la consistance du calcul. Ouvrez le bassinet, comme vous le savez pour l'uretère; enlevez le cal-

cul, avec de petites pinces ou de petites curettes : la
chose est souvent très difficile ; terminez par la
suture de l'incision du bassinet.

Attendez-vous pourtant à une fistule rebelle.

§ 2. — Néphrolithotomie proprement dite.

Vous explorez le rein (voy. p. 289) : vous sentez
le calcul, en un point précis, où il fait quelquefois
relief. En ce point, incisez le rein et enlevez le calcul
avec les pinces ou les curettes.

1° **Incision sur le bord convexe.** — Hormis ce cas,
incisez toujours sur le bord convexe : l'hémorragie est
abondante [c'est une pluie d'orage (Tuffier)], faites
un peu de compression directe en pinçant le rein, si
vous n'avez pas pu mettre les doigts d'un aide sur le
pédicule vasculaire du rein (ce qui vous permet
d'opérer presque à blanc).

2° **Extraction des calculs.** — Prenez de petites
tenettes, des pinces recourbées, les *curettes* de Le
Dentu, et cherchez à *mobiliser* et à *extraire* les calculs.

Palpez de nouveau le rein, *explorez son intérieur*;
il ne reste plus rien; maintenez un peu de compression.

Essayez le cathétérisme rétrograde de l'uretère,
sans trop y insister.

3° **Sutures.** — *Suturez le rein* en deux plans, comme
nous l'avons vu page 292, sans serrer trop.

Suturez les parties molles, sans drainage, si les
urines ne sont pas infectées.

4° **Suites.** — Pendant quelques jours, il y a un peu
d'oligurie, des urines sanglantes; vers le cinquième
jour, tout rentre dans l'ordre.

Article V. — NÉPHROTOMIE POUR ANURIE CALCULEUSE.

Dans l'anurie calculeuse, la néphrotomie peut se faire suivant les principes que nous venons d'indiquer, mais il y a intérêt à ne pas prolonger l'opération.

La recherche du calcul, son extraction et la suture du rein représentent l'*idéal* ; *mais vous ne pourrez pas toujours l'atteindre*.

Souvent il faudra vous contenter d'arriver sur le rein, d'inciser son bord convexe, et, après une tentative d'exploration, d'établir, avec deux gros tubes de caoutchouc à paroi résistante, un *bon drainage allant jusque dans le bassinet*.

Vous avez dérivé le cours de l'urine (c'est comme un anus contre nature, de nécessité), vous avez supprimé la rétention, et par suite le spasme ; le calcul ou les petits graviers tombent par l'uretère détendu, ou par la plaie, dans les jours qui suivent.

En opérant rapidement et en vous contentant d'établir en quelques minutes un bon drainage, vous avez écarté le danger immédiat de l'anurie calculeuse et sauvé votre malade.

CHAPITRE V

NÉPHRECTOMIE.

La néphrectomie, ou extirpation du rein, se fait par la voie *lombaire*, par la voie *abdominale* ou *transpéritonéale*, par la *voïe mixte* ou *parapéritonéale*.

Elle est *primitive* ou *secondaire*.

Dans la grande majorité des cas, elle est *sus-capsulaire* (le rein est enlevé avec sa capsule propre); quelquefois elle est *sous-capsulaire* (le rein est enlevé sans sa capsule propre).

Elle est *totale* le plus souvent, *partielle* quelquefois; elle se fait *en masse* ou *par morcellement* (rare).

C'est une opération grave, *qu'il ne faut entreprendre qu'après vous être assuré de l'existence et de l'intégrité fonctionnelle de l'autre rein.*

Article Iᵉʳ. — NÉPHRECTOMIE LOMBAIRE.

§ 1ᵉʳ. — Instruments et préparatifs.

Rien de spécial pour les instruments; ayez des pinces-clamps courbes, pour placer sur le pédicule, et des aiguilles à pédicule, pour placer une ligature en chaîne.

Rien de spécial, non plus, pour les préparatifs; c'est comme pour toute grande opération du rein.

§ 2. — Position du malade, du chirurgien, des aides.

Ce que nous avons dit au chapitre de l'incision exploratrice du rein (p. 282 et suivantes et fig. 81) s'applique en tous points ici.

§ 3. — Incision.

1° Tracé. — L'incision *courbe*, dont nous avons parlé à l'incision du rein, convient ici : ou bien une incision *oblique*; *remontez-la pourtant un peu plus haut*, si la tumeur est grosse.

A quatre travers de doigt de la ligne médiane, en dehors du relief saillant de la masse sacro-lombaire, en commençant au-dessus de la douzième côte (côte longue) ou sur la onzième côte (douzième courte), faites une incision, que vous descendrez presque verticale, quoiqu'un peu oblique en dehors, jusqu'à 2 à 3 centimètres de la crête iliaque ; à ce point, recourbez-la en avant, pour gagner l'épine iliaque antéro-supérieure, et la dépasser même s'il le faut. C'est l'*incision courbe* (voy. fig. 82).

Ou bien faites, en partant du même point supérieur, une longue incision de 11 à 12 centimètres, oblique en bas et en dehors, dans une direction parallèle à celle des douzième et onzième côtes.

Si le rein est gros, remontez votre incision au-dessus de la douzième côte, dans le onzième espace intercostal et jusqu'à la onzième côte, en n'incisant que la peau, le tissu cellulaire, les muscles superficiels ; arrêtez-vous sur les côtes (face externe).

Rien n'empêche d'ailleurs, suivant les cas, de varier l'incision.

2° **Incision des parties molles jusqu'au rein.** — L'incision des plans successifs à traverser, pour arriver au rein, nous est connue par ce que nous avons vu à l'incision exploratrice (voy. p. 285), mais il est nécessaire souvent de se donner beaucoup de jour par le haut, surtout pour aborder un rein gros.

Deux obstacles s'y opposent : le *ligament transverso-costal de Henle* et la *douzième côte*. Sur eux passe le cul-de-sac inférieur de la plèvre.

a) LIGAMENT DE HENLE. — Pour le ligament de Henle,

vous pourrez, à la rigueur, l'entamer, après avoir
pris la précaution suivante, déjà indiquée page 286.
Insinuez l'index gauche dans le haut de la plaie, dès
que le carré lombaire est en vue ; sentez l'arête en
croissant inférieur, que le ligament de Henle fait en
haut, dans l'angle costo-vertébral ; en grattant avec
l'ongle le ligament et la douzième côte, refoulez les
plans, qui sont en dedans et sur eux; avec de la
graisse, vous remontez le cul-de-sac pleural. Prenez
des ciseaux, insinuez légèrement une branche sous
l'arête du ligament, échancrez-le un peu, puis forcez
avec le doigt, pour augmenter l'écartement des fibres
du ligament.

b) ONZIÈME ET DOUZIÈME CÔTES. — Pour les côtes, on
a conseillé de lever l'obstacle qu'elles représentent,
en faisant la *résection sous-périostée* de la douzième
côte, en y ajoutant au besoin la *résection sous-périostée* de la onzième. *Cette pratique, même limitée
au tiers externe des côtes, est trop dangereuse.* Elle
expose à peu près certainement à la blessure du cul-
de-sac pleural; *il vaut mieux s'en abstenir* et faire
seulement remonter assez haut, à la face externe des
côtes, l'incision cutanée (surtout si elle est oblique) :
un grand écarteur placé sur la lèvre externe de l'incision permet d'en soulever la côte, et d'agrandir le
champ.

§ 4. — Dégagement du rein.

Vous avez déchiré ou écarté la capsule adipeuse,
vous êtes sur le rein.

Introduisez légèrement les doigts entre la couche
graisseuse et la capsule propre du rein ; *isolez, petit*

à petit, *le rein recouvert de sa capsule fibreuse*; des *adhérences* minimes vous gênent peu. Parfois (*pyonéphroses calculeuses*), ces adhérences sont telles que la décortication sus-capsulaire devient impossible, et qu'il faut faire une néphrectomie sous-capsulaire.

En général, le dégagement se fait assez bien sur le bord convexe, les deux faces et les deux cornes du rein ; *il devient plus difficile vers le hile.* Le danger consiste en des *adhérences au péritoine, à l'intestin,* et, surtout en dedans, *aux gros vaisseaux,* l'aorte ou la veine cave.

Redoublez donc de précautions, quand vous êtes du côté du bord interne du rein : là les adhérences sont principales (*la veine cave a été blessée*); là aussi les vaisseaux du pédicule du rein (artères et veines rénales) peuvent causer des ennuis sérieux, car ils sont souvent altérés.

§ 5. — Ligature du pédicule. — Ablation du rein.

Cherchez à *attirer le rein* dans la plaie, et *à bien voir le pédicule* et les vaisseaux.

1° **Uretère.** — Si vous pouvez amener le pédicule sous vos yeux et vos doigts, *cherchez à dégager l'uretère,* surtout s'il s'agit d'une affection septique. Séparez l'uretère, prenez-le sur une pince, sectionnez-le ; *cautérisez, au thermocautère,* sa surface de section, en pénétrant dans sa lumière ; *liez-le à part.* Quelquefois, même après l'ablation du rein faite, vous aurez intérêt à enlever le plus possible du tronçon urétéral laissé.

2° **Vaisseaux**. — Pour les vaisseaux du pédicule, liez-les.

a) Si le pédicule est assez long et solide pour être bien présenté dans la plaie, prenez un fil de soie double monté sur une aiguille mousse ; passez l'aiguille enfilée au milieu du pédicule, entre deux branches vasculaires, faites un double fil, entre-croisez les deux fils, et nouez chacun d'eux, chef à chef, comme dans une *ligature enchaînée*.

b) Si le pédicule, court, friable, ne peut vous être présenté, passez au-dessous de lui l'aiguille chargée du fil ; faites une *ligature en masse* de tout le pédicule. Cette manière de faire donne moins de sécurité, au point de vue de l'hémostase.

Serrez avec précaution, pour ne pas couper le pédicule, ni casser vos fils.

La ligature faite, *détachez le rein* de son pédicule, avec des ciseaux ou un bistouri. Faites la section *entre la ligature et le rein*, mais *assez loin de la ligature*, de façon à garder un petit moignon, qui empêche le glissement.

c) Usage des clamps. — Il arrive parfois que le rein est trop gros pour que vous puissiez aborder le hile et faire votre ligature.

Passez de bas en haut, au-dessous du rein, un clamp pour saisir le pédicule ; au besoin, mettez-en un autre de haut en bas. Cela fait, enlevez le rein avec le bistouri ou les ciseaux ; lorsque le champ opératoire est libre, *traitez le pédicule comme plus haut* : si vous ne le pouvez pas, laissez les clamps à demeure.

Explorez bien la large cavité créée par l'ablation du rein : surveillez surtout l'hémostase, inspectez le pédicule lié. Si vous avez des doutes, n'*hésitez pas à laisser à demeure un ou deux clamps, que vous retirez deux ou trois jours après.*

§ 6. — Fin de l'opération.

Placez un *drain* en caoutchouc et une *mèche de gaze* iodoformée, surtout si la large brèche s'efface mal.

Suturez la région *étage par étage*, puis les téguments, en laissant le passage pour les mèches de gaze et le tube à drainage.

Faites un pansement compressif.

Article II. — MODIFICATIONS A LA NÉPHRECTOMIE LOMBAIRE.

§ 1er. — Néphrectomie sous-capsulaire (Ollier).

Lorsque des *adhérences très fortes* empêchent de détacher le rein des organes qui l'entourent, faites, sauf dans les cas de néoplasme, la *néphrectomie sous-capsulaire d'Ollier*.

Quand vous êtes arrivé sur le rein, incisez la capsule propre, dans toute sa hauteur, *saisissez, avec une série de pinces, les deux lèvres de cette incision capsulaire* : *décollez*, avec le bout des doigts, le tissu du rein, en insinuant les doigts *entre le parenchyme et la capsule fibreuse propre* : la décortication est ordinairement assez facile, et vous ne laisserez pas de parenchyme adhérent à la capsule.

Redoublez d'attention en arrivant au hile et au pédicule.

Si vous pouvez amener le pédicule sous vos yeux, faites la ligature en *chaîne* ou en *masse*, comme plus haut; si *vous ne pouvez pas l'aborder* d'assez près, *placez* sur lui *un ou deux clamps* courbes ; détachez le rein avec les ciseaux ou le bistouri, et *liez* ensuite devant vous le pédicule, comme vous l'avez fait dans la néphrectomie ordinaire *ou laissez les clamps à demeure.*

§ 2. — Héminéphrectomie postérieure
(Le Dentu).

Si la décortication sous-capsulaire du rein est trop pénible, faites, comme Le Dentu, l'*héminéphrectomie postérieure.*

Fendez le rein, de son bord convexe vers le hile, *abrasez ainsi toute la moitié postérieure*, qui ne repose sur aucun organe dangereux ; ensuite *évidez*, aussi complètement que possible, la *moitié antérieure* ; c'est déjà de la néphrectomie par morcellement.

Dans ces cas, au lieu de lier le pédicule, *vous serez souvent obligé de laisser à demeure*, pendant deux ou trois jours, les *pinces-clamps.*

§ 3. — Néphrectomie secondaire.

Après des opérations antérieures sur le rein, surtout la néphrotomie exploratrice ou curatrice, vous pourrez être amené à faire la *néphrectomie secondaire.* Celle-ci sera *précoce*, si elle se rapproche de la première intervention ; *tardive*, si elle en est éloignée.

Dans les deux cas, surtout dans le second, l'*existence d'une fistule* et d'*adhérences* au tissu cicatriciel rendent la néphrectomie *difficile.* C'est toujours par la voie lombaire qu'elle est pratiquée.

INCISION PARALLÈLE A LA PREMIÈRE. — Au lieu de

passer dans la ligne d'incision de la première opération, faites, comme le conseille Tuffier, une *incision
lombaire* parallèlement, mais en *dehors de la cicatrice*. Marchez vers le rein, couche par couche, *disséquez le trajet fistuleux* réno-cutané, puis faites la
néphrectomie par morcellement, suivie d'un drainage.

§ 4. — Néphrectomie par morcellement
(Tuffier).

La néphrectomie par morcellement est pratiquée
dans les néphrectomies pour *vieilles pyélonéphrites
suppurées*, et surtout comme *néphrectomie secondaire*.

Faites une incision lombaire, assez longue : marchez vers le rein, comme vous le savez.

Isolez le rein et *tentez la décortication sous-capsulaire*, dans la mesure du possible. Sans trop vous y
attarder, morcelez.

1° **Morcellement du tiers inférieur.** — Attaquez
d'abord la *corne inférieure* du rein, où, vous le savez,
les lésions sont toujours moindres. *Isolez* cette corne
inférieure, placez sur elle une *pince à abaisser* ; attirez-la dans la plaie ; à sa *partie supérieure, placez
un clamp courbe*, à mors solide, *pour l'isoler* du reste
du rein ; *au-dessous du clamp, sectionnez en plein tissu
du rein* ; *abattez la corne inférieure* ; enlevez-la.

Vous avez de la place libre maintenant.

Première pince sur le pédicule. — Prenez une
pince-clamp courbe, conduisez-la avec la main
gauche, jusqu'au pédicule du rein ; pincez ce pédicule.

2° **Morcellement du tiers moyen.** — *Abaissez* doucement le rein, pour amener *son tiers moyen* dans la

18.

plaie, *à la partie supérieure de la portion accessible,*
mettez un *clamp* solide, serrez-le au maximum. *Au-
dessous de lui, coupez* en plein parenchyme pour
isoler le tiers moyen du tiers supérieur du rein.
Fendez en deux la tranche que vous avez isolée, pour
enlever en *hémisection postérieure*, puis en *évidement
antérieur*, le tiers moyen que vous venez d'isoler : en
route, vous effondrez de nombreuses cloisons et vous
ouvrez de nombreuses poches purulentes ; n'allez pas
trop près du hile.

SECONDE PINCE SUR LE PÉDICULE. — *Dès que vous
avez assez de jour*, insinuez un *clamp courbe, bec
en bas* ; portez-le *jusqu'au hile,* pour pincer la partie supérieure du pédicule, que votre premier clamp
à demeure avait pu ne pas prendre.

Continuez l'évidement du tiers moyen du rein que
vous n'aviez pas mené trop près du hile : morcelez,
enlevez par tranches. Cela saigne à peine maintenant,
puisque le hile est pincé.

3° **Morcellement du tiers supérieur.** — Reste à
enlever le tiers supérieur : vous avez de la place
devant vous. Avec l'index gauche, *détachez le
rein de la capsule épaissie*; conduisez les *ciseaux,*
coupez *par petits morceaux* ; vous voyez assez,
pour qu'il soit inutile de faire des tractions dangereuses.

Fragmentez autant qu'il sera nécessaire ; il n'y a
pas d'hémorragie.

Quand tout est enlevé, *il est le plus souvent impossible de lier le pédicule ; laissez les pinces-clamps
à demeure pendant deux à trois jours.*

Drainez et tamponnez la plaie.

§ 5. — Néphrectomie partielle.

Appliquée aux *déchirures traumatiques*, à certaines lésions infectieuses, aux *tumeurs bénignes* (?) du rein, la néphrectomie partielle est conduite, jusqu'au rein, comme la néphrectomie lombaire ordinaire.

Sur le rein, *disséquez la tumeur* dans l'épaisseur du parenchyme ; comprimez un peu, pour faire l'hémostase ; faites la suture, comme dans la néphrotomie ; faites la suture en étages de la paroi.

S'il s'agit de lésions septiques, petits abcès, ouvrez la poche, *curettez-la*, *réséquez* les parois, tamponnez et drainez.

Article III. — ACCIDENTS DE LA NÉPHRECTOMIE LOMBAIRE.

1° **Blessure de la plèvre**. — Dès que la blessure de la plèvre est reconnue, suturez-la.

2° **Blessure du péritoine**. — Suturez aussi la plaie qui pourrait être faite au péritoine ; si la perte de substance est trop grande pour faire la suture, bourrez-la avec de la gaze iodoformée.

3° **Blessure du côlon**. — Fermez la plaie, par une suture à un étage, si elle est petite ; à deux étages, si elle est plus grande.

4° **Hémorragie**. — C'est la complication fréquente et grave.

Quand elle se produit dans les premiers temps de l'opération, le plus simple est *d'aller vite vers le pédicule* et d'y placer une pince-clamp.

a) HÉMORRAGIES DES ADHÉRENCES. — Si l'hémorragie tient aux *adhérences* ou à la déchirure d'une artériole, *tamponnez* d'abord la cavité avec des éponges ; inspectez d'où vient le jet de sang ; placez une *pince sur l'artère* qui donne, laissez-la au besoin à demeure.

b) HÉMORRAGIE DU PÉDICULE. — Si le pédicule saigne, après la ligature, placez une forte pince sur le point qui saigne et laissez-la à demeure.

c) HÉMORRAGIE DE LA VEINE CAVE. — La blessure de la *veine cave inférieure* est excessivement grave : tamponnez la plaie de suite; au besoin, vous pourrez faire comme Schede : *prendre la veine avec deux pinces* en *V*, puis, quand l'hémostase provisoire est obtenue, *faire la suture* de la plaie veineuse. En général, la blessure est mortelle.

Article IV. — NÉPHRECTOMIE PARAPÉRITONÉALE.

La néphrectomie parapéritonéale, proposée par Trélat, consiste à faire l'incision *sur le bord du muscle droit* (Trélat), *dans la ligne axillaire* (Bardenheuer); les parties molles sont coupées plan par plan, *jusqu'au péritoine exclusivement*.

Le *péritoine est décollé*, en arrière, *jusque sur le rein*. Arrivé sur le rein, on se comporte comme pour une néphrectomie lombaire.

Néphrectomie rétropéritonéale et rétro-intrapéritonéale. — Kœnig fait la néphrectomie, comme l'incision exploratrice (voy. p. 281), par l'incision lombaire rétropéritonéale (*néphrectomie rétro-péritonéale*), qu'il transforme en *incision rétro-intrapéritonéale*, pour faire la néphrectomie transpéritonéale, s'il y a lieu.

Poncet incise à *2 centimètres en dehors du grand*

droit, pour aborder la *zone décollable* du péritoine, et faire une néphrectomie *rétropéritonéale*.

Article V. — NÉPHRECTOMIE TRANSPÉRITONÉALE.

La néphrectomie *transpéritonéale* ou *abdominale* aborde le rein par sa face antérieure, à travers le péritoine.

Une fois le rein découvert, l'opération marche comme la néphrectomie lombaire.

§ 1ᵉʳ. — Incision de la paroi abdominale.

1° **Incision médiane**. — L'incision pourra être *médiane* (sus et sous-ombilicale); elle n'aura rien de spécial. C'est l'incision de laparotomie.

2° **Incision latérale**. — L'incision pourra être *latérale* (Langenbuch), sur le bord externe du muscle droit, si vous voulez éviter les vaisseaux du côlon et décortiquer plus facilement la tumeur.

Tout dépendra du *volume* de la tumeur et du *point* où elle fait *saillie*.

Votre incision aura *de 10 à 12 centimètres de longueur*.

§ 2. — Découverte du rein. Incision du péritoine prérénal (Terrier).

Une fois le péritoine ouvert, occupez-vous de *refouler en dedans, du côté opposé à la tumeur, tout le paquet intestinal et en particulier le côlon.*

1° **Incision du péritoine postérieur en dehors du côlon**. — *En dehors du côlon*, sentez la tumeur ;

incisez le péritoine pariétal postérieur qui la recouvre ; évitez les vaisseaux; liez au fur et à mesure
ceux qui saignent. *Bordez les lèvres de votre incision
péritonéale postérieure avec des pinces.* Agrandissez
cette incision autant qu'il le faut, pour bien voir et
dégager le rein ; maintenez avec de nouvelles pinces
les lèvres agrandies.

2° **Énucléation du rein.** — Glissez les doigts, puis
la main, par l'ouverture du péritoine postérieur ;
dégagez, énucléez la face antérieure, le bord externe,
les extrémités supérieure et inférieure du rein ;
dégagez la face postérieure.

Des *vaisseaux nombreux* sont déchirés; *pincez-les* au
fur et à mesure.

Travaillez avec patience et prudence.

Sachez même vous arrêter en route, surtout, dans
les cas de néoplasme, si l'opération est par trop
pénible et devient trop dangereuse.

3° **Évacuation des kystes et collections.** — Si la
tumeur est formée par des parois *kystiques, ponctionnez,* évacuez celles-ci, pour diminuer le volume
de l'ensemble et faciliter l'énucléation. Pendant ce
temps, *garnissez le champ de compresses, pour bien
isoler le péritoine,* surtout si le contenu des poches est
septique.

§ 3. — Traitement du pédicule.

1° **Traitement des vaisseaux.** — Si vous avez
pu amener le rein assez pour bien voir le pédicule,
faites comme pour la néphrectomie lombaire : isolez
l'uretère, traitez-le à part, puis liez le pédicule
vasculaire par une *ligature en chaîne* ou *en masse.*

Si vous n'avez pas pu dégager suffisamment le pédicule, mettez un ou deux *clamps courbes* sur le pédicule, serrez. Enlevez la tumeur, et essayez de lier le pédicule une fois que vous n'êtes plus gêné par la tumeur.

2° **Traitement de l'uretère.**—C'est dans la néphrectomie abdominale qu'il est important de bien traiter l'uretère.

a) Si l'uretère n'est pas septique, vous pouvez vous contenter de gratter un peu sa muqueuse, de *le lier*, ou de le suturer, puis de *l'abandonner dans le ventre*, comme un pédicule sans danger. Vous fermerez ensuite le péritoine postérieur, puis l'incision antérieure et le ventre.

b) Si l'uretère est septique, *enlevez-le* autant que vous pourrez. Le plus souvent, il faudra le *décoller*, *l'attirer dans la plaie*, pour *l'y fixer* à la paroi abdominale, après avoir traité le péritoine comme nous allons le dire, suivant la méthode de Terrier.

Quelquefois on a été obligé de faire une *contre-ouverture lombaire*, pour y engager l'uretère.

§ 4. — Sutures du péritoine pour le drainage transpéritonéal (Terrier).

Quand vous avez des doutes sur la septicité de l'uretère, à plus forte raison si vous le savez septique, au lieu de faire la contre-ouverture lombaire pour drainer, vous pourrez employer le *procédé indiqué par Terrier*.

Vérifiez l'*incision* que vous avez faite *au péritoine pariétal postérieur*, pour extirper le rein ; si elle vous paraît trop longue, *rétrécissez-la*, en haut et en bas, par quelques points de suture au catgut.

Puis, à l'*aide des pinces*, qui *tiennent* les lèvres de l'incision, *attirez en avant les lambeaux péritonéaux postérieurs, approchez-les des bords de l'incision péritonéale antérieure* qui vous a permis de faire de la laparotomie.

1° **Suture de la boutonnière péritonéale postérieure à la boutonnière péritonéale antérieure.** — *Rétrécissez d'abord l'incision du péritoine antérieur,* puis quand les deux incisions se correspondent en longueur, *suturez la lèvre externe de l'incision postérieure à la lèvre externe de l'incision antérieure*; suturez la lèvre *interne postérieure* à la lèvre *interne antérieure*; terminez en *bordant le pourtour*. Vous avez ainsi *isolé un tunnel*, qui fera communiquer le fond de la fosse lombaire avec l'extérieur, en passant en dehors du côlon, en dehors de la cavité péritonéale, qui ne risque plus de s'infecter.

2° **Drainage.** — *Dans ce tunnel*, ouvert à la paroi abdominale antérieure, installez *deux gros tubes de caoutchouc*, à paroi épaisse, avec ou sans drainage à la gaze comme à *la Mikulicz*.

§ 5. — Fin de l'opération et suites.

Suturez le reste de la plaie.

Au deuxième ou troisième jour, enlevez la gaze ; laissez les tubes, tant que la cavité n'est pas comblée, ce qui ne tarde guère.

Si vous avez fixé l'uretère au dehors, vous pouvez enlever le drainage après une douzaine de jours.

§ 6. — Accidents de la néphrectomie abdominale.

Ce que nous avons dit pour la néphrectomie lombaire s'applique à la néphrectomie abdominale — surtout l'*hémorragie* (p. 319).

Article VI. — SUITES OPÉRATOIRES DES NÉPHRECTOMIES.

§ 1er. — Choc.

Il y a souvent un état de dépression assez accentué, qui peut être mortel. L'*état de l'autre rein* est pour beaucoup dans ces accidents. La *durée de l'opération* entre également en compte.

On a vu des *troubles nerveux réflexes*, des *paralysies du plexus lombaire*, de la *fréquence du pouls*.

§ 2. — Sécrétion urinaire.

Il y a, pendant les deux premiers jours, de l'*oligurie* très accentuée, qui disparaît progressivement jusqu'au sixième jour.

Puis survient l'*hypertrophie compensatrice* de l'autre rein, qui assure à lui seul la fonction.

§ 3. — Fistules.

Les fistules sont rares à la suite de la néphrectomie : elles tiennent à l'*infection de l'atmosphère périnéphrétique* et finissent par se tarir, ou à un *uretère* infecté et conduisent à l'uretérectomie.

CHAPITRE VI

TRAITEMENT CHIRURGICAL DES CONTUSIONS, DES PLAIES DU REIN, DES PHLEGMONS PÉRINÉPHRÉTIQUES, DES FISTULES RÉNALES ET PÉRIRÉNALES.

Article Iᵉʳ. — CONTUSIONS.

Traitez le *shock* (éther, boissons chaudes), l'*hématurie* (repos, morphine, glace, etc., ventouses sur la région lombaire, boissons abondantes, bandage ouaté compressif) par les moyens ordinaires.

Sɪ ʟ'ʜÉᴍᴏʀʀᴀɢɪᴇ ᴘᴇʀsɪsᴛᴇ, par l'uretère, avec caillots abondants et rétention d'urine, ou dans l'atmosphère du rein, avec augmentation de la tuméfaction lombaire, faites l'*incision lombaire*; rendez-vous compte de la cause de l'hémorragie, liez le vaisseau qui donne.

Faites, au besoin, la *néphrectomie partielle* de la portion contuse; si le rein est complètement broyé, faites la *néphrectomie totale*.

Incisez les infiltrations ou les abcès périnéphrétiques qui ont pu se produire.

Article II. — PLAIES.

En raison de la tendance naturelle à la guérison que présentent les plaies du rein, faites surtout un traitement conservateur.

Relevez les forces du malade; antiseptisez la région blessée par un tamponnement à la gaze iodoformée, qui, de plus, est hémostatique.

Si l'hémorragie persiste, il faut intervenir.

Le siège de la plaie guidera votre *incision* : celle-ci sera *abdominale* dans une plaie antérieure; *lombaire* dans une plaie postérieure.

Le rein est-il sain, faites l'*hémostase* par la ligature des vaisseaux ou par une néphrectomie partielle.

Ne faites la néphrectomie totale que sur un rein très malade ou très compromis.

Traitez ultérieurement l'*infiltration*, le *phlegmon* périnéphrétique ou les *fistules*.

Article III. — PHLEGMONS PÉRINÉPHRÉTIQUES.

Après avoir fait une *ponction exploratrice*, si votre diagnostic est hésitant, placez le malade dans la position de la néphrotomie; faites, *sur la ligne de néphrotomie* (p. 301), une *incision large et précoce*; évacuez, détergez le foyer ; explorez-le, pour *détruire les cloisons* qu'il peut présenter et *ouvrir les loges secondaires* ; explorez le rein, en le refoulant avec une main placée sur l'abdomen.

Drainez et tamponnez à la gaze iodoformée.

Article IV. — FISTULES RÉNALES ET PÉRIRÉNALES.

L'idéal est le traitement *préventif* (bien traiter les contusions et les plaies du rein, inciser de bonne heure les suppurations rénales et périrénales).

Quand la fistule est constituée, cherchez quelle en est l'origine.

§ 1er. — Fistules périrénales.

Débridez largement, *curettez* au besoin la cavité,

cautérisez-la, et *pansez en tamponnant*, pour faire la cicatrisation du fond à la surface : examinez avec le plus grand soin les *diverticules supérieurs et inférieurs* (vers la région iliaque) pour les débrider.

§ 2. — Fistules rénales.

Les fistules rénales guérissent souvent seules, mais *quand elles sont rebelles* elles réclament un traitement chirurgical.

1° Fistule urinaire.

a) Avec uretère perméable. — Par une *incision lombaire*, faite en tissu sain, libérez le rein, faites une *petite résection partielle* de la partie fistuleuse du parenchyme du rein, et *suturez la plaie du rein* (néphrectomie partielle).

Extirpez le trajet fistuleux cutanéo-muqueux, mobilisez et *réunissez la peau*.

b) Avec uretère oblitéré. — *Si vous n'êtes pas sûr de l'intégrité fonctionnelle du rein*, ne touchez pas à la fistule.

Si vous êtes sûr que l'autre rein fait bien la suppléance, faites la *néphrectomie* du rein fistuleux (*néphrectomie sous-capsulaire*).

2° Fistule uro-purulente. — La néphrectomie partielle n'est pas à faire ici.

Si vous avez des doutes sur l'autre rein, laissez la fistule, en veillant aux *accidents de rétention*.

Si vous êtes sûr que l'autre rein est sain et suffisant, faites la *néphrectomie totale sous-capsulaire*.

§ 3. — Fistules de cause uretérale.

a) S'il s'agit d'une PLAIE URETÉRALE SIMPLE et d'une fistule urinaire simple, c'est l'uretérorraphie de suture que vous ferez.

b) S'il s'agit d'UNE FISTULE URO-PURULENTE, traitez le rein; au besoin faites la néphrectomie et l'uretérectomie.

c) Pour LES FISTULES QUI PERSISTENT APRÈS LA NÉPHRECTOMIE, pour affection septique du rein et de l'uretère, il faut faire l'*uretérectomie*, aussi large que possible, désinfecter et cautériser le petit moignon qui restera.

TABLE DES MATIÈRES

PREMIÈRE PARTIE

URÈTRE ET PROSTATE

TROISIÈME PARTIE

URETÈRE

QUATRIÈME PARTIE

REIN

998-98. — Corbeil. Imprimerie Ed. Crété.

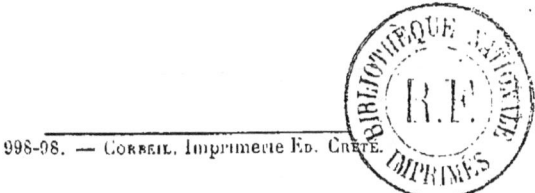